121 种罕见病知识读本

主编 丁 洁 王 琳

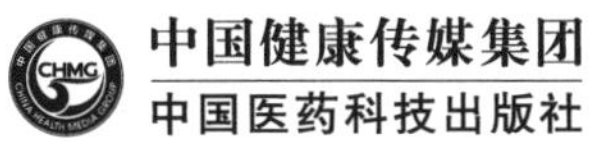

中国健康传媒集团
中国医药科技出版社

内 容 提 要

本书是一部关于罕见病的科普读物，从对罕见病的临床识别，罕见病是如何得的，对家人有何影响，如何就医等九个角度采用“几问”的形式介绍了 121 种罕见病。本书权威、专业、实用，可读性强，有助于读者深入、正确地认识罕见病，是罕见病患者及其亲属的良师益友，也可供从事罕见病研究的专业人士参考。

图书在版编目（CIP）数据

121 种罕见病知识读本 / 丁洁，王琳主编. —北京：中国医药科技出版社，2019.1

ISBN 978-7-5214-0731-0

Ⅰ. ①1… Ⅱ. ①丁… ②王… Ⅲ. ①疑难病-诊疗 Ⅳ. ①R442.9

中国版本图书馆 CIP 数据核字（2019）第 013470 号

美术编辑 陈君杞
版式设计 易维鑫

出版 **中国健康传媒集团** | 中国医药科技出版社
地址 北京市海淀区文慧园北路甲 22 号
邮编 100082
电话 发行：010-62227427 邮购：010-62236938
网址 www.cmstp.com
规格 710×1000mm 1/16
印张 33 1/2
字数 398 千字
版次 2019 年 1 月第 1 版
印次 2019 年 1 月第 1 次印刷
印刷 北京顶佳世纪印刷有限公司
经销 全国各地新华书店
书号 ISBN 978-7-5214-0731-0
定价 228.00 元

《121种罕见病知识读本》
编委会

主　编　丁　洁　王　琳

副主编　（按姓氏笔画排序）

刘　丽　沈　颖　袁　云　顾学范　崔丽英　熊　晖

编　委　（按姓氏笔画排序）

王化虹　王朝霞　刘　刚　刘玉和　刘震宇　齐建光
关鸿志　孙　琳　杨　柳　杨艳玲　吴　林　吴　晔
邱正庆　邹朝春　宋红梅　张　文　张　巍　陈海波
林志淼　周　炜　周忠蜀　孟　岩　段彦龙　徐凯峰
桑艳梅　戚晓昆　崔　红　韩　冰　樊东升　戴　毅

《121种罕见病知识读本》

编写成员

（按姓氏笔画排序）

丁　洁　丁　圆　于仲勋　王　伟　王　峤　王　琳
王　薇　王化虹　王朝霞　王程瑜　卢致琨　朴玉蓉
朱铁楠　朱铭强　朱瑞琳　朱燕林　任　力　刘　刚
刘　丽　刘　怡　刘玉和　刘玉鹏　刘震宇　齐建光
关函洲　关鸿志　许　蓓　孙　琳　孙辰婧　杨　辰
杨　柳　杨艳玲　李　芳　李东晓　李秀珍　李洁琼
李溪远　李嘉鑫　吴　林　吴　晔　吴桐菲　邱正庆
何培欣　邹朝春　冷颖琳　沈　明　沈　颖　宋红梅
张　文　张　尧　张　迪　张　路　张　微　张　巍
陆　妹　陈永兴　陈　英　陈海波　林志淼　林曼欣
罗江滢　金苏芹　周　炜　周　清　周忠蜀　周绪杰
孟　岩　钟林庆　段彦龙　侯　勇　袁　云　顾　强
顾学范　徐子迪　徐凯峰　徐海冬　唐　璐　桑艳梅
黄郁文　戚晓昆　崔　红　崔丽英　揭起强　董　慧
韩　冰　惠　秦　熊　晖　樊东升　滕贵根　戴　毅
戴阳丽　戴尚志　魏爱华　魏骐骄

序　一

《121 种罕见病知识读本》是我国第一本紧密配合“第一批罕见病目录”出台的科普读物；是凝聚全国罕见病领域专家学者心血的知识读本；是 38 位编委和 56 位编者这支近百人的团队为社会大众奉献的良心之作。细细读来，本书的字里行间传达着编委们的理念，即疾病虽然罕见、医务人员的爱却并不罕见。

我国是一个 13 亿人口的大国，世界上任何罕见的、低发病率的疾病，在我国大多都具有较大的基数，所以需要寻找解决罕见病的路径和方法。

2018 年 5 月 22 日，由国家卫生健康委员会、科技部、工业和信息化部、国家药品监督管理局、国家中医药管理局五部委联合发布了包括 121 种疾病的“第一批罕见病目录”。该目录的出台切合中国罕见病工作的实际，将为提高我国罕见病防治水平、建立健全我国罕见病医疗和社会保障制度提供蓝本和框架，在我国罕见病事业发展史上具有里程碑意义。

罕见病目录包括的 121 种罕见病涉及了神经内科、儿科、血液科、免疫科、耳鼻喉科以及骨科等十几个医学专科，每种罕见病都可能损害人体多器官、多系统，病情复杂、知识艰涩，给预防、诊断和治疗带来极大的困难。

为了普及 121 种罕见病的医学知识，使工作在一线的医务人员能够在第一时间做出正确的疾病诊断；为了宣传这些疾病的普通常识，使广大民众尽可能地懂预防、早就医，本书编写团队根据医学书籍和研究领域前沿理论，结合他们多年来的临床经验编写了这本高水平的知识读本。

希望《121 种罕见病知识读本》能够使老百姓更加了解罕见病医学知

识，尽可能地做到科学预防、早发现、早诊断、早治疗；尽可能使罕见病患者回归社会怀抱、正常生活、真正康复。

希望在社会各界的共同努力下，推动我国罕见病事业发展，使每一位公民都能享受改革开放带来的红利，让每一个家庭在祖国发展改革的进程中都有实实在在的获得感。

中国工程院院士
北京大学常务副校长
北京大学医学部主任

2019 年 1 月

序　二

非常欣喜地迎来《121 种罕见病知识读本》一书出版。

《121 种罕见病知识读本》是继《中国罕见病研究报告（2018）》之后的又一力作；是以北京医学会罕见病分会为主、整合全国各地罕见病领域专家共同精心打造的医学科普读物；是宣传罕见病知识、传播科学思想、惠及百姓的知识范本。

北京医学会罕见病分会成立六年有余。在主任委员丁洁教授、副主任委员王琳教授的带领下，积极响应习近平总书记的号召，发扬“追求真理，服务国家，造福人民，勇担重任，勇攀高峰”的专业精神，为了推进罕见病事业发展，志之所趋、团结一心，在学术交流、课题研究、建言献策、科普宣传、自身建设等方面，做出了成绩，连续几年被评为北京医学会优秀分会。

几年来北京医学会罕见病分会发挥首都首善之区作用，走出北京、走向全国。它一方面积极推动京津冀罕见病工作协同发展；另一方面广泛联系全国各地罕见病领域专家学者，整合优势资源，共同推进罕见病相关工作。越来越多的专家学者把普及罕见病科学知识、弘扬科学精神、传播科学思想、倡导科学方法作为义不容辞的责任。

随着我国经济社会的快速发展，医疗改革进入深水区。罕见病作为一个新的挑战进入医学领域的同时也进入民生领域，罕见病可能导致因病致贫、因病返贫的现象逐步为各级政府所关注。全面建成小康社会，一个也不能少；共同富裕路上，一个也不能掉队！习近平总书记的讲话是推动罕见病工作的精神力量。罕见病的医学诊疗、基础研究、科学普及以及社会保障等方面的难题正在逐步解决。

铁肩担道义，妙手著文章。《121 种罕见病知识读本》是近百位专家智慧和汗水的结晶，体现了编委们以维护百姓健康、推进我国医疗卫生事业发展、建设健康中国伟大目标为己任，凝聚着编委们的责任心和使命感。历史将铭记大家所做出的努力和贡献。

希望《121 种罕见病知识读本》能够帮助广大医务工作者提高罕见病的诊疗水平，做到早发现、早诊断、早治疗；能够引导大众了解罕见病，共同提高遗传性罕见病的预防水平；更希望今后有更多优秀的罕见病知识书籍面世，以进一步造福于社会、造福于人类。

中华医学会副会长

北京医学会会长

2019 年 1 月

前　言

人类的疾病谱伴随着社会进步和经济发展正在逐步改变，罕见病的防治已成为医疗卫生领域的突出问题之一，围绕罕见病防治及其医疗保障政策等相关问题也越来越受到社会各方的关注。尤其在 2018 年 5 月 22 日国家卫生健康委员会、科学技术部、工业和信息化部、国家药品监督管理局及国家中医药管理局五部委联合发布了《第一批罕见病目录》（“目录”），更是将中国罕见病事业推向了新的高度！作为医学专业人士，我们愿尽力为罕见病事业添砖加瓦，为健康中国建设竭尽全力。

我们这些多年来执着于推动中国罕见病事业的医者，在 2018 年 7 月正式出版发行《中国罕见病研究报告（2018）》的同时，就研究有必要再编辑一本与国家五部委发布的“目录”相呼应的、接地气的罕见病普及读物。经过专家们认真反复协商，做出如下决定：①书名为《121 种罕见病知识读本》，旨在普及罕见病相关知识；②读者对象要较为广泛：社会大众，基层/广大医务人员，患者及其家人以及部分政策决策部门及人员；③一改以往撰写疾病时的惯常写法，例如疾病的发病机制、临床表现、诊断、治疗、预后等，而是采用“几问”的形式进行相关疾病的知识介绍，便于不同读者理解相对生僻的罕见病，同时又能带着常产生的疑问在书中找到答案。例如第一问“什么是某某病？”，书中用言简意赅的文字重点介绍了该罕见病的定义或概念，包括疾病英文名称、别名、俗称，等；再如，读者们关心罕见病如何就诊，那么在这个读本各个疾病的“得了这个病应该到医院找哪个科室的医生诊治？”的问题中可以找到答案。

121 种罕见病涉及的临床专业广、科室多，诊疗技术难度大、水平高，这些问题为本书的撰写工作带来很多困难。本着科学严谨、精益求精的精神，我们的编委和执笔者夜以继日、孜孜以求，对每个疾病都用 9 个问题表述，力求简练、准确、通俗易懂，字里行间体现了专家们精湛高超的医学功力，折射出专家们推动罕见病事业脚踏实地的责任感和对罕见病患者的关爱。

医者仁心、大爱无疆。我们希望这个读本可以雅俗共赏，相信这个读本能够得到广泛传播并受到大众的普遍欢迎。

编　者

2019 年 1 月

目　　录

1 21–羟化酶缺乏症

1. 什么是21–羟化酶缺乏症？

21–羟化酶缺乏症（21–hydroxylase deficiency，21–OHD）是最常见的先天性肾上腺皮质增生症类型（congenital adrenal hyperplasia，CAH），占先天性肾上腺皮质增生症类型总数的 90%～95%。21–羟化酶缺乏导致肾上腺糖皮质和（或）盐皮质类固醇减少，促肾上腺皮质激素（ACTH）和雄激素分泌增多，引起水和电解质代谢紊乱，女性男性化以及雄激素增高的一系列临床症状。21–羟化酶缺乏症的总体发生率为 1∶10000～1∶20000。

2. 这个病最常或最早会出现哪些异常？这个病最常出现什么症状和体征？

根据21–羟化酶缺乏症的临床表现、生化异常，临床可分为三种类型：经典型（包括失盐型、单纯男性化型）及非典型型。临床表现与醛固酮、皮质醇缺乏的程度和高雄激素的严重程度有关。

（1）失盐型：临床表现有低钠血症和高钾血症，严重时发生低血容量性休克。失盐危象常发生在生后 2～4 周内，多由于感染、外伤甚至预防接种诱发。非危象时的失盐表现为软弱无力、慢性脱水、生长缓慢、恶心呕吐、腹泻和喂养困难。

（2）单纯男性化型：患者主要表现为高雄激素血症，女性的外阴出现不同程度的男性化，第二性征发育不良，甚至乳房不发育和原发性闭经。女性轻度男性化仅表现为单纯性阴蒂肥大；中度男性化则伴有大阴唇不同程度地融合；严重者阴蒂肥大似阴茎，大阴唇完全融合似男性阴囊型尿道下裂，但“阴囊”内无睾丸。患者有完全正常的女性内生殖器结构，B 超可见卵巢、子宫和输卵管。男性患儿在婴儿后期至儿童期，可呈现外周性性早熟，表现为阴茎增大，但睾丸不增大，体毛增多和阴毛早现，多痤疮。男女患儿都有生长加速，常有青春期发动提前或性早熟。

（3）非典型型：患者早期无症状，儿童期表现为阴毛早现、多毛、多痤疮或单纯的骨龄加速，女性青春期或成年期因月经紊乱、闭经被诊断为多囊卵巢综合征，经检查才被诊断为非典型型 21 – 羟化酶缺乏症。

3. 有确诊的方法吗？怎样确诊？

根据患者在新生儿或婴儿期出现低血钠、高血钾、代谢性酸中毒等失盐危象，伴或不伴外生殖器性别难辨；幼儿和儿童期呈现高雄激素血症表现，如阴毛早现、多毛、痤疮等；青春期女孩月经稀少或闭经，骨龄加速等，可选择以下实验室项目进行诊断。

（1）染色体分析：外生殖器性别难辨者都需作染色体核型分析。

（2）内分泌激素检测：包括电解质、促肾上腺皮质激素、雄烯二酮、睾酮、17 – 羟孕酮（17 – OHP）、肾素 – 血管紧张素、醛固酮等。

（3）影像学检查：2～3 岁后的患者有骨龄发育提前。

（4）基因检测：针对致病基因 *CYP21A2* 进行突变检测是确诊的可靠手段。

4. 这个病能治疗吗？怎样治疗？

21 – 羟化酶缺乏症可用糖皮质激素替代治疗，目标是防止肾上腺危象和抑制高雄激素状态，促使正常的线性生长及青春发育，对已发育者需最大程度地维护正常生殖功能。对治疗顺应性好的患者，一般疗效较好。

（1）糖皮质激素：对生长发育期的患儿，必须用氢化可的松，不宜应用长效的制剂（如泼尼松、甲基泼尼松龙甚至地塞米松）。氢化可的松治疗剂量需个体化，每日总量至少分 3 次口服。

（2）盐皮质激素：对失盐型患者需联用盐皮质激素如氟氢可的松。

5. 得病后患者需要注意什么？

21－羟化酶缺乏症是遗传病，需要终生服药纠正代谢异常。在新生儿、婴幼儿和儿童期要防止肾上腺危象和抑制高雄激素状态；在儿童期要促使正常的线性生长及青春发育；对已发育者需最大程度地维护正常生殖功能。

在治疗过程中，糖皮质激素剂量过大可抑制雄激素增高，但易导致医源性库欣综合征；剂量不足可导致骨龄加速。两者都可导致成年身高矮小，所以要定期监测 17－羟孕酮、雄烯二酮、促肾上腺皮质激素和睾酮水平，监测患者在儿童和青春期的线性生长、青春发育和骨龄，并综合判断和调节药物剂量。

患者在应激情况下，如发热、感染性疾病、外伤或严重的心理及情绪改变等需增加氢化可的松的剂量。患者在接受手术和麻醉时，氢化可的松的剂量需大于平时的替代量，并补充氯化钠，手术日及其后 3～4 天内每日监测电解质，病情稳定后药物剂量减少至原常规治疗剂量。

6. 这个病会影响患者的家人吗？

21－羟化酶缺乏症属常染色体隐性遗传病，在遗传咨询时要对家长或患者关心的该病病因、遗传、诊断、治疗及预后等问题予以解答。按常染色体隐性遗传方式提供遗传风险信息，具体携带情况通过基因突变分析明确。先证者的父母均为该病致病基因携带者，不会发病。患者为纯合子或者复合杂合子。

新生儿筛查是早期发现 21－羟化酶缺乏症患儿的主要措施，确诊后应尽早开始治疗，减少并发症以及不良预后。目前我国较多地区已通过检测新生儿干血滤纸片的 17－羟孕酮开展该病的新生儿筛查。

已经生育过一个 21－羟化酶缺乏症的夫妇，再有生育计划时建议作产前诊断（去具有产前诊断资质的机构）。患者致病突变位点明确。产前诊断需在确定先证者及其父母双方的基因型的前提下，在孕早期经绒毛吸取术取绒毛，或孕中期羊水腔穿刺取羊水，提取胎儿 DNA 进行基因检测。母亲每次生育是患儿的概率为 25%，与性别无关。

7. 这个病对患者今后生活有什么影响?

21－羟化酶缺乏症患者要每天服药，终生治疗，定期到医院随访。糖皮质激素治疗剂量不足或者过量都会导致儿童线性生长障碍。发生危象时可能致命，需要预防。青春期后的患者应去妇科或泌尿科诊治，医生要对患者生殖轴和生育问题进行咨询指导。

8. 为什么会得这个病?

人类 21－羟化酶编码基因 *CYP21A2* 位于染色体 6p21.3，编码有活性的 21－羟化酶；*CYP21A1P* 转录无活性的 21－羟化酶，为假基因。两个基因其核苷酸的序列外显子有 98%相同。有活性的 *CYP21A2* 和无活性的 *CYP21A1P* 间的遗传物质发生交换、重组以及点突变是发病的分子基础。由于基因突变的复杂化，常用的基因检测方法除了特异性的片段扩增和测序外，还需用 MLPA（multiplex ligation－dependent probe amplification）在内的多重技术进行检测。

由于编码 21－羟化酶的 *CYP21A2* 基因突变，不能转录成正常功能的 21－羟化酶蛋白，导致 21－羟化酶缺乏，使皮质醇和醛固酮合成不足，负反馈致促肾上腺皮质激素分泌增加而刺激肾上腺皮质细胞增生；但增生的肾上腺皮质细胞不能增加皮质醇和醛固酮的合成，反而使酶阻断的上游底物（17－羟孕酮和孕酮）堆积，促进 17－羟孕酮向雄激素转化而引起高雄激素血症。

9. 得了这个病应该到医院找哪个科室的医生诊治?

随着新生儿筛查在全国推广，越来越多的 21-羟化酶缺乏症在新生儿期被发现和诊断，这部分患者可在新生儿筛查中心或者儿童医院内分泌、遗传科就诊和随访。

对于有生殖器发育异常以及在结婚生育方面有需求者，可在泌尿外科、妇产科咨询和就诊，或者通过多学科团队提出方案，进行综合治疗，提高生活质量。

（顾学范　上海新华医院儿童内分泌科）

2 白化病

1. 什么是白化病?

白化病（albinism）是由于不同基因的突变，导致黑色素或黑色素体生物合成缺陷，从而表现为皮肤、毛发、眼睛等部位色素缺乏的一种遗传病。由于眼部缺乏色素，患者多伴有畏光症状，夜间活动相对舒适，所以民间又称之为“月亮的孩子”。全球范围内白化病的发病率约为 1/17000，群体携带率约 1/65。据此估测，我国约有 9 万患者和近 2000 万无临床表现的携带者。

根据临床表现和所涉及基因的不同，白化病可分为非综合征型和综合征型两大类。其中，非综合征型又包括眼、皮肤、毛发均有色素缺乏的眼皮肤白化病（oculocutaneous albinism，OCA）和仅眼部色素缺乏的眼白化病（ocular albinism，OA）。目前，已鉴定出 18 种白化病亚型及其致病基因。

2. 这个病最常或最早会出现哪些异常? 这个病最常出现什么症状和体征?

白化病患者主要表现为皮肤、毛发和（或）眼底色素减少，对紫外线敏感，还伴有不同程度的眼球震颤、畏光、视力低下、斜视等眼部症状。部分综合征型还可合并其他脏器或系统的异常，例如 HP 综合征（Hermansky–Pudlak syndrome）患者可合并出血倾向、肺纤维化、心肌炎、肠炎等并发症，CH 综合征（Chediak–Higash syndrome）会伴有免疫缺陷等，严重者可致死。

3. 有确诊的方法吗？怎样确诊？

基因诊断是白化病确诊和分型的最可靠依据，也是产前基因诊断的基础。基因诊断确诊的患者，可接受个体化的遗传咨询和必要的对症治疗措施。

典型白化病虽依靠典型临床表现即可做出临床诊断，但无法准确分型，更无法了解预后，也无法进行产前基因诊断。眼科彩色眼底照相和光学相干断层扫描检查（optical coherence tomography，OCT）可辅助诊断是否符合白化病眼底。HP 综合征型白化病临床诊断的金标准是电镜检查血小板致密体缺乏。

4. 这个病能治疗吗？怎样治疗？

除对症治疗外，白化病目前尚无有效治疗办法，强调以预防干预为主。产前基因诊断可在胎儿期判断是否为患儿，有助于优生优育。

白化病的主要危害是对视力的损害。对于眼球震颤、头位斜视严重者，可通过手术矫正，改善外观，提高注视质量和外观，但对视力的提高有限。

5. 得病后患者需要注意什么？

白化病由于皮肤和（或）眼底色素减退或缺乏，对紫外线缺乏防护能力。所以日常生活中应注意适当防晒，避免长时间的强烈紫外线照射，外出的时候穿长袖衣物，戴帽子、墨镜或涂防晒霜等，尽量减少紫外辐射对眼睛和皮肤的损害。

HP 综合征型白化病患者，因伴有出血倾向，应尽量避免外伤，拔牙和做大的手术时，需将具体情况告知医生，提前做好相应止血措施。

白化病患者在饮食方面无任何禁忌。

6. 这个病会影响患者的家人吗？

眼皮肤白化病多呈常染色体隐性遗传，患者的双亲都携带了白化病致病基因，本身不发病，如果夫妇双方同时将所携带的致病基因都传给子女，子女就会患病，这种情况的发生概率是1/4，而且子女中男女患病机会均等。

眼白化病多呈X连锁隐性遗传，是由母亲所携带的致病基因传给儿子时才患病，传给女儿一般不患病，这种传递的概率是1/2。

近亲婚育会增加患病风险。白化病患者的直系亲属也需要进行基因检测和遗传咨询，了解是否携带致病基因，以指导婚育，避免家族中再次生育白化病患儿。

7. 这个病对患者今后生活有什么影响？

白化病的主要危害是对视力的损害，患者多伴有眼球震颤、畏光、斜视和视力低下等眼部症状，影响日常工作和生活。另外，患者的皮肤也对紫外线高度敏感，易晒伤，诱发皮肤肿瘤。极少部分白化病患者因并发免疫缺陷或肺纤维化，可在幼年或中年死亡。

8. 为什么会得这个病？

白化病的发生是由于与黑色素或黑素小体合成有关的基因突变，黑色素不能正常合成所致。黑素小体的发生、转运及黑色素的合成是一个复杂而精密的过程，包括黑素小体膜蛋白转运和正确定位、腔内pH值的调控、黑色素合成酶类发挥正常催化活性以及成熟的黑素小体沿微管微丝运输等多个环节。白化病各型致病基因所表达的异常蛋白，通过作用于上述一个或多个环节，影响黑素小体的发生、转运和黑色素合成，从而导致相应的临床表型。例如：①黑色素的合成过程涉及的 *TYR*，*OCA2*，*TYRP1*，*SLC45A2*，*SLC24A5* 等相关基因突变可引起非综合征型眼皮肤白化病（OCA）。②黑素小体的迁移过程涉及的HPS1～10，CHS1等相关基因突变可引起综合征型眼皮肤白化病，如HP综合征或CH综合征等。

9. 得了这个病应该到医院找哪个科室的医生诊治?

对于疑似白化病患者，建议首先到皮肤科或眼科就诊，咨询皮肤遗传病或眼科遗传病专家。其他科室大夫在初次接诊后应当把患者推荐给皮肤遗传病或眼科遗传病专家，以进一步明确诊断。确诊为综合征型白化病的患者，出现其他系统或器官的并发症，皮肤遗传病或眼科遗传病专家则需要请相关科室专家会诊，共同解决问题。

（林志淼　魏爱华　北京大学第一医院皮肤科）

3 Alport 综合征

1. 什么是 Alport 综合征?

Alport 综合征（Alport syndrome）中文也称遗传性进行性肾炎，英文也有写成 Alport’s syndrome 者。以往曾有人称此病为“眼–耳–肾综合征”，随着对疾病的认识，现在已弃用这个名称。

Alport 是最初命名此病的医生的名字。Alport 综合征是遗传性进行性肾脏疾病，是因编码肾小球基底膜Ⅳ型胶原 α 链的基因突变所导致的肾脏受损为主的疾病。患此病者最终会出现肾衰竭（尿毒症），部分患者还会出现耳聋、眼部异常。

2. 这个病最常或最早会出现哪些异常？这个病最常出现什么症状和体征?

Alport 综合征患者早期很少有自我感觉不适，多数患者最早出现的异常是血尿，可能因体检或其他病证就诊验尿时发现血尿。少数患者出现肉眼血尿。多数患者在儿童期已出现血尿，极少数患儿在出生后不久就出现血尿。

随着疾病进展，Alport 综合征患者除血尿外会逐渐出现蛋白尿，有些患者蛋白尿非常严重，甚至达到肾病水平蛋白尿，这类大量蛋白尿的 Alport 综合征患者还会表现双下肢、眼睑水肿，可能因为水肿症状而就诊。

绝大多数 X 连锁型 Alport 综合征男性患者最终会出现肾衰竭，多数在 20～30 岁；部分 X 连锁型 Alport 综合征女性患者也会出现肾衰竭，但多数在 40 岁后；常染色体遗传型 Alport 综合征患者出现肾衰竭的年龄会略晚些。

部分 Alport 综合征患者会在儿童期开始出现耳聋，典型的耳聋表现最初为高频区听力减弱，患者并无自觉听力障碍，但随年龄增长耳聋逐渐加重，可能会影响患者日常生活，需要佩戴助听器。

部分 Alport 综合征患者还会伴有眼部异常，最常见的有两种，分别为前圆锥形晶状体和眼底斑点状病变。前者会表现为进行性近视；后者常无自觉症状，需要眼科专家检查诊断。

非常少的 Alport 综合征患者伴有弥漫性平滑肌瘤。这是一种良性肿瘤，常出现的部位为食管、支气管、生殖道等。

3. 有确诊的方法吗？怎样确诊？

诊断 Alport 综合征需要综合考虑患者的临床表现、家族史、肾活检病理变化、组织基底膜Ⅳ胶原 α 链的表达以及基因检测结果。

临床上用以确诊 Alport 综合征主要依据下列检查结果，其中一项确切异常，即可诊断 Alport 综合征。①肾活检组织经电子显微镜检查，看到肾小球基底膜致密层薄厚不均、撕裂、分层、网篮或虫蚀状改变；②皮肤基底膜或肾小球基底膜进行的Ⅳ胶原 α 链染色体出现异常；③通过基因检测发现编码Ⅳ胶原 α3、α4、α5 甚至 α6 链（*COL4A3*，*COL4A4*，*COL4A5* 甚至 *COL4A6*）的基因突变。

4. 这个病能治疗吗？怎样治疗？

目前国内国外均没有治愈 Alport 综合征的方法。

近几年国外以及国内专家经认真商讨已经制定了治疗策略和药物治疗方法，尽管这种治疗并不能治愈患者，但已有研究证实通过合理用药可以延缓减少 Alport 综合征患者的尿蛋白，并延缓肾功能的下降。国内外专家建议应用的药物为血管紧张素转化酶抑制剂、血管紧张素受体拮抗剂，但务必在专业医师指导下科学合理服用。

5. 得病后患者需要注意什么?

Alport 综合征患者在肾功能正常时，可如常生活起居、学习和工作，但应注意保护肾功能，避免应用肾毒性药物，低盐饮食，养成健康饮食习惯，适当锻炼增强体质。

由于 Alport 综合征是一种进展相对缓慢的疾病，患者在疾病进展到较严重期（如尿毒症）之前少有自觉不适的症状；另外许多患者已经应用血管紧张素转化酶抑制剂和/或血管紧张素受体拮抗剂进行治疗。因此建议患者应定期到肾脏专科就诊，例如每 3～6 个月就诊一次，以便及时发现病情变化和调整用药。

6. 这个病会影响患者的家人吗?

由于 Alport 综合征是一种遗传性肾脏疾病，患有 X 连锁型 Alport 综合征的男性患者会将突变基因遗传给女性后代，但不会遗传给男性后代；患有 X 连锁型 Alport 综合征的女性患者会有 50%的机会将突变基因遗传给下一代，遗传给男性和女性的机会相等。常染色体隐性遗传型的 Alport 综合征患者，无论男性还是女性患者如果配偶Ⅳ型胶原 α 链基因正常，他们生育的下一代不会罹患严重型的 Alport 综合征。如果父母已经生育了常染色体隐性遗传型的 Alport 综合征患儿，他们再生育同样疾病孩子的机会为 25%。

7. 这个病对患者今后生活有什么影响?

Alport 综合征患者的疾病预后与遗传型和是否进行了药物干预及其效果等有关。X 连锁型 Alport 综合征男性患者，如果不进行药物治疗以控制尿蛋白，多数患者在 20～30 岁出现尿毒症；少部分 X 连锁型 Alport 综合征女性患者也会逐渐发展至尿毒症，但出现较晚，约在 40 岁以后。多数常染色体遗传型 Alport 综合征患者出现尿毒症的年龄晚于 X 连锁型 Alport 综合征男性患者。Alport 综合征患者出现尿毒症后，需进行肾脏替代治疗，包括腹透、血透或肾移植。有条件时进行肾移植是较好选择，移植的肾脏不会罹患 Alport 综合征。当然肾移植后，患者会同其他接受器官移植的患者一样，需终生服用抗排异药物。

部分有听力受损的 Alport 综合征患者，会因此而影响生活和工作，有些患者需佩戴助听器以提高听力。部分伴有前圆锥形晶状体的 Alport 综合征患者，因为高度近视而影响生活和工作。

8. 为什么会得这个病？

Alport 综合征是因编码Ⅳ型胶原 α 链的基因突变而导致的疾病。肾脏是人体主要器官之一，肾脏中肾小球以及肾小管的基底膜的主要组成部分为Ⅳ型胶原，因此基因突变产生的异常Ⅳ型胶原 α 链将构建异常的肾脏基底膜，导致肾脏结构和功能异常。

目前国内外诸多学者在积极探索Ⅳ型胶原 α 链基因突变、蛋白分子异常为何会导致肾脏病不断进展最终发展至尿毒症。学者们期待解开这个谜团时发现新的治疗靶点从而开发出更有效的药物。

9. 得了这个病应该到医院找哪个科室的医生诊治？

对于疑似 Alport 综合征患者，建议到肾脏专科就诊。儿童患者可以到儿童肾脏科就诊，成人患者到成人肾内科就诊。

由于 Alport 综合征患者可能伴有听力、眼部异常，因此患者常需要到耳科进行纯音测听及到眼科进行眼部的相应检查。

（丁洁　北京大学第一医院儿科）

4 肌萎缩侧索硬化

1. 什么是肌萎缩侧索硬化?

肌萎缩侧索硬化（amyotrophic lateral sclerosis，ALS）是一种进行性神经系统变性疾病，主要累及大脑皮层、脑干和脊髓运动神经元。肌萎缩侧索硬化的主要临床表现为进行性肌肉无力和萎缩、饮水呛咳、吞咽困难和构音不清等，疾病后期出现呼吸困难。欧美国家的发病率为（3～5）/10 万人，约 10%的肌萎缩侧索硬化患者为家族性，其余为散发性。我国有家族遗传史的患者明显少于国外。该病男性多于女性。发病年龄多在 50～70 岁，平均 60 岁，我国患者平均发病年龄为 52 岁左右，低于西方国家。生存期通常为 3～5 年，8 年以上约占 18%，10 年以上占 5%～10%。

肌萎缩侧索硬化是运动神经元病最常见的类型，占 80%以上。运动神经元病按照病变累及的部位共分为四个类型，包括肌萎缩侧索硬化、进行性肌萎缩、进行性球麻痹和原发性侧索硬化症。运动神经元病的预后因不同的疾病类型和发病年龄而异，其中原发性侧索硬化症进展缓慢，可以存活 20 年以上，而进行性球麻痹发展最快，国外报道平均 1.5 年。

“渐冻人”是中国人用通俗和形象的语言对肌萎缩侧索硬化患者病程发展过程的描述，“渐冻人”日或肌萎缩侧索硬化日的确立是根据美国著名棒球运动员 Lou Gehrigs 在 1939 年 6 月 21 日被确诊为肌萎缩侧索硬化而定的。

2. 这个病最常或最早会出现哪些异常? 这个病最常出现什么症状和体征?

肌萎缩侧索硬化通常起病非常隐袭，逐渐加重，症状明显才引起重视。

肢体起病的患者最多见，开始临床表现多为手部无力，拿钥匙开门或者开瓶盖时觉得费力和别扭；也有患者无意发现手部的小肌肉萎缩，没有任何麻木和疼痛的症状。如果是进行性球麻痹患者，早期可以表现为说话不利落或者饮水呛咳，症状逐渐加重；也有的患者在症状加重的同时出现肢体肌肉的无力和萎缩，转变为肌萎缩侧索硬化；还有的患者早期表现为肢体肌肉抽筋和/或肌肉跳动。值得注意的是，肌肉抽筋和肌肉跳动绝不都是运动神经元病。肌肉抽筋常常出现在老年人低钙、受凉和腰间盘病变等情况；肌肉跳动也常常出现在失眠、焦虑、过度劳累及饮用咖啡等情况下。一旦合并出现手部肌肉萎缩无力等症状应该去医院检查。肌萎缩侧索硬化患者很少出现眼球活动异常、二便功能异常和客观的肢体感觉异常等。少数患者出现不同程度的智力下降，严重者可伴有痴呆。

3. 有确诊的方法吗？怎样确诊？

肌萎缩侧索硬化临床确诊的方法是在患者出现上述临床表现的基础上进行神经电生理测定，包括神经传导和针电极肌电图，后者确定肌肉是否出现了神经源性损害，而前者有助于排除导致肌肉无力和萎缩的各种周围神经病。针电极肌电图检查是确诊肌萎缩侧索硬化的重要措施，可以在没有出现无力和萎缩的肌肉发现异常，相当于体检发现了肌肉萎缩无力，可协助早期诊断。典型的针电极肌电图改变是发现肌肉同时存在广泛的进行性失神经和慢性失神经两种改变。值得一提的是，广泛性神经源性损害绝不都提示是肌萎缩侧索硬化，也可见于很多其他疾病，必须结合临床表现进行分析才有价值。在肌萎缩侧索硬化的诊断过程中，需要与颈神经根脊髓病合并腰骶神经根病、多灶性运动神经病、平山病、成人脊髓性肌萎缩、肯尼迪病和遗传性痉挛性截瘫等多种疾病进行鉴别。

4. 这个病能治疗吗？怎样治疗？

肌萎缩侧索硬化至今仍无特效的药物治疗。利鲁唑的使用可以延缓病情的进展，延长起病到使用呼吸机的时间，是目前的主要选择，已经用于临床 20 多年，常见不良反应为疲乏和恶心，个别患者可出现肝转氨酶升高，需注意监测。应当早期应用、早期诊断和早期治疗，可以延长生存期。依达拉奉也可以用于肌萎缩侧索硬化的治疗。

其他方法可以改善患者的生活质量，包括以下几个方面。

（1）营养管理：能够正常进食时应采用均衡饮食；吞咽困难时宜采用高蛋白、高热量饮食以保证营养摄入。进食软食、半流食，少食多餐。吞咽困难明显、体重下降以及存在呛咳误吸风险者，应尽快行经皮内镜胃造瘘术或者采用鼻胃管进食。

（2）呼吸支持：定期评估呼吸功能，比较客观的指标是最大肺活量，最大肺活量＜70%或 75%可以采用无创呼吸机辅助呼吸。如果不能及时测定，应根据呼吸的情况尽早考虑呼吸机辅助治疗。

（3）综合治疗：进食困难的患者要注意补充各种维生素；不同的对症治疗药物主要用于改善抑郁和焦虑状态、改善睡眠、减少流涎、减轻肢体肌肉痉挛和疼痛等。加强护理和康复等对延缓疾病进展和延长寿命非常重要。

5. 得病后患者需要注意什么?

应鼓励肌萎缩侧索硬化患者坚持每天走路锻炼，如果丧失行走能力，可以在床上进行一些拉伸动作或游泳以锻炼四肢近端肌群的力量。由于肌肉萎缩减少了对四肢神经干的保护，日常生活中要尽可能把手和脚放置于正常生理位置，防止压伤或拉伤周围神经。密切注意睡眠质量，如果夜间出现失眠，应当注意是否存在呼吸功能衰竭。

6. 这个病会影响患者的家人吗?

肌萎缩侧索硬化不是传染病，不会传染家人，有遗传史者比例较低，中国人有家族遗传史者仅占5%左右。具有显性遗传特点的患者有50%的概率遗传给下一代。

7. 这个病对患者今后生活有什么影响?

肌萎缩侧索硬化是一种慢性致死性疾病，手和脚的肌肉萎缩和无力导致工作和生活受到一定的影响。吞咽功能障碍导致患者吞咽困难并进一步引起营养不良，呼吸肌累及导致呼吸功能衰竭并进一步导致死亡。

8. 为什么会得这个病?

大多数肌萎缩侧索硬化的发病原因尚不清楚，只有极少数和基因突变有关，常见的突变基因是*SOD1*、*TDP-43*、*FUS*和*C90RF72*四种。中国人是前三种多见，而西方人是第四种多见。此外，合并额颞叶痴呆较多见。

9. 得了这个病应该到医院找哪个科室的医生诊治?

对于疑似肌萎缩侧索硬化患者，建议首先到三级甲等医院特别是肌电图检查规范的医院的神经内科就诊，少数患者可能以感染或呼吸困难为首发症状到呼吸科或ICU就诊，如果脱机困难或没有找到基础病变者，应请神经科医生会诊，必要时进行床旁肌电图检查，进一步明确诊断。

（崔丽英　中国医学科学院北京协和医院神经科）

5 Angelman 综合征

1. 什么是 Angelman 综合征?

Angelman 综合征又称“快乐木偶综合征”，简称 AS，是一种罕见的神经遗传病，发病率为 1/12000～1/24000。典型的表现包括严重智力障碍和独特的面部特征，语言缺乏，癫痫发作，步态和平衡功能异常。Angelman 综合征是由母亲传递的 15 号染色体长臂 11 区到 13 区的缺失引起的，而由父亲传递给孩子的这部分缺失引起的疾病详见 93 Prader－Willi 综合征。

2. 这个病最常或最早会出现哪些异常？这个病最常出现什么症状和体征?

Angelman 综合征患者出生时正常，生后 6 个月内常常表现为喂养困难，肌张力低下。6 个月后逐渐出现智力、运动发育落后，抬头、独坐、独站较同龄孩子晚，平均会独立行走的年龄为 2 岁半到 6 岁，10%的孩子不会走。患儿不会咿呀发音，不能理解表达，与大人没有正确的沟通交流，但是随年龄增长不会丧失已经获得的能力，会有一定进步。一般 1 岁后出现 Angelman 综合征典型的特征：严重智力障碍，表情愉快，阵发性无原因拍手大笑，语言表达障碍，小头，短头，后头部扁平，斜视，眼色素浅，大嘴，下颌突出，牙齿稀疏，流口水多，有的孩子喜欢玩水。神经系统异常表现为独走延迟，走路不稳，木偶样步态，双上肢上举，四肢颤抖动作，运动或平衡障碍，膝腱反射活跃。2 岁时 80%可有癫痫发作，发作形式多样，常表现为全面强直阵挛发作、不典型失神发作、失张力发作等，可出现非惊厥性癫痫持续状态。Angelman 综合征患儿情绪不稳定，容易兴奋，兴奋时双手拍动，多动，注意力不集中。睡眠障碍表现为易醒、睡眠少、睡眠周期紊乱。胃肠道症状表现为便秘、胃食管反流、周期性呕吐、吞咽困难等。

3. 有确诊的方法吗？怎样确诊？

Angelman 综合征患者辅助检查中血生化、代谢检查正常，脑电图具有诊断特征性表现，即前头部为主三相 δ 波，高波幅慢波、棘慢波游走性出现，同期可以不伴癫痫发作。头颅磁共振成像可发现轻度脑萎缩和轻度髓鞘化障碍，但是没有结构改变。确诊 Angelman 综合征的金标准是抽血进行基因检测。80%～85%患儿可以发现母亲来源的 *UBE3A* 等位基因表达缺陷或功能异常。检测流程上先做 DNA 甲基化分析，如果在染色体 15q11.2－q13 存在甲基化异常，进一步用比较基因组杂交技术（aCGH）判断是否为母亲来源的 15q11－15q13 缺失；如果阴性，就要用微卫星 DNA 标记物或 SNP 做 UPD（单亲二倍体）分析来确认患儿是否存在父源单亲二倍体；如果此检查阴性，应该做印迹中心研究，是否为印迹中心缺失。若上述检查阴性，则行 Sanger 测序检测 UBE3A 基因的致病性变异。

4. 这个病能治疗吗？怎样治疗？

至今没有治愈 Angelman 综合征的方法，但是对症治疗、多学科管理能够改善患儿的生活质量。即使没有癫痫发作，确诊时应该进行发育评估和脑电图检查，然后在 1 岁时进行脑电图评估。针对出现的问题可进行对症支持治疗，PT、OT、语言治疗，包括非语言交流方法等。可考虑用褪黑素缓解严重睡眠障碍。抗癫痫药物可选择丙戊酸、左乙拉西坦或氯硝西泮，避免应用卡马西平、氨己稀酸。患儿需要终生治疗。

5. 得病后患者需要注意什么？

Angelman 综合征患者应该定期复查，注意患者的一些异常动作，比如四肢颤抖动作，呼唤有没有反应。检查脑电图明显异常时，容易诊断为癫痫发作，而过度服用抗癫痫药。因此需要仔细观察孩子发作的情况，必要时进行视频脑电图监测。另外，需要加强营养，适当补充一些维生素，坚持康复训练，定期评估。

6. 这个病会影响患者的家人吗？

Angelman 综合征患者的父母是正常的。同胞再发的风险取决于 *UBE3A* 基因功能丧失的遗传机制。父亲携带的 *UBE3A* 基因致病性变异、印迹中心缺失、小片段 15q11.2－q13 缺失影响到 *UBE3A* 基因，这些情况遗传给子代时通常没有症状；而母亲携带，其子代发病风险为 50%。一般来说，如果患者是新发缺失或单亲二倍体，下一胎再发风险小于 1%；如果患者是母源印迹缺陷或 *UBE3A* 基因致病性变异，下一胎再发风险可高达 50%。采取产前基因检查可以明确胎儿是否携带致病基因，从而进一步采取措施阻止疾病的遗传。

7. 这个病对患者今后生活有什么影响？

Angelman 综合征患者因为智力障碍所以生活不能自理，但是寿命正常。一般进入青春期的年龄和发育正常，生育能力正常，青壮年时一般都有比较好的躯体健康状态，多动、注意力不集中和睡眠障碍会改善。尽管很多症状持续到青春期和成人，比如癫痫发作可能长期存在并持续到成年。后期的表现有肥胖、脊柱侧弯、焦虑、运动障碍、语言交流障碍、自残行为，经常出现便秘。关节挛缩可以影响活动、行走，有些患者需要依靠轮椅。

8. 为什么会得这个病？

Angelman 综合征是由于母亲遗传的 *UBE3A* 基因缺失所导致。*UBE3A* 定位于 15q11－q13，编码 E6 相关蛋白泛素蛋白连接酶 3A。*UBE3A* 受基因组印迹的影响，遗传信息差异表达依据是遗传自父亲还是母亲。由母亲传递的 *UBE3A* 有功能，而父源失活或沉默。正常情况下，母源的有功能的 *UBE3A* 或有活性则不得 Angelman 综合征。60%～75%患儿有这个片段的缺失，还有其他的一些突变形式，比如父源单亲二倍体（2%～5%），即该段染色体 DNA 的两个拷贝都来自父亲，从而缺乏母亲的拷贝，与上述的缺失相同，也引起本病。另外，还有印迹缺陷（2%～5%）及 *UBE3A* 基因突变（10%）。

9. 得了这个病应该到医院找哪个科室的医生诊治?

对于疑似 Angelman 综合征患者，建议首先到神经科就诊，根据存在的问题再到相应科室诊治，比如康复治疗科、消化科、脊柱外科、内分泌科等。

（熊晖　北京大学第一医院儿科）

6 精氨酸酶缺乏症

1. 什么是精氨酸酶缺乏症?

精氨酸酶缺乏症（arginase deficiency）是精氨酸酶基因突变导致的一种先天性尿素循环障碍性疾病，也称精氨酸血症或高精氨酸血症，在新生儿至学龄期发病，主要导致进行性脑损害及肝损害，患者临床表现复杂多样，轻重不一，缺乏特异性。

2. 这个病最常或最早会出现哪些异常？这个病最常出现什么症状和体征?

在新生儿早期发病者脑病症状严重，生后数日出现惊厥、喂养困难和四肢肌肉发僵，病死率很高。绝大多数患儿在婴儿期至学龄期发病，早期表现常见厌食蛋白及蛋白不耐受，母乳喂养的患儿易在更换配方奶粉或添加高蛋白的辅食后发病，出现呕吐、嗜睡、烦躁甚至昏迷；也有患者在活动中出现姿势异常，而后出现运动倒退，即曾经会的运动能力倒退，如不会竖头、不会坐、不会走，伴随惊厥、痉挛性瘫痪，智力损害相对较轻。随着疾病的进展，患者常出现进行性脑萎缩，以小脑萎缩尤为显著。

精氨酸酶缺乏症患者的另一个比较常见的表现是肝损害，血液谷丙转氨酶、谷草转氨酶增高，肝脏肿大。少数患者胆汁淤积，但是很少见到肝衰竭或肝硬化的患者。

3. 有确诊的方法吗？怎样确诊?

血液精氨酸增高是筛查与诊断精氨酸酶缺乏症的关键线索，一些新生儿筛查中心和医疗机构可以采用液相串联质谱的方法检测血液氨基酸谱，患者血液精氨酸浓度轻度至中度增高。采用气相色谱质谱技术检测尿有机酸结果表明，患者急性期尿乳清酸增高，在病情稳定或低蛋白饮食状态下乳清酸可以在正常范围内。通过一般化验可发现精氨酸酶缺乏症的线索，患者血氨轻度至中度增高，一些患者血清转氨酶增高。

精氨酸酶缺乏症的确诊需要依靠基因分析，通过患者及其父母的血液白细胞精氨酸酶基因分析，如果患者的等位基因存在致病突变，则可以确诊精氨酸酶缺乏症导致的精氨酸血症。

4. 这个病能治疗吗？怎样治疗？

肝移植是阻止精氨酸酶缺乏症进展的有效方法，一些患儿通过父母或社会捐献的肝移植获得了康复。对于精氨酸酶缺乏症还没有有效的药物治疗方法，可通过饮食（如限制天然蛋白质，低精氨酸、高脂肪、高碳水化合物饮食）及药物（包括瓜氨酸、苯甲酸钠或苯丁酸钠）治疗控制疾病发展。对于肌张力增高的患者，可以口服巴氯芬降低肌张力；合并癫痫等合并症的患者，需要对症治疗。

5. 得病后患者需要注意什么？

精氨酸酶缺乏症患者需要长期的低天然蛋白饮食治疗及对症治疗，保证营养、保护脏器功能，需监测疾病进展及营养发育状况，检测肝肾功能、血液氨基酸、酯酰肉碱谱及尿液有机酸。对于合并痉挛性瘫痪的患者可给予肢体按摩及物理康复训练，避免肌肉萎缩及骨骼损害。训练中应注意避免疲劳及饥饿，以免自身蛋白分解加重病情。

感染会诱发严重高氨血症脑病，日常护理中需注意避免感染性疾病，回避红霉素、阿司匹林及可能损害肝肾的药物，以免诱发瑞氏综合征等严重合并症。

6. 这个病会影响患者的家人吗?

精氨酸酶缺乏症属于常染色体隐性遗传病，导致疾病的基因突变来自父亲和母亲。在患者及其父母基因诊断明确的前提下，母亲再次妊娠时可以进行产前诊断，即通过胎盘绒毛或羊水细胞的相关基因分析对胎儿作出诊断。兄弟姐妹有 1/4 的可能患病，1/2 的可能为与父母相同的健康携带者，1/4 的可能不遗传来自父母的精氨酸酶基因突变。患者的同胞兄弟姐妹及其他家族成员的遗传咨询也十分重要。

7. 这个病对患者今后生活有什么影响?

精氨酸酶缺乏症患者的预后取决于疾病导致的脏器损害严重性、发现早晚、开始治疗时间、依从性等多种因素。及时进行肝脏移植、合理饮食与药物治疗，可使患者症状得到缓解。神经系统损害导致痉挛性瘫痪、智力运动残障，确诊时已经存在严重不可逆的脑损害，很难康复。精氨酸酶缺乏症病死率高，没有肝移植的话，几乎没有患者能够存活到成年。

8. 为什么会得这个病?

编码精氨酸酶的基因位于 6 号染色体长臂，由于来自父母的致病突变导致患者肝脏精氨酸酶活性降低，精氨酸不能顺利转化为瓜氨酸，尿素生成障碍，血液及尿液中的精氨酸浓度增高，血氨增高，从而引起神经系统、肝脏等多脏器损害。

9. 得了这个病应该到医院找哪个科室的医生诊治?

对于疑似精氨酸酶缺乏症患者，建议到儿童或成人神经内科或内分泌遗传代谢科就诊。确诊的患者可以到肝移植中心咨询，争取肝移植治疗。患者父母再次生育前，应到有条件的机构进行遗传咨询。母亲再次妊娠时，可在孕早期或中期到有产前诊断资质的医院产科就诊，争取胎儿诊断。

（杨艳玲　吴桐菲　北京大学第一医院儿科）

7　热纳综合征（窒息性胸腔失养症）

1. 什么是热纳综合征（窒息性胸腔失养症）？

热纳综合征（Jeune syndrome）也称窒息性胸腔失养症（asphyxiating thoracic dystrophy），是一种罕见的遗传性软骨骨骼发育畸形，其特征包括胸廓、肋骨、盆骨、四肢的形态异常及多指（趾）等先天性骨骼畸形。罹患此征的患儿由于胸腔狭小，肺的发育会受到严重影响，有时可出现危及生命的心肺功能衰竭。

2. 这个病最常或最早会出现哪些异常？这个病最常出现什么症状和体征？

热纳综合征患者在出生后就可表现为骨骼发育异常和胸腔狭小。由于胸腔活动受限，患者会出现呼吸急促伴胸廓运动受限的症状，呼吸困难还会引起发绀（皮肤及口唇黏膜青紫色）、进食困难、喂养或夜间睡眠时出汗等，进一步引起肺部感染甚至呼吸衰竭等。其他骨骼系统特征性表型还包括矮小、四肢发育不全、多指（趾）等。除此之外，部分患者还伴有其他器官功能异常，如夜盲、肝硬化和肾功能下降等。

3. 有确诊的方法吗？怎样确诊？

热纳综合征是一组以胸廓骨骼发育异常为主要特征的多系统临床综合征，临床诊断手段主要依赖影像学检查，包括胸廓、骨盆及四肢 X 光平片拍摄，盆腔 MRI 等。典型热纳综合征的影像学特点包括出生后胸腔狭小合并四肢短小。“钟型（bell－shaped）胸”是患者胸廓的特征性影像学表现，具体表现为胸廓顶部较底部明显狭小，呈现类似钟的胸廓畸形。四肢短小且细是常见的特征，另外还可能出现多指（趾）。辅助检查还包括尿常规、动脉血气、肺功能检查等。通常热纳综合征患者会出现肾功能下降、缺氧、肺功能下降等异常。热纳综合征属于常染色体隐性遗传，基因检测手段包括全外显子组测序、基因芯片等技术应用有助于实现分子诊断。

4. 这个病能治疗吗？怎样治疗？

热纳综合征必须尽早治疗，方可有效改善预后。热纳综合征的诊治需联合多学科力量，包括骨科、呼吸科、胸外科及普外科等。其治疗内容主要包括改善通气、预防呼吸道感染、肺部抗感染、营养支持及必要的手术治疗。2 岁前患者主要表现为呼吸困难，出生后的患者需要进行辅助呼吸支持，个别严重者需进行机械通气。肺部感染是呼吸困难及通气治疗患者常见并发症，需及时进行呼吸道吸痰、调整姿势并应用抗生素抗感染治疗。进食困难的患者需进行必要营养支持，包括增加热量摄入及必要的胃管插管。对于畸形较严重、无法正常生活的患者，需通过手术治疗重新构建胸腔结构。目前用于胸廓重建的手术称为 VEPTR（即利用一种钛合金的肋骨假体进行胸廓成形术），需将假体植入患者胸廓并与肋骨固定，每 4～6 个月进行一次胸廓扩张术，帮助患者肺部及膈肌的生长。VEPTR 应用的最适年龄为 8～9 个月。

5. 得病后患者需要注意什么？

热纳综合征患者要积极配合医生诊疗，密切关注感染症状，坚持抗感染治疗和营养支持，注意日常起居的保暖，做到充分休息及健康饮食，定期随访。对于部分胸廓畸形严重的患者，需在适当年龄及时接受手术矫形。术后应注意定期随访行撑开术，每 4～6 月进行撑开手术，通常随访治疗应当持续到 10～16 周岁，具体视患者生长情况而定。此外，还需注意患者肝肾功能和视力的变化，定期体检，进行肝肾功能检查和视力检查。

6. 这个病会影响患者的家人吗?

热纳综合征属于常染色体隐性遗传性疾病。约 70%的患者可达到分子诊断，目前认为引起该病的致病基因包括：*IFT80*、*DYNC2H1*、*WDR19*、*TTC21B*、*CEP120*、*CSPP1*、*IFT140*、*IFT172*、*WDR34*、*WDR35*、*WDR60* 和 *TCTEX1D2*。热纳综合征患者在考虑生育时需要进行遗传咨询和评估，建议患者表型正常的直系亲属（包括兄弟姐妹及父母）也进行基因筛查明确是否携带致病基因。一对携带有致病基因、表型正常的夫妇结婚，子代有四分之一的概率为突变基因纯合子发病；而该病的患者与基因型、表型均正常的配偶婚配，子代均为致病基因携带者但不发病；与表型正常、携带致病基因的配偶婚配，子代有二分之一的概率发病。

7. 这个病对患者今后生活有什么影响?

热纳综合征患者的远期预后与疾病的严重程度均和突变基因密切相关。约 75%的患者会出现严重的限制性通气功能障碍，如及时接受正确治疗，患者呼吸系统的症状会随着时间逐渐缓解，部分患者在 2 岁后可正常呼吸，也有部分患者需终生接受机械通气治疗。由于心肺功能异常，患者的身高常受影响，但也有部分患者身高最终不受影响。此外，约有 30%的患者会发生肾功能受损，另有部分患者肝功能受损并发夜盲症或管状视野。接受 VEPTR 手术的患者预后总体良好。研究显示接受手术的患者中约有 70%可存活，而不接受手术的患者存活率仅为 20%。患者的智力发育正常。

8. 为什么会得这个病?

热纳综合征是一种罕见的遗传病。遗传病指遗传物质发生改变或患者被遗传到致病基因而产生的疾病。目前认为热纳综合征是纤毛病（ciliopathy）

的一种。纤毛是人体细胞表面的一种显微结构，其功能在胚胎发育期对于人体骨骼及其他器官的正常发育有重要的引导作用。热纳综合征患者携带的致病基因会引起纤毛结构相关蛋白功能障碍，进一步影响胚胎发育过程中的骨骼形态，同时合并其他系统的畸形，包括多囊肾、视神经受损等。

9. 得了这个病应该到医院找哪个科室的医生诊治?

热纳综合征主要在儿科就诊。

（徐凯峰　中国医学科学院北京协和医院呼吸与危重症医学科）

8　非典型溶血性尿毒症

1. 什么是非典型溶血性尿毒症?

非典型溶血性尿毒症（atypical hemolytic uremic syndrome，aHUS）在中文中常称作非典型溶血尿毒综合征，因此下文都称为非典型溶血尿毒综合征。非典型溶血尿毒综合征属于全身性血栓性微血管病，以微血管病性溶血性贫血、消耗性血小板减少以及急性肾衰竭为特点，是一种急性、危重性疾病，预后差，急性期病死率高，许多患者发展为终末期肾病，需要长期肾脏透析治疗。非典型溶血尿毒综合征常见于儿童，也可发生于成人，有研究报道成人发病率约为0.2/10万，儿童发病率约为0.33/10万，儿童期罹患非典型溶血尿毒综合征男女没有差异，成人期患者女性多于男性。该病是儿童期急性肾衰竭的常见病因之一。

2. 这个病最常或最早会出现哪些异常? 这个病最常出现什么症状和体征?

儿童患者发病前常有间断感染，表现为腹泻或上呼吸道感染；有些成人患者因怀孕诱发，常在生产后发病。

非典型溶血尿毒综合征发病后最突出的表现为：①贫血，非免疫性的溶血性贫血，血红蛋白＜100g/L，外周血涂片显微镜下有红细胞碎片，网织红细胞升高；②血小板减少（＜150×10^9/L，Coombs 试验阴性，乳酸脱氢酶升高＞460 U/L；）；③急性肾衰竭，表现为少尿、无尿，血肌酐升高，血压高。患者尤其是儿童患者可表现血尿、血尿伴蛋白尿或肾病综合征。

部分患者还会因为血栓性微血管病引起神经系统症状，如癫痫、认知改变、视物改变（复视或突然视力丧失）、局部麻痹甚至昏迷。有些患者还会出现缺血性心肌病的症状。外周小血管缺血还会引起手足指/趾坏疽，皮肤组织坏死，、肺泡出血，或由于眼底缺血导致突然失明。还有些患者出现腹痛、呕吐等胃肠道症状。

3. 有确诊的方法吗？怎样确诊？

临床出现典型的溶血性贫血、血小板减少以及急性肾衰竭所谓“三联征”表现即可诊断非典型溶血尿毒综合征。在诊断过程中还应通过各项实验室检查、基因筛查等手段综合判断，注意与其他血栓性微血管病鉴别。

4. 这个病能治疗吗？怎样治疗？

非典型溶血尿毒综合征为急重症，需要及时治疗，主要包括：①血浆疗法：为一线治疗方法，可明显减少急性期患者死亡率，包括血浆输注和血浆置换两种方式；②免疫抑制治疗：近年倾向用激素联合免疫抑制剂治疗抗补体 H 因子抗体阳性的非典型溶血尿毒综合征患者；③肾移植或肝肾联合移植：在考虑移植前应仔细评估，移植后存在移植肾复发的风险；④补体调节疗法：C5 单克隆抗体为一种新型药物，能有效缓解病情，早期使用能更好地改善肾功能。

5. 得病后患者需要注意什么？

除急性期需进行积极治疗外，病情缓解后建议患者坚持定期随访，长期关注尿蛋白、血压以及肾功能。如果再次出现血小板减少和微血管病性溶血提示病情复发。

6. 这个病会影响患者的家人吗？

20%～30%非典型溶血尿毒综合征患者有家族史，可以是患者父亲或母亲，或兄弟姐妹，或子女等，家中其他罹患非典型溶血尿毒综合征的人可能表现不完全一样，但如果非典型溶血尿毒综合征患者的家人患有尿毒症、贫血、高血压或在进行肾透析治疗甚至已经进行了肾移植，则要高度怀疑可能同是非典型溶血尿毒综合征患者。

7. 这个病对患者今后生活有什么影响？

由于非典型溶血尿毒综合征发病急，病情危重，尤其肾脏损害严重，常导致肾衰竭，因而必须进行透析治疗，由此给患者生活、学习或工作带来不便，也会因此给患者和家人带来精神和经济负担。

另外，即便有些患者急性期经过积极治疗病情得到控制，但非典型溶血尿毒综合征病情易反复，需要特别关注。

8. 为什么会得这个病？

非典型溶血尿毒综合征的确切病因不明，但近年研究证实非典型溶血尿毒综合征与多种补体成分、活化因子及调节因子基因突变密切相关，是补体失调性疾病。

9. 得了这个病应该到医院找哪个科室的医生诊治？

由于非典型溶血尿毒综合征最常累及肾脏，急性期建议到肾脏专科或重症科就诊。出现慢性肾功能不全则需要肾脏透析治疗，建议定期到肾脏专科就诊、随访。

（丁洁　北京大学第一医院儿科）

9 自身免疫性脑炎

1. 什么是自身免疫性脑炎？

自身免疫性脑炎（autoimmune encephalitis，AE）是由抗神经元的自身抗体介导的中枢神经系统免疫性疾病。部分自身免疫性脑炎患者合并良性或者恶性肿瘤，称为肿瘤相关的自身免疫性脑炎或者副肿瘤性自身免疫性脑炎。急性播散性脑脊髓炎、Bickerstaff 脑干脑炎、自身免疫性小脑炎等也属于广义的自身免疫性脑炎范畴。该病从儿童到成年均可以发病，年发病率在 10/10 万左右，约占脑炎病例的 10%～20%。抗 N－甲基－D－天冬氨酸受体脑炎是自身免疫性脑炎的最主要类型，约占自身免疫性脑炎病例的 70%左右。

2. 这个病最常或最早会出现哪些异常？这个病最常出现什么症状和体征？

自身免疫性脑炎多为急性或亚急性起病，患者在数日到数周内出现一系列的脑损害表现，包括精神行为异常、意识障碍、认知功能下降、癫痫发作、言语障碍、运动障碍或不自主运动，伴随发热和心动过速，严重者出现呼吸困难等，合并脑膜炎可见头痛以及颈部发僵。

不同抗体介导的自身免疫性脑炎表现不同，如边缘性脑炎主要表现为精神行为异常、癫痫发作及近事记忆下降，抗 N－甲基－D－天冬氨酸受体脑炎也出现这些症状，但肢体不自主运动更常见且非常剧烈，儿童可以肢体不自主的运动为首发症状。

3. 有确诊的方法吗？怎样确诊？

自身免疫性脑炎的诊断需要遵循特定的临床诊断程序，包括病史、症状体征、脑电图、神经影像学及脑脊液检查等，血清与脑脊液抗神经抗体阳性是确诊的主要依据。2017年由中华医学会神经病学分会发布的《中国自身免疫性脑炎诊治专家共识》提供了自身免疫性脑炎诊断标准，是目前国内临床主要采用的参考标准。

4. 这个病能治疗吗？怎样治疗？

自身免疫性脑炎的治疗包括免疫治疗、对癫痫发作和精神症状的症状治疗、支持治疗、康复治疗等。其中免疫治疗是关键。

免疫治疗分为一线免疫治疗、二线免疫治疗和长程免疫治疗。一线治疗包括糖皮质激素、静脉点滴免疫球蛋白和血浆置换。二线治疗包括利妥昔单抗和静脉点滴环磷酰胺，主要用于一线免疫治疗效果不佳的患者。长程免疫治疗药物包括吗替麦考酚酯与硫唑嘌呤等，主要用于复发病例，也可以用于一线免疫治疗效果不佳的患者和肿瘤阴性的抗 N－甲基－D－天冬氨酸受体脑炎患者。自身免疫性脑炎患者如果合并恶性肿瘤，应由相关专科进行手术、化疗与放疗等综合抗肿瘤治疗。

5. 得病后患者需要注意什么？

在自身免疫性脑炎的免疫治疗期间，身体对感染性疾病的免疫力也会受到影响，有发生机会性感染的风险，特别是肺炎和泌尿系感染。因此在免疫治疗阶段，应该注意休养、保暖、避免过度劳累。同时定期门诊随诊，进行血常规与免疫指标的检测，及时调整药物。保持乐观的心态、积极进行体力与智能方面的康复练习，也有利于尽快恢复社会功能，重新复学与参加工作。

在免疫治疗阶段，患者需要按时服药，积极配合医生完成诊断、评估与治疗方案。合理安排患者饮食，减少高热量饮食的摄入，以避免患者在口服激素期间体重增加过快。对患者严重的精神行为异常，可以在主管大夫的建议下，到精神专科就诊。在减药、停药期间出现新的症状或者病情加重，要注意复发的可能性。对紧急情况，例如不能自行停止发作的癫痫等，应就近到神经科急诊处置。妥善保管患者的门诊就诊记录、出院记录、化验结果与核磁共振等资料，陪同患者就诊时带着以上资料。

6. 这个病会影响患者的家人吗?

自身免疫性脑炎不是遗传病，对家人没有影响。

7. 这个病对患者今后生活有什么影响?

自身免疫性脑炎多数可以治愈，特别是抗 N－甲基－D－天冬氨酸受体脑炎治疗效果良好，经过 6 个月到 1 年的免疫治疗后有望恢复正常的社会功能，可以继续上学、工作，一般不用长期口服抗癫痫药。自身免疫性脑炎复发率为 10%～20%，总体死亡率为 2.9%～9.5%，抗 $GABA_BR$ 抗体相关脑炎合并小细胞肺癌者预后较差。

8. 为什么会得这个病?

自身免疫性脑炎是由于患者的免疫功能异常，对自己的中枢神经系统发生异常的免疫攻击而导致。患者的体内生成了针对自身神经细胞的抗体——自身抗体，导致神经细胞受到自身免疫力的攻击。诱发自身免疫反应的因素包括肿瘤与前驱感染等因素。

9. 得了这个病应该到医院找哪个科室的医生诊治?

自身免疫性脑炎主要在神经科诊断与治疗，10 岁以下患儿建议就诊儿科神经科。某些医学中心设有脑炎门诊、神经感染与免疫性疾病门诊等，适合患者的门诊评估与长期随诊。如果发生紧急情况，建议立即就近就诊急诊科或者急诊神经科。自身免疫性脑炎如果合并肿瘤，需要到妇产科（处理卵巢畸胎瘤）或者其他相关科室就诊，例如胸外科、呼吸科（处理肺部肿瘤）。精神症状的评估与药物控制可以就诊心理科或者精神科。康复科、物理治疗科等可以为恢复期的患者提供专业的医疗帮助。

（关鸿志　中国医学科学院北京协和医院神经科）

10　自身免疫性垂体炎

1. 什么是自身免疫性垂体炎?

自身免疫性垂体炎（autoimmune hypophysitis，AH）是一种自身免疫介导的炎症侵犯垂体及其邻近器官的罕见疾病。目前尚无明确的流行病学数据，根据推算结果，其年发病率约为1/900万。尽管自身免疫性垂体炎是罕见病，但随着临床对本病认识的逐步提高，其发病率也逐年上升。有文献报道，在进行垂体手术的患者中有0.24%～0.8%的患者为自身免疫性垂体炎患者。

根据病因不同，主要分为原发性自身免疫性垂体炎及继发性自身免疫性垂体炎。

（1）原发性自身免疫性垂体炎按其组织学特点分为以下几种类型：淋巴细胞性垂体炎（最为常见）、肉芽肿性垂体炎、黄瘤病性垂体炎、坏死性垂体炎、IgG4浆细胞垂体炎、混合性垂体炎。

（2）继发性垂体炎包含：①系统性疾病，如大动脉炎、朗格汉斯细胞组织细胞增生症、克罗恩病、结节病、肉芽肿性血管炎、梅毒、结核等造成的垂体受累；②局灶性病变，如垂体瘤、颅内生殖细胞肿瘤、Rathke's囊肿破裂、颅咽管瘤、炎性假瘤等所致的垂体炎症；③继发于细菌、病毒、真菌等感染性疾病的垂体炎及继发于药物（如干扰素、CTLA－4封闭抗体）使用等出现的垂体炎症表现。

2. 这个病最常或最早会出现哪些异常?这个病最常出现什么症状和体征?

自身免疫性垂体炎的临床表现多样，根据疾病进展的速度不同可分为急性、亚急性及慢性。另外，其临床表现与病变范围和严重程度、疾病发展阶段有关。自身免疫性垂体炎常见的临床表现为垂体功能减退症和/或鞍区占位效应。

（1）垂体功能减退症：①最常见的症状是垂体前叶功能减退症，患者会出现继发性肾上腺皮质功能减退、甲状腺功能减退及性腺功能减退症；②中枢性尿崩症，发生率为 20%～82%，是由于炎症侵袭漏斗部–神经垂体或垂体柄受压、抗利尿激素运输障碍所导致。临床以多饮多尿、烦渴为主要表现。患儿常常夜间饮水，出现夜尿增多，可见遗尿，尿色清如水。若饮水正常，一般情况可，无明显体征。

（2）鞍区占位效应：多数患者会因增大的垂体对鞍区及周围结构（如视交叉、海绵窦等）造成压迫以及其本身炎症浸润而出现的效应。最常见表现为头痛和视力障碍。头痛被认为是由于增大的垂体向周围扩张，造成对硬脑膜的刺激、向上压迫鞍膈所致，超过半数患者会出现头疼症状。视觉异常包括视野缺损和视力下降，常继发于鞍区占位向上扩张压迫视交叉所致。如果占位侵袭海绵窦而造成对颅神经（主要是Ⅲ、Ⅳ、Ⅵ颅神经）的压迫会产生复视。

3. 有确诊的方法吗?怎样确诊?

自身免疫性垂体炎的确诊以垂体活检、病理组织学诊断为金标准，但垂体活检的风险相对较大，可操作性不强。目前认为一旦发现垂体增大或伴有垂体功能障碍应注意此病。垂体核磁的典型表现及垂体功能障碍导致的内分泌轴异常，均可帮助诊断此病。自身免疫性垂体炎在核磁中表现为 T1 像为等信号，形状似三角形或哑铃型，并向蝶鞍延伸，还可出现垂体后叶肿胀、垂体柄增厚、神经垂体高信号消失，造影后可出现早期强化。腺体萎缩导致的空蝶鞍也较为常见。另外，虽已发现很多与疾病相关的自身抗体，但因其特异性及敏感性太低而无法应用于疾病的诊断中。故该病的诊断要综合患者的临床表现、影像学特点、化验检查甚至试验性糖皮质激素治疗反应等进行。

4. 这个病能治疗吗?怎样治疗?

目前缺乏有关自身免疫性垂体炎诊断和治疗的临床研究，尚无临床诊疗规范。该病治疗主要以改善症状为目的，包括缩小鞍区占位大小以及减轻内分泌紊乱。为缩小鞍区占位所应用的治疗方法主要包含糖皮质激素、免疫抑制剂及手术、放射治疗等。手术治疗可以迅速减轻压迫症状，也有助于进行病理诊断。存在垂体功能减低时，手术不能改善症状，应给予激素替代治疗。目前由于术后的医源性垂体功能减低及尿崩症等术后并发症发生率很高，很多学者并不推荐手术治疗，更倾向于保守治疗。在药物治疗中，大剂量糖皮质激素治疗作为首选，如强的松、甲基强的松龙等，可有效减少垂体大小和改善内分泌功能障碍，有效率可达 75%。其他报道的药物治疗包括硫唑嘌呤和甲氨蝶呤，可用于复发、不能手术的肿块。另外，目前放疗的有效性是有争议的。

5. 得病后患者需要注意什么?

自身免疫性垂体炎患者要合理饮食，避免感染；遵医嘱按时服药；定期到内分泌门诊及疾病相关的科室进行随诊，并根据相关化验检查结果及时进行药物剂量的调整。

6. 这个病会影响患者的家人吗?

目前认为自身免疫性垂体炎为自身免疫性疾病，暂未发现其特异性的致病基因，故该病一般不会影响家人。

7. 这个病对患者今后生活有什么影响?

自身免疫性垂体炎患者需要长期到内分泌门诊等进行复查及随访。在有效治疗的情况下，患者可达到疾病控制。另外，部分患者有自发缓解的可能。

8. 为什么会得这个病？

目前对原发性自身免疫性垂体炎的发病机制仍是未知，但其病理及血清学特征与自身免疫性疾病是相同的。自身免疫性垂体炎病理表现为淋巴细胞浸润，淋巴滤泡区中以T细胞为主，且可以检测到针对垂体抗原（如生长激素、a-烯醇化酶和分泌素-2等）的特异性抗体。

9. 得了这个病应该到医院找哪个科室的医生诊治？

自身免疫性垂体炎最常见的临床表现为垂体本身受损造成的一系列内分泌系统异常，以及垂体肿大造成的颅内占位效应，根据情况不同，应该选择内分泌科或神经外科就诊。当然，如发现为继发性自身免疫性垂体炎，则需要相关科室（如风湿免疫科、感染科等）共同协作诊治。

（桑艳梅　朴玉蓉　首都医科大学附属北京儿童医院内分泌科）

11 自身免疫性胰岛素受体病

1. 什么是自身免疫性胰岛素受体病？

自身免疫性胰岛素受体病，又称B 型胰岛素抵抗（TBIR）综合征，是一种特殊类型的、自身免疫性的胰岛素抵抗状态，其特征为循环中出现胰岛素受体自身多克隆 IgG 抗体（insulin receptor autoantibody，IRA）。本病区别于胰岛素受体基因缺陷所致的极度胰岛素抵抗（即 A 型胰岛素抵抗）和形成胰岛素自身抗体所致的胰岛素自身抗体综合征。本病临床极为罕见，自 1970 年 Kahn 等首次报告本病以来，国内外文献报告的病例不超过 100 例。

2. 这个病最常或最早会出现哪些异常？这个病最常出现什么症状和体征？

自身免疫性胰岛素受体病多见女性，多于成年后发病，多伴发甚至先发生其他一种或多种自身免疫性疾病，最常见的是系统性红斑狼疮、干燥综合征等。其他报告合并存在的疾病还有血液系统肿瘤如多发性骨髓瘤、霍奇金病等。本病临床表现为糖代谢异常，包括胰岛素抵抗所致的高血糖和致命性低血糖。一些患者在经历高血糖后会出现低血糖，低血糖可以发生在空腹或餐后，还有些患者初始即可发生低血糖，并且从不发生高血糖。本病还常伴有极度胰岛素抵抗造成的黑棘皮症和高雄激素血症、多囊卵巢综合征等症状。

3. 有确诊的方法吗？怎样确诊？

自身免疫性胰岛素受体病的诊断依据包括伴严重高胰岛素血症的严重

高血糖和/或低血糖、潜在的自身免疫病和INSRAb阳性。由于INSRAb的检测尚未在临床广泛开展，而且其临床检测也存在一些技术上的局限性，所以目前并不认为INSRAb阳性是自身免疫性胰岛素受体病诊断的必需条件。事实上，根据临床表现并除外其他胰岛素抵抗综合征的病因即可诊断。因此，临床上应对所有临床表现进行全面评价，当患者表现为不明原因的难治性高血糖和/或低血糖，特别是存在潜在的自身免疫病、血液系统肿瘤等临床情况时，可以诊断为自身免疫性胰岛素受体病。

4. 这个病能治疗吗？怎样治疗？

自身免疫性胰岛素受体病的治疗目前尚停留在经验治疗阶段，尚没有统一的方案。

（1）针对减少伴发的自身免疫性疾病的免疫调节治疗：免疫调节治疗是针对伴发的系统性红斑狼疮等自身免疫病的治疗，主要包括皮质类固醇激素、环磷酰胺、硫唑嘌呤等细胞毒性药物和血浆置换。

（2）高血糖治疗：为了有效地实现降糖，常常使用极量胰岛素来对付严重胰岛素抵抗，去实现血糖下降，当然这种高量疗法已很少应用，理论上应在免疫调节疗法的基础上，联合使用胰岛素增效剂或抗高糖疗法：①少食多餐；②进食以缓慢型碳水化合物为主；③要慢吃；④糖苷酶抑制剂作为基础用药；⑤联合使用二甲双胍、噻唑烷二酮类药物；⑥短时间（3～5天）配合高糖冲击疗法，可用2～5倍剂量的胰岛素静脉冲击高糖。

（3）低血糖治疗：有患者可发生低血糖昏迷，首先按低血糖补充糖：进餐、静脉推注50%高渗糖；静脉点滴5%～10%的葡萄糖等，但同时静脉输入糖皮质激素，也可大剂量冲击。

5. 得病后患者需要注意什么？

自身免疫性胰岛素受体病患者应严密监测血糖，避免高血糖引起的并发症；但应更注意避免低血糖的发生，继发于高血糖后的低血糖常常提示预后不良。如伴发其他系统的异常，应及时到相应科室就诊，以免贻误诊断。

6. 这个病会影响患者的家人吗?

本病属于自身免疫性疾病的范畴。迄今为止，本病的报道均为个案，并无家族性发病的报道。

7. 这个病对患者今后生活有什么影响?

有些自身免疫性胰岛素受体病患者可以自发缓解，体内胰岛素受体抗体消失。部分患者经治疗后缓解，血糖正常；但亦有患者用相同的治疗方案血糖却得不到控制，表现为高血糖、低血糖或高血糖与低血糖交替发作。继发于高血糖后的低血糖常常提示预后不良，故在治疗中应注意血糖的检测、警惕低血糖的发生。虽然自身免疫性胰岛素受体病的发病率不高，但其异常凶险，预后差且死亡率高，探究其发生机制及明确有效的治疗方案至关重要。

8. 为什么会得这个病?

B 型胰岛素抵抗综合征是一种极度的胰岛素抵抗状态，主要是由于血液中存在针对胰岛素受体抗体所引起的自身免疫反应，由于抗胰岛素受体抗体与胰岛素受体结合，阻止胰岛素与受体的结合，影响胰岛素的正常作用发挥及其清除，从而导致胰岛素抵抗，出现高胰岛素血症和高血糖。同时有些胰岛素受体抗体与胰岛素受体结合后，使胰岛素受体 β – 亚单位酪氨酸自身磷酸化，表现出模拟胰岛素样作用，故可发生自发性低血糖，甚至表现顽固性低血糖，主要为空腹低血糖。因此有学者认为：B 型 IRS 的发病机制可能与 Graves 病和重症肌无力等自身免疫功能紊乱所介导的病理反应相似，因此也常常合并其他免疫性疾病。

9. 得了这个病应该到医院找哪个科室的医生诊治？

对本身存在自身免疫性疾病的患者，应长期到风湿免疫科随诊。一旦合并自身免疫性胰岛素受体病，应到儿童专科医院的内分泌遗传代谢科或综合医院的内分泌科就诊。合并血液系统等异常者，应定期到相应科室就诊。

（桑艳梅　任力　首都医科大学附属北京儿童医院内分泌科）

12　β-酮硫解酶缺乏症

1. 什么是β-酮硫解酶缺乏症？

β-酮硫解酶缺乏症（β-ketothiolase deficiency）又称线粒体乙酰乙酰辅酶A硫解酶缺乏症，是一种罕见的遗传代谢病，导致异亮氨酸分解代谢障碍及酮体代谢障碍，尿液2-甲基-3羟基丁酸显著增高，因此又称为2-甲基-3羟基丁酸尿症。

2. 这个病最常或最早会出现哪些异常？这个病最常出现什么症状和体征？

β-酮硫解酶缺乏症多在2岁内发病，轻重急缓不同，个体差异很大。多数患儿发病前正常，常因长时间禁食、发热、腹泻、疲劳、药物等诱因诱发急性发作，最常见的异常是呼吸深长，呼气味道有烂苹果样酮味，伴呕吐、脱水、昏睡、昏迷，常见的体征是无力、肝肿大，化验检查最常见的异常是代谢性酸中毒、酮症、低血糖、高氨血症、肝损害、高甘氨酸血症，少数患儿血糖升高。若能得到及时诊断和恰当治疗，多数患儿可完全恢复并正常发育，否则，急性代谢危象反复发作，导致脑、肝、心脏等多脏器损害，严重者死亡，幸存者多遗留严重的神经系统后遗症。

3. 有确诊的方法吗？怎样确诊？

β-酮硫解酶缺乏症可以通过血液酯酰肉碱谱、尿有机酸检测及基因分析确诊。患者血液3-羟基戊酰肉碱、3-羟基丁酰肉碱及异戊烯酰肉碱升高。尿2-甲基-3-羟基丁酸、甲基巴豆酰甘氨酸及3-羟基丁酸升高，急性期尤为显著，伴酮体增高。一些患者急性期发生酮症、低血糖、代谢性酸中毒、高氨血症等代谢紊乱。通过基因分析可以检测 *ACAT1* 基因，确定致病突变，做到基因诊断。

通过血液氨基酸及酯酰肉碱谱检测，可以进行β–酮硫解酶缺乏症的新生儿筛查或高危筛查，争取在无症状时期或疾病早期诊断。

4. 这个病能治疗吗？怎样治疗？

β–酮硫解酶缺乏症能通过饮食及药物治疗，预后较好。主要原则是避免饥饿，维持血糖及能量代谢稳定，预防急性代谢危象发作。急性期以生命支持为原则，静脉滴注葡萄糖及左卡尼汀，纠正代谢性酸中毒，对症治疗，保护大脑、心脏、肝脏，减少猝死及神经系统后遗症。饮食管理的原则是少量多餐，避免长时间空腹。稳定期需长期口服左卡尼汀，改善能量代谢。

5. 得病后患者需要注意什么？

β–酮硫解酶缺乏症需要终生治疗，口服左卡尼汀，日常生活中应按时进食，避免剧烈运动、饥饿及暴饮暴食，禁酒，监测营养发育状况，检测血氨、血糖、血脂、肝肾及心肌功能、血液氨基酸及酯酰肉碱谱、尿有机酸动态。病情稳定后患者可以正常生活、就学、就业，自觉饥饿或无力时要口服葡萄糖，及时进食。对合并癫痫的患者，避免使用丙戊酸，以免加重肝损害。合并感染时，应回避阿司匹林、对乙酰氨基酚、红霉素及其他可能损害肝脏的药物，以免诱发瑞氏综合征及代谢危象。在病情稳定期，可遵循预防接种计划完成免疫接种。在腹泻、呕吐、外伤、感染、进食困难或因手术需要禁食时，应告知医生病情，及早静脉点滴葡萄糖。

6. 这个病会影响患者的家人吗？

β–酮硫解酶缺乏症是常染色体隐性遗传病，*ACAT1* 基因致病突变多遗传于父亲及母亲，极少数患者因新发突变导致。父母虽然是携带者，但不是β-酮硫解酶缺乏症患者。在患者及其父母 *ACAT1* 基因诊断明确的前提下，母亲再次妊娠时可以进行产前诊断，通过胎盘绒毛或羊水细胞基因分析做出胎儿诊断。兄弟姐妹有 1/4 的可能患病，1/2 的可能为与父母相同的健康携带者，1/4 的可能不遗传来自父母的致病基因突变，与性别无关。建议患者的同胞及其他家庭成员进行 *ACAT1* 基因突变携带者检测，这对遗传咨询及家族的健康指导十分重要。

7. 这个病对患者今后生活有什么影响?

β-酮硫解酶缺乏症是能治疗的疾病，如能及时治疗，不留后遗症，智力运动及体格发育正常，预后良好。需要注意的是，患者容易在感染、疲劳、腹泻、饮酒、暴饮暴食、药物等应激状态下发生急性代谢危象，引起酮症低血糖、酸中毒、高氨血症、脑病、肝病、心肌病，严重者猝死。如果疾病控制不良或营养不良，患者智力、运动发育落后，体格生长缓慢，部分患者合并癫痫及精神行为异常。日常生活中应注意规律饮食，在腹泻、呕吐、外伤、感染、进食困难或因手术需要禁食时，应告知医生病情，及早口服或静脉点滴葡萄糖。

8. 为什么会得这个病?

β-酮硫解酶是必需氨基酸——异亮氨酸分解代谢及肝外酮体利用过程重要的酶，异亮氨酸最终被裂解为乙酰辅酶 A 和丙酰辅酶 A，是能量代谢中必需的物质。由于 *ACAT1* 基因突变，患者β酮硫解酶活性降低，代谢通路中断，能量生成不足，2-甲基乙酰乙酰、2-甲基-3-羟基丁酸及甲基巴豆酰甘氨酸等有机酸代谢毒物蓄积，消耗大量的肉碱，导致代谢紊乱，大脑、肝脏、心脏等脏器功能受损。

9. 得了这个病应该到医院找哪个科室的医生诊治?

对于疑似 β-酮硫解酶缺乏症的急性代谢危象患者，需急诊入院，监测生命体征及代谢状况，静脉点滴含葡萄糖的电解质溶液，尽快纠正代谢紊乱，严重者需要血液透析。对于新生儿筛查及临床发现的病情稳定的患者，建议到儿童遗传代谢科或神经内科就诊，进行饮食与药物干预。患者父母再次生育前，应到有条件的机构进行遗传咨询。母亲再次妊娠时，可在孕早期或中期到有产前诊断资质的医院产科就诊，争取胎儿诊断及治疗。

（杨艳玲　陆妹　北京大学第一医院儿科）

13 生物素酶缺乏症

1. 什么是生物素酶缺乏症?

生物素是一种多种羧化酶的辅酶，参与氨基酸、脂肪、糖和蛋白质的代谢。生物素酶缺乏症（biotinidase deficiency）是生物素酶基因突变导致的一种罕见遗传代谢病，由于食物中的生物素在肠道不能被有效吸收并转运到血液，体内生物素缺乏，导致多种物质代谢紊乱，出现脑、皮肤、黏膜、免疫系统等多组织损害。该病主要出现神经系统、皮肤、黏膜及免疫、呼吸、消化系统损坏的表现。生物素酶缺乏症患者轻重缓急不同，可在各个年龄段发病，婴幼儿期多见。

2. 这个病最常或最早会出现哪些异常? 这个病最常出现什么症状和体征?

完全性生物素酶缺乏症发病早，病情严重，常在新生儿期或婴儿期发病，最常出现的异常是喂养困难、发育迟缓、癫痫发作、嗜睡、呼吸困难，最常见的体征是湿疹、脱发、肌张力低下。如不及时治疗，可导致听力丧失、视力减退、活动姿势异常和四肢瘫痪，由于免疫功能下降，患者容易出现各种感染特别是真菌感染。

部分性生物素酶缺乏症病情较轻，可在幼儿至成年发病，最早出现的异常是四肢无力、智力落后、走路不稳、视力下降、听力损害等，常见的体征是皮疹、脱发、共济失调、痉挛性瘫痪。一些患者间歇性发病，在发热、腹泻、疲劳、预防接种等应激刺激下急性发病，进行性加重。一些晚发型患者以脊髓炎、视神经脊髓炎样形式发病。

3. 有确诊的方法吗？怎样确诊？

生物素酶缺乏症可以通过血液、尿液代谢物及基因分析确诊。患者血液生物素浓度及生物素酶活性降低，羟异戊酰肉碱常显著增高，游离肉碱降低，一些患者伴丙酰肉碱增高。典型患者尿乳酸、丙酮酸、3－羟基异戊酸、3－羟基丙酸、3－甲基巴豆酰甘氨酸、甲基枸橼酸等有机酸增高。通过患者及其父母基因分析，明确基因突变，可以做到基因诊断。

通过血液酯酰肉碱谱分析及生物素酶活性测定，可以进行生物素酶缺乏症的新生儿筛查或高危筛查，在无症状时期或疾病早期确诊。

4. 这个病能治疗吗？怎样治疗？

生物素酶缺乏症是能治疗的疾病，补充生物素后常常有显著疗效，患者需要终生服用生物素。对于疑似生物素酶缺乏症的患者需急诊入院，采取血液样本等待确诊的同时，立即开始口服生物素，并静脉点滴葡萄糖、左卡尼汀、碳酸氢钠等药物，纠正酸中毒，严重者需要血液透析。对于急性期合并代谢性酸中毒、高氨血症的患者，静脉点滴左卡尼汀、精氨酸。对合并癫痫、发育落后、听力损害的患者，需要对症治疗。

生物素治疗起效快，多数患儿在治疗数天或一周左右症状明显改善，生化指标转为正常化，皮肤黏膜病变消退，尿液异常有机酸及血液羟异戊酰肉碱浓度逐渐恢复正常，脑白质异常、脑萎缩、基底节损害可明显改善。停用生物素后患者常常病情反复，严重者死亡，因此必须坚持口服生物素。

5. 得病后患者需要注意什么？

生物素酶缺乏症患者诊断后应立即开始终身服用生物素。治疗中需监测生长发育及营养状况，检测血液氨基酸、酯酰肉碱谱及尿有机酸，维持正常代谢状态。日常饮食中需避免食用生鸡蛋清，不必限制蛋白及脂肪，在疾病控制良好的状态下按计划预防接种，正常生活，与同龄人一样上学就业，结婚生育。康复训练中需要注意避免疲劳及交叉感染，以免诱发代谢危象。

6. 这个病会影响患者的家人吗?

生物素酶缺乏症是常染色体隐性遗传病，其基因致病突变分别来自父母，男女发病机会均等。患者的父母一般为正常表型的携带者，再次生育时胎儿有 25%的可能为患者，50%的可能为与父母相同的携带者，25%的可能不遗传来自父母的生物素酶致病突变基因。患者的后代是否患生物素酶缺乏症，取决于配偶是否携带生物素酶致病突变基因，配偶若不携带该致病突变的基因，则他们的后代均正常。若配偶携带生物素酶致病突变基因，后代有 50%的可能为患者，50%的可能为正常。在患者基因明确的前提下，母亲再次妊娠时需要进行产前诊断。如果胎儿确诊为生物素酶缺乏症，母亲孕期可口服生物素以保护胎儿，婴儿出生后持续补充生物素，避免代谢紊乱，保证患儿健康发育。

7. 这个病对患者今后生活有什么影响?

生物素酶缺乏症为可治疗的遗传代谢病，早期治疗的疗效良好。如果未能获得早期诊断和治疗，死亡率、致残率很高，幸存者是否遗留后遗症取决于疾病诊断的早晚及其造成的脑损害的轻重。尽管该病可以治疗，但伴有姿势异常、神经性耳聋、视神经萎缩、视网膜色素变性常常难以逆转。

8. 为什么会得这个病?

生物素酶缺乏症是由于生物素酶基因突变，导致生物素酶活性下降，食物中与蛋白结合的生物素在肠道裂解生成游离生物素的能力下降，生物素吸收及转运障碍，引起生物素缺乏，依赖生物素的丙酰辅酶 A 羧化酶、丙酮酰羧化酶、乙酰辅酶 A 羧化酶和甲基巴豆酰辅酶 A 羧化酶活性下降，支链氨基酸分解代谢、糖原异生及脂肪酸合成代谢障碍，多种有机酸代谢毒物蓄积，导致疾病。

9. 得了这个病应该到医院找哪个科室的医生诊治?

对于新生儿筛查及临床发现的病情稳定的患者，建议到儿童遗传代谢门诊或神经内科门诊找遗传学专家就诊，尽快开始生物素治疗。如果合并癫痫、发育落后、痉挛性瘫痪，需要对症治疗。患者父母再次生育前，应到有条件的机构进行遗传咨询。母亲再次妊娠时，可在孕早期或中期到有产前诊断资质的医院产科就诊，争取胎儿诊断。

（杨艳玲　李东晓　北京大学第一医院儿科）

14 心脏离子通道病

心脏离子通道病（cardic ion channelopathies）是由于编码心肌细胞膜离子通道的基因发生突变导致离子通道功能异常，临床表现为心律失常的一组临床综合征。先天性或遗传性离了通道病多表现为常染色体显性遗传，部分也可以是由后天获得性因素引起。遗传性离子通道病包括原发性离子通道病，即单纯的离子通道功能异常导致心律失常，不合并心脏结构异常；致心律失常性右室心肌病则同时存在结构性心脏病和心律失常。这些疾病多有明显的遗传倾向，发病率不高，但合并的心律失常多为恶性，病死率高，发病年龄较轻，临床容易发生误诊与漏诊或治疗不充分。患者早期正确诊断和精准的预防和治疗可能给其带来长期的生存，具有重要的临床意义。

14-1 长 Q-T 综合征（LQTS）

1. 什么是长 Q-T 综合征?

长 Q-T 综合征（long Q-T syndromes，LQTS）是由于编码心肌细胞离子通道的基因突变导致心肌细胞复极时间延长，心电图 Q-T 间期，特别是校正 Q-T（Q-Tc）间期延长，易发生室性心律失常尤其是尖端扭转型室性心动过速（torsade de pointes，TdP），临床表现为以晕厥或猝死为特征的临床综合征。

病因可以是先天性的，是由于编码钾（缓慢和快速激活的延迟整流钾电流，I_{Ks} 和 I_{Kr}）、钠（晚钠电流，I_{NaL}）、钙（L 型，$I_{Ca,L}$）等多种离子通道的基因异常，导致相应的离子通道功能异常；获得性长 Q－T 综合征临床更常见，可找到相应病因。

2. 这个病最常或最早会出现哪些异常？这个病最常出现什么症状和体征？

先天性长 Q－T 综合征患者症状多出现在儿童或青春期（9～15 岁），有些类型（如 LQT1 等）可以早到 2～3 岁发病。女多于男，发病前可无症状。

发病时临床表现主要有两个方面，即心电图 Q－Tc 间期延长和心律失常。若临床表现为晕厥前兆或晕厥反复发作，并伴有抽搐者类似于癫痫发作，易误诊为癫痫而进行相应治疗，部分患者对抗癫痫药有效。合并的心律失常最常见为尖端扭转型室速，发作前常有 Q－Tc 的明显延长，可自行终止，多反复发作，尖端扭转型室速可恶化为室颤，导致晕厥、心脏骤停或猝死。

由于基因外显率较低，部分患者平时 Q－T 可正常或轻度延长，特定情况下发生严重 Q－T 延长及恶性心律失常。

3. 有确诊的方法吗？怎样确诊？

（1）先天性长 Q－T 综合征的诊断

依据临床表现（如不明原因的晕厥）、家族史、ECG 的 Q－Tc 延长。对可疑长 Q－T 综合征的患者的诊断推荐进行 Schwartz 评分。长 Q－T 综合征患者的临床严重程度不一致，可在婴儿期、母体子宫内、童年或成年时期发生心脏性猝死，也可终生无症状。

1）心律失常的诱发因素

长 Q－T1 患者合并的心律失常多发生在情绪激动、运动、游泳或其他交感神经过度兴奋时。游泳是相对特异性的触发因素。长 Q－T2 多与听觉刺激有关，如电话铃、闹钟声或惊吓，15%的长 Q－T2 可在休息或睡眠时发生。长 Q－T3 多发生在休息或睡眠中，病死率高。

2）心电图表现

Q－T 间期延长是特征性改变，T 波电交替具有特征性，提示心电不稳定。

①Q－T 间期：从 QRS 波群起点至 T 波终点，校正 Q－T 间期（Q－Tc）最常用公式是 Bazett 公式（Q－Tc=Q－T/$\sqrt{RR}$）。可能高估心动过速、低估心动过缓对 Q－T 间期的影响。女性 Q－Tc≥480ms，男性 Q－Tc≥470ms，定义为 Q－T 间期延长。当 Q－Tc≥500ms 时为显著延长，≥550 及 600ms 为高危或极高危患者。U 波可干扰 Q－Tc 的测量，建议 T 波结束是 T 波降支斜坡切线与基线的交叉点。

②T 波和 U 波：长 Q－T1 患者 T 波常呈单峰状，非对称型，振幅高，基底部宽大；LQT2 者 T 波呈双峰或切迹，幅度偏低，常出现 U 波；长 Q－T3 者 ST 段相对较长，T 波延迟出现，T 波尖锐/双向，非对称，振幅高，基底部较窄。

3）诊断

诊断标准包括 Q－Tc 延长、晕厥发作和长 Q－T 综合征家族史等，目前认为具备以下一项或多项可确诊。

①无 Q－T 延长的继发原因、Schwartz 风险评分≥3.5 分。

②存在至少一个基因以上的明确致病突变。

③无 Q－T 延长的继发原因，12 导联 ECG 上 Q－Tc≥500ms。

（2）获得性长 Q－T 综合征的诊断

平时 Q－Tc 正常，在某些情况下（如低钾或使用抑制离子通道功能的药物后）出现 Q－T 间期延长，可能诱发 TdP。易感因素包括亚临床型长 Q－T 综合征的基因突变、药物代谢酶遗传多态性以及药物相互作用、年龄、性别、电解质平衡紊乱等非遗传因素。

4. 这个病能治疗吗？怎样治疗？

恰当的治疗可减少心律失常发生，预防猝死。治疗方式依据患者的临床表型和危险分层，需个体化。

（1）急诊治疗：TdP 时血流动力学不稳定应立即电复律，一般非同步直流电。静脉补钾、补镁可抑制触发激动。无论患者血清镁水平如何，都应立即静脉给予硫酸镁。提高心率，或心脏起搏心室率维持在 70～100 次/分或更高一些范围，可减少发作。

（2）长期治疗

①减少诱发因素，防治低血钾。

②药物治疗：β 受体拮抗剂应是一线治疗，应用至可耐受的较大剂量。针对心律失常的诱因，对长 Q－T1 疗效好、长 Q－T2 次之，不能缩短甚至延长 Q－T 间期。注意逐渐加量和避免突然停用。

长 Q－T3 型是钠通道基因功能获得性突变导致晚钠电流增大，Ib 类抗心律失常药及国外新开发的晚钠电流抑制剂有离子通道特异性作用，可降低晚钠电流幅度、缩短 Q－T 间期并具有直接抗心律失常的作用，需要积极推荐应用并评估治疗的效果。对长 Q－T2 部分有效。

③起搏治疗：起搏治疗可预防心率过慢，与 β 受体拮抗剂联合用。包括临时心脏起搏和永久心室起搏。

④左心交感神经切除术：外科方法切除包括左星状神经节和 T2、T3 和 T4 水平左侧交感神经干，可减少心脏事件。

⑤植入性心脏复律除颤器：充分剂量的药物和左心交感神经切除术治疗后仍有晕厥发作、药物不耐受或无效和心脏骤停后存活的患者应考虑作为二级预防治疗。对高风险的患者，也应考虑植入植入式心脏复律除颤器，特别是有 β 受体拮抗剂禁忌证时。预防不适当放电，室颤时放电，并将心率临界值设定为＞220～240 次/分。

5. 得病后患者需要注意什么？

应提高患者对疾病的认识，有症状患者应针对不同类型制订相应的预防办法，所有患者应尽量避免接触导致 Q－T 间期延长的药物。定期到医院复查，保持良好依从性。对患者及直系亲属建议接受基因检测。

6. 这个病会影响患者的家人吗?

遗传性者人群发生率约为 1/2000～1/5000，多为常染色体显性，少数为隐性，有家族倾向，也可是新发突变。临床表型与基因型可以不一致，建议对患者一级亲属和直系亲属进行心电图及相关基因筛查。获得性长 Q－T 综合征部分可能有基因易感性。对起病年龄早和病死率高的类型应早期给予评估和确定治疗开始的时间。

7. 这个病对患者今后生活有什么影响?

女性在青春期、月经期或妊娠期雌激素水平升高时发病或加重，雌激素水平降低或男性雄激素水平增高时部分患者有一定缓解。生活中要避免上述与发作相关的诱发因素，如电解质紊乱及服用使 Q－T 间期延长的药物甚至减慢心率的药物。

8. 为什么会得这个病?

先天性者由基因突变引起，临床确定的基因型有 20 余种，公认的有 15 种，最常见为 1～3 型，分别是由编码心肌细胞快速激活的延迟整流钾电流（I_{Ks}）、缓慢激活的延迟整流钾电流（I_{Kr}）和钠离子通道的基因突变造成钾电流幅度减小和晚钠电流（I_{NaL}）增大、心肌复极时间延长引起的，占所有患者的 90%以上，长 Q－T3 占总数的 5%～10%，

获得性长 Q－T 综合征的主要原因：①药源性长 Q－T 综合征：如Ⅰa 和Ⅲ类抗心律失常药、抗组胺药、平滑肌动力药、抗精神病与抗肿瘤药，及部分大环内酯类和喹诺酮类抗生素等；②电解质紊乱：如低钾血症（血钾＜3.5mmol/L）、低镁血症（血镁＜0.7 mmol/L）；③神经源性，如蛛网膜

下隙出血；④其他：心肌病、心肌炎、二尖瓣脱垂、充血性心力衰竭、高血压、心肌缺血和梗死等。

9. 得了这个病应该到医院找那个科室的医生诊治?

长 Q－T 综合征患者应及时到心内科就诊，寻找有遗传性心律失常诊断与治疗经验的专家进行评估和治疗。对患者、家庭成员及育龄妇女应进行遗传咨询。

（吴林　揭起强　北京大学第一医院心内科）

14－2　Brugada 综合征

1. 什么是 Brugada 综合征?

Brugada 综合征（Brugada syndrome，BrS）是以心电图右胸导联（V1－V3）穹窿型 ST 段抬高，心脏结构相对正常，有潜在导致恶性心律失常和心源性猝死为特征的综合征。青壮年男性多见，是女性的 10 倍。多数学者认为 Brugada 综合征与早复极综合征是 J 波综合征的两种亚型，具有很多共同点，不同点在于心电学异常的位置。前者位于前间壁，可合并轻度心脏流出道结构异常；后者位于下壁和侧壁，没有心脏结构异常。

2. 这个病最常或最早会出现哪些异常? 这个病最常出现什么症状和体征?

Brugada 综合征常见症状为：胸闷、心悸、晕厥、濒死样呼吸，发作时表现为多形性室速、室颤及猝死。频发晕厥或猝死常为首发症状，尤其常见于夜间、休息或睡眠时，与迷走神经张力增高、心率减慢有关。

3. 有确诊的方法吗？怎样确诊？

（1）详细询问病史和家族史是诊断的关键。

1）年龄与性别：20～65 岁出现症状居多，60%～90%为男性。无症状成年患者猝死风险低，儿童也可发生猝死，但极少见。成人猝死幸存者再发的风险高。

2）家族史和遗传学：心脏性猝死家族史是诊断的重要线索，某些基因及基因多态性可能与患者预后有关。

（2）心电图是诊断的根本方法。

1）典型心电图是在右胸导联（V1～V3）呈现特征性变化，根据心电图可分为三型：Ⅰ型（穹窿型，J 点抬高≥2mm）；Ⅱ型（高马鞍型，J 点抬高≥2mm）；和Ⅲ型（低马鞍型，J 点抬高 1～2mm）。对可疑患者，应记录上移到第二或第三肋间的 V1～V2 导联心电图。

2）心电图形具有多变性、隐匿性和间歇性的特点；在 VT/VF 发作之前改变最明显。常伴有不同程度的室内传导延迟，发作为间歇或慢频率依赖，多数由短偶联室性早搏诱发。

3）2015 年，美国、欧洲及亚太心脏协会通过的上海共识认为：在第二、第三或第四肋间的任一 V1 和/或 V2 导联上记录到典型的自发性 1 型 Brugada 波（ST 段穹窿型或弓背向上型抬高≥2 mm）可确定诊断；而由钠通道阻滞剂或其他因素诱发的 1 型心电图改变，还需同时具备以下至少一项表现方可确诊 Brugada 综合征：①记录到的室颤（VF）或多形性室速；②心律失常相关的晕厥；③家族成员中＜45 岁发生心脏性猝死且尸检阴性；④家族成员表现为穹窿型 ECG 改变；⑤夜间濒死样呼吸。

（3）心内电生理检查：Brugada 团队认为诱发的 VF 可预测心脏事件的发生，但多认为预测意义不大。

（4）影像学检查及活检：右室及流出道区域可存在轻度器质性改变、一定程度的心肌纤维化或炎症及脂肪化等改变。

（5）基因检测：除了 *KCNE5* –为 X 染色体遗传，其余为常染色体显性遗传。最主要的基因型为编码钠通道基因 *SCN5A* 突变导致钠通道功能缺失。基因检测对进一步确诊及补充具有重要的辅助作用，尤其对先证者 1、2 级亲属，隐匿性心电图及无症状者中的高危人群。目前已证实 23 种基因与发病有关。2 型或 3 型患者不推荐基因检测。

（6）危险分层：碎裂 QRS 波、典型的 J 波或 ST 段水平或下斜型抬高且有动态变化、合并下侧壁 I 型 Brugada 波和早复极现象也考虑与风险增高有关；其他指标，如信号平均心电图记录到的晚电位、T 波交替、QRS 波增宽、aVR 导联中 QRS 波以 R 波为主、T 波顶点到终点间期延长等也可作为其危险性增高的因素。

4. 这个病能治疗吗？怎样治疗？

治疗 Brugada 综合征的主要目的是减少心律失常发生，预防猝死。

（1）改变生活方式：避免并及时治疗诱发或加重 Brugada 综合征的因素：①避免可能诱导右胸导联 ST 段抬高的药物，如可抑制钠电流的药物、增加迷走神经和降低交感神经张力的药物；②避免过量饮酒和饱餐；③积极治疗发热以及其他相关疾病。

（2）非药物治疗：①植入性心脏复律除颤器：是唯一被证实能预防心脏性猝死的手段，是高危患者如心脏骤停复苏幸存者和/或发生明确的自发性持续性 VT 患者的一线治疗手段。②射频消融：电风暴发作史或频繁合适的植入性心脏复律除颤器放电。ROVT 内膜延迟激动区域行射频消融可能使心电图正常化，减少 VF 复发和电风暴。

（3）药物治疗：①奎尼丁：IA 类抗心律失常药，阻滞 I_{to}、增加 $I_{Ca,L}$ 和抗迷走神经，减小外向电流和 1 相动作电位的切迹；促进 2 相平台期恢复，改善心肌内外膜间的复极离散度，心电图正常化。②异丙肾上腺素：选择性的 β 受体激动剂，增加 $I_{Ca,L}$ 和心率，弥补减弱的 I_{Na}，平衡 I_{to}，使 J

波和 ST 段幅值降低，有效控制电风暴或预防电复律后再发心律失常及电风暴。③其他：抗雄性激素治疗、磷酸二酯酶Ⅲ抑制剂和西洛他唑可能有效。

5. 得病后患者需要注意什么？

改变生活方式，避免上述提到过的诱发或加重的因素，如发热等。

6. 这个病会影响患者的家人吗？

Brugada 综合征为常染色体显性遗传病，死亡率高，对家庭、社会的影响大。对已被确认携带致 Brugada 综合征突变的先证者，建议对一级亲属进行临床筛查和针对特异突变的基因检测，以早期发现可能携带突变基因的亲属。

7. 这个病对患者今后生活有什么影响？

对预后较差的患者需要积极治疗，*SCN5A* 突变可能会使风险升高。此外，合并自发房颤对评估预后有意义。生活中应避免增加危险性的生活方式、发热和可能加重的药物。

8. 为什么会得这个病？

Brugada 综合征是以常染色体显性遗传为特征的离子通道病，由于编码离子通道蛋白的基因发生突变，使得细胞膜内外电活动失衡，产生心电图改变及各种恶性心律失常。

钠通道基因突变是最常见的类型：表达或转运异常或通透性异常。钙通道基因突变可合并短 Q－T 综合征。

其他相对罕见的基因突变：与致心律失常性右室心肌病有关联的 Plakophilin－2（PKP2）基因突变可通过影响 *SCN5A* 导致 Brugada 综合

征等。

该病发病机制有复极异常假说：内向电流（I_{Na}、$I_{Ca,L}$）减少，或外向电流（I_{to}、$I_{K,ATP}$）增大，引起复极早期的切迹增大，心电图 J 点抬高；膜电位的迅速下降导致 L 型钙通道激活不完全，2 相平台期消失，在心肌易损窗期间形成 2 相折返，产生短联律间期的室性早搏，触发 VT/VF。

除复极异常假说：钠电流幅度降低、心肌的激动传导缓慢，引起心电图和心律失常发生。

9. 得了这个病应该到医院找哪个科室的医生诊治?

对于 Brugada 患者，建议到心内科，由有遗传性心律失常知识和经验的专家进行诊断和治疗。

（吴林　王程瑜　北京大学第一医院心内科）

14-3　早复极综合征

1. 什么是早复极综合征?

心电图的早复极（early repolarization）表现指标准 12 导联心电图中，≥2 个连续的下壁导联（Ⅱ、Ⅲ、aVF 导联）和/或侧壁导联（I、aVL、V5、V6）J 点抬高≥0.1mV，可称早复极心电图。

早复极综合征（early repolarization syndrome，ERS）指平时心电图有早复极表现，有合并恶性心律失常发作史：包括不明原因室颤或多形性室速；猝死患者尸检阴性，既往心电图有早复极也可诊断早复极综合征。

2. 这个病最常或最早会出现哪些异常？这个病最常出现什么症状和体征？

早复极综合征临床表现分为两种：最常见为无症状患者，心电图检查存在早复极波，发生心血管不良事件的风险较小，但需鉴别其中有心源性猝死风险的患者；另一类是有明显症状患者，心电图有早复极表现合并晕厥或心脏骤停发作，心脏检查没有结构异常。

突发的恶性心律失常（室颤或多形性室速）常可以是首发临床表现，室颤由短－长－短联律间期的室早诱发，即室早发生在心室除极的易损期，发作前早复极波振幅常增高。

下壁导联早复极心电图表现患者，猝死发生率更高；恶性心律失常的发作可能与部分诱因如急性心肌缺血和低体温等有关。

3. 有确诊的方法吗？怎样确诊？

（1）诊断

早期复极心电图：标准 12 导联心电图中有两个或以上连续的下壁导联（Ⅱ、Ⅲ、aVF 导联）和/或侧壁导联（I、aVL、V5、V6 导联）J 点抬高≥1mm，伴或不伴有 ST 段抬高。

早复极综合征诊断标准：①有不能解释的室颤或多形性室速者，标准 12 导联心电图中有≥2 个连续下壁或侧壁导联 J 点抬高≥1mm。②心源性猝死患者，尸检无异常发现且无药物因素，死亡前标准 12 导联心电图中有≥2 个连续下壁或侧壁导联 J 点抬高≥1mm。符合以上一项标准即可确诊。

基因突变对诊断和危险分层的意义有待进一步研究。

（2）鉴别诊断

与致心脏猝死的其他遗传性心律失常鉴别，特别是 Brugada 综合征、长 Q－T 综合征及短 Q－T 综合征等。临床应于心肌缺血特别是急性冠状动脉综合征鉴别依据心肌缺血与冠状动脉病变的评估。

（3）危险分层：①J点抬高的幅度：J点抬高幅度高（≥0.2mV）、J点出现顿挫或切迹，提示发生恶性心律失常和心脏性猝死风险提高。②J点抬高的导联分布：广泛导联的J点抬高，下壁及下侧壁导联比单纯侧壁导联预后差。③J点后ST段的改变：与J点抬高后ST段快速抬高型预后相对好，ST段水平型或下斜型抬高、ST段低平以及ST段压低预后较差。④其他：猝死家族史、心律失常性晕厥、QRS碎裂波、合并Brugada或短Q－T综合征均提示猝死的风险增高。

4. 这个病能治疗吗？怎样治疗？

（1）植入性心脏复律除颤器：为早复极综合征发生心脏骤停或猝死生还者心脏性猝死二级预防的Ⅰ类指征。长期的口服药物为奎尼丁口服可预防发作。

（2）早复极综合征所致的电风暴：植入植入性心脏复律除颤器后更易发生电风暴，电风暴推荐静脉应用异丙肾上腺素。推荐长期口服奎尼丁预防再发作。

（3）无症状早复极：普通人群室颤发生率非常低。急性缺血增加心律失常和心脏性猝死的风险，应治疗可能的触发因素，如冠状动脉缺血事件、低体温等。

（4）早复极综合征家族成员的治疗：无症状患者家族成员无须监测。早复极综合征患者的家族成员，特别是多个家族成员早发猝死，一级亲属应予检查及监测。家族成员若出现晕厥、伴ST段在两个及以上导联出现抬高＞1mm，可给予ICD治疗（Ⅱb推荐）。

5. 得病后患者需要注意什么？

患者应保持健康的生活方式和适当的运动，多参加有益的社交活动，不要过度劳累，避免低体温；遵医嘱服药，定期复诊；出现药物不良反应时，应停药并及时就诊；合理饮食，避免烟酒。

6. 这个病会影响患者的家人吗?

家族性早复极呈常染色体显性遗传，伴不完全外显率。普通人群中有一定遗传倾向。

7. 这个病对患者今后生活有什么影响?

早复极综合征患者多没有器质性心脏病，也没有明显的临床症状，过去很长一段时间里认为预后良好；实际上晕厥发生的风险是健康人的 10 倍。心室颤动的发生可能与交感–迷走神经紧张度的变化导致心室电活动异常有关，对晕厥或类似晕厥患者、有心脏性猝死家族史者需密切临床随访，预防心脏性猝死。

8. 为什么会得这个病?

早复极综合征发生机制尚不明确，可能是遗传性离子通道病或特发性心电紊乱，发作与迷走神经张力高、低体温及高钙密切相关。心动过缓、QRS 波群时限延长、短 Q–T 间期、左室肥厚也与心律失常发生有关。11%～15%的 Brugada 综合征患者合并下壁或侧壁导联的 J 点抬高。早复极综合征及 Brugada 综合征是 J 波综合征的不同类型。短 Q–T 综合征也可合并早复极表现。

9. 得了这个病应该到医院找哪个科室的医生诊治?

如果出现晕厥、心脏停搏、不明原因的室颤等早复极综合征的常见临床症状，应尽早到正规医院的心内科特别是找有遗传性心律失常诊治经验的医生进行评估和治疗。

（吴林　陈英　北京大学第一医院心内科）

14－4　致心律失常性右室心肌病

1. 什么是致心律失常性右室心肌病?

致心律失常性右室心肌病（arrhythmogenic right ventricular cardiomyopathy，ARVC），又称为致心律失常性右室发育不良（arrhythmogenic right ventricular dysplasia，ARVD），是一种主要累及右室，以进行性心肌细胞被纤维脂肪组织替代为病理特点，以室性心律失常、右室或双心室功能障碍为特征的遗传性心脏病。多为常染色体显性遗传，人群发病率约为 1/5000，右室异常易被漏诊。

特征性改变为右室心肌细胞进行性丧失，代之以由心外膜向心内膜逐渐进展的纤维脂肪组织；心室壁明显变薄，部分形成室壁瘤，好发于右室流入道（膈面）、流出道（漏斗部）及心尖部构成的“发育不良三角”，形成经典型致心律失常性右室心肌病。可合并左室异常及全心衰竭，称致心律失常性心肌病。

2. 这个病最常或最早会出现哪些异常？这个病最常出现什么症状和体征?

致心律失常性右室心肌病多在 20～40 岁，甚至更早出现心律失常相关心悸、晕厥等表现。典型的自然病程分为 4 期：隐匿期、显性心电紊乱期、右心室衰竭期和双心室衰竭期。早期表现为 ECG 右胸导联 T 波倒置等复极异常，少数出现 epsilon 波、晚电位等。右室来源的室性早搏、左束支阻滞图形的非持续性或持续室性心动过速，可恶化为室颤。常因运动、交感兴奋等诱因造成发作或加重，是青年运动性猝死的第二位原因。房性心律失常亦不少见。后期心肌收缩功能下降，发生右心衰竭及体循环淤血表现，也可出现室壁瘤、附壁血栓等。

超声心动：右室扩张、流出道增宽，收缩功能降低、室壁无运动甚至反向运动等。心脏增强磁共振可评估运动异常，可发现肌纤维中断、脂肪浸润、延迟强化等心肌异常。双心室受累及左室受累各占 56%和 5%。

3. 有确诊的方法吗？怎样确诊？

致心律失常性右室心肌病主要依据 2010 年改良版诊断标准诊断。

依据 2010 年改良版诊断标准，具体包括下列各项可能的改变。

（1）超声心动图：右室局部运不动，运动障碍或室壁瘤，伴右室流出道增宽，右室容积扩大。

（2）心脏核磁共振成像：右室局部无运动、运动障碍或右室收缩不协调伴右室容积增大及收缩功能降低（RVEF≤40%）或室壁瘤。

（3）心电图：右胸 V1-V3 或更多导联 T 波倒置、依普西隆（epsilon）波，右室起源的室性心律失常（包括室早、非持续性及持续性室性心动过速）。

（4）家族史：一级亲属中有确诊致心律失常性右室心肌病的患者。

（5）心肌病理检查（活检）：剩余心肌细胞＜60%（或估测＜50%），伴右室游离壁纤维组织替代心肌组织，伴或不伴脂肪组织浸润。

（6）携带与致心律失常性右室心肌病相关或可能相关的基因突变位点。

针对这些特征由专科医师进行综合评估，确定患者属于明确诊断，疑似诊断或可能的致心律失常性右室心肌病。需要指出的是：在发病早期，患者可仅有部分改变，如心电图右胸导联 T 波异常、右室起源心律失常，甚至心脏性猝死为首发表现，造成诊断困难。对疑似或可能诊断致心律失常性右室心肌病的患者需要随访追踪，进行综合诊断，必要时早期进行生活方式干预或者药物治疗。

4. 这个病能治疗吗？怎样治疗？

致心律失常性右室心肌病目前尚无治愈手段，主要方法是预防与治疗心律失常和心源性猝死，延缓心衰的发展进程，控制心衰和可能的合并症。

（1）改善生活方式：生活方式改变是治疗的基石，包括限制高强度运动及过度锻炼，避免诱发或加重恶性心律失常的因素及延缓疾病进展，适用于所有患者及突变携带者；运动量因与患者具有年龄相关的外显性而需要定期随访评估。β 受体拮抗剂推荐用于有临床症状患者，可抑制交感神经激活，减少运动诱发的室性心律失常及延缓心衰进展。抗心律失常药用于治疗室性心律失常，减少相关症状，索他洛尔及胺碘酮对室性心律失常有效。进展为心力衰竭时，需要强化抗心衰药物治疗，终末期需要心脏移植。

（2）射频消融：射频消融是治疗心律失常的选择之一，但复发率高，不能预防心脏性猝死。

（3）植入性心脏复律除颤器植入：植入性心脏复律除颤器植入是预防心脏性猝死唯一有效的方法，适应证包括：既往室颤发作史，伴血流动力学稳定或不稳定的室速；右、左或双心室收缩功能明显受损及晕厥史为风险分层中的危险因素。

5. 得病后患者需要注意什么?

致心律失常性右室心肌病为常染色体显性遗传病，应注意对患者的正确宣教及治疗，积极的适当干预和治疗可延缓病情发展并降低心律失常和猝死的风险。一级亲属即便无临床症状，也应密切监测 ECG、UCG，争取心脏 MRI 及基因检测。

6. 这个病会影响患者的家人吗?

致心律失常性右室心肌病因为是常染色体显性遗传，尽管有少数患者属新发突变，多数患者父母可有一方患病，患者下一代有 50%可能发病，因此对患者家庭成员需要进行监测，包括各种室性心律失常、可能的右室结构异常，必要时进行基因学检查可能的突变基因携带者。

7. 这个病对患者今后生活有什么影响?

除了生活方式改变及药物治疗外，及时植入植入性心脏复律除颤器作为心脏性猝死的一级或二级预防可以改善患者预后，可使心脏死亡、非心脏死亡和心脏移植的年发生率分别降低 0.9%、0.8%和 0.9%。心脏性猝死的高危因素包括：年轻、晕厥史、既往发生过心脏骤停或血流动力学不稳定的 VT、有两种或以上致病突变、左心室受累、ARVC5 型及 NAXOS 病等。药物治疗包括使用 β 受体拮抗剂和抗心律失常药物及针对心功能不全的治疗。

8. 为什么会得这个病?

闰盘由桥粒、黏着斑和缝隙连接三部分组成，其中桥粒是一种蛋白复合体，在维持心肌结构及功能完整方面至关重要，由钙黏蛋白家族成员桥粒芯蛋白、桥粒胶原蛋白、桥粒斑蛋白）和犰狳蛋白家族成员（血小板亲和蛋白）和斑珠蛋白构成。基因突变造成这些结构中任一蛋白组分功能异常可造成心肌细胞抵抗机械应力的功能下降，造成纤维脂肪瘢痕区成为心律失常的基质。缝隙连接重构、钠通道电流强度下调等机制导致心肌细胞电活动紊乱。

此外，一些非编码桥粒蛋白基因的突变也与发病相关，包括转化生长因子 β－3、雷诺丁受体 2、肌联蛋白、跨膜蛋白 43、结蛋白以及最近发现的候选基因 Alpha－T－连环蛋白、核纤层蛋白 A/C 和受磷蛋白等。

9. 得了这个病应该到医院找哪个科室的医生诊治?

应到心内科寻找有遗传性心律失常、心功能不全及介入治疗经验的医师就诊，进行必要的遗传咨询。

（吴林　何培欣　北京大学第一医院心内科）

14－5　儿茶酚胺敏感性多形性室性心动过速

1. 什么是儿茶酚胺敏感性多形性室性心动过速？

儿茶酚胺敏感性多形性室性心动过速（catecholaminergic polymorphic ventricular tachycardias，CPVT）是一种以儿茶酚胺增高诱发的双向性或多形性室性心动过速为特征的罕见遗传性心律失常，人群患病率约为 1/10000。具有三个特征：①多无器质性心脏病证据；②静息时心电图无明显异常或仅有心动过缓，发作时呈双向性（相邻 QRS 波群电轴呈 180°反转）或多形性室性心动过速；③心律失常的发生与肾上腺素能神经刺激直接相关。

2. 这个病最常或最早会出现哪些异常？这个病最常出现什么症状和体征？

儿茶酚胺敏感性多形性室性心动过速常起病于儿童期或青春期，运动或情绪应激诱发晕厥或猝死是早期症状。首发症状的平均年龄是（7.8±4）岁，也有 40 岁左右出现首发症状者。首次症状出现的年龄越小预后越差。平时心电图正常或仅有心动过缓，症状发作时可见随心脏搏动不断变化形态的室速波形，可恶化为室颤。

3. 有确诊的方法吗？怎样确诊？

儿茶酚胺敏感性多形性室性心动过速患者无器质性心脏病且静息心电图多正常，诊断较为困难。2015 年的诊断标准认为符合以下任意 1 条可确诊：①年龄＜40 岁，心脏结构正常，静息心电图正常，运动或儿茶酚胺刺激诱发多形性室早或双向性或多形性室速，且无法用其他病因解释；②携带致病性基因突变（*RyR2* 或 *CASQ2* 基因）的先证者或家庭成员；③儿茶酚胺敏感性多形性室性心动过速先证者的家庭成员出现运动诱发的室早或双向性/多形性室速，除外器质性心脏病；④年龄＞40 岁，心脏结构和冠状动脉无异常，静息心电图正常，运动或儿茶酚胺诱发的多形性室早或双向性/多形性室速，无法用其他病因解释。

诊断主要依据运动激发试验、Holter 或植入式 Holter。随着运动负荷增加，室早增多，复杂室早由频发室早到双向性室速再到多形性室速；停止运动后，心率下降、心律失常逐渐消失。运动激发试验具有较好的重复性，可用于评价治疗的疗效。儿茶酚胺激发试验（肾上腺素或异丙肾上腺素）可诱发患者心律失常发作，对不能进行运动试验的患者（如心肺复苏后或年龄较小的患者）有一定价值，但敏感性和特异性还不明确。致病基因筛查对诊断十分重要。程序性电刺激没有诊断价值。

4. 这个病能治疗吗？怎样治疗？

儿茶酚胺敏感性多形性室性心动过速首选治疗是应用无内在拟交感活性的 β 受体拮抗剂，注意限制运动量。左心交感神经切除术适用于不能耐受 β 受体拮抗剂的治疗者，短期有一定疗效，但长期疗效还不确定；经充分药物治疗无效、左心交感神经切除术不宜或无效者，考虑植入植入性心脏复律除颤器，植入性心脏复律除颤器仅对 VF 有效，对 bVT/pVT 几乎无效，恰当的电击只能终止 32%的室性心律失常，不推荐用于无症状患者。植入性心脏复律除颤器电击可增加交感神经张力进而触发更严重的心律失常发作，诱发植入性心脏复律除颤器放电，形成植入性心脏复律除颤器相关的心律失常风暴或猝死，因此植入性心脏复律除颤器程控应尽可能延迟电击时间。射频消融的经验少，疗效不可靠。

5. 得病后患者需要注意什么？

儿茶酚胺敏感性多形性室性心动过速患者需遵循以下生活方式：①限制/避免竞技性体育活动；②限制/避免剧烈活动；③避免精神紧张。这些情况均可引起体内儿茶酚胺水平增高，增加室性心律失常的风险。有症状患者应长期使用 β 受体拮抗剂，规律随访，切忌自行停药。治疗中定期复查 Holter 及运动试验以明确心律失常发生前窦性心动过速的心率阈值，在日常生活中避免心率增快到阈值的范围。

6. 这个病会影响患者的家人吗？

儿茶酚胺敏感性多形性室性心动过速有家族聚集现象，30%的患者家族中存在一个或多个成员早期猝死，多数发生在儿童期。遗传学有常染色体显性遗传和隐性遗传两种形式，*RyR2* 基因突变为显性遗传，检出率为 50%～55%；*CASQ2* 基因突变为隐性遗传；杂合体 *CASQ2* 基因突变携带者一般不发病，检出率为 2%～5%。

先证者检测到基因突变后，应对其他家庭成员进行临床评估和基因检测，致病性突变的家庭成员携带者即使运动试验阴性，也应诊断儿茶酚胺敏感性多形性室性心动过速并接受 β 受体拮抗剂治疗。对基因突变携带者推荐完善产前基因检测和胚胎植入前遗传学诊断。

7. 这个病对患者今后生活有什么影响？

生活方式改变是预防儿茶酚胺敏感性多形性室性心动过速复发的重要措施，长期足量 β 受体拮抗剂可防止部分患者再次出现晕厥，但约 40%患者即使通过运动试验优化的药物治疗仍不能很好地控制心律失常发生，应予注意。

8. 为什么会得这个病？

儿茶酚胺敏感性多形性室性心动过速发病与患者携带编码心肌细胞

肌浆网钙通道的*RYR2*基因和肌浆网内集钙蛋白*CASQ2*基因突变有关，基因突变诱发舒张期肌浆网钙释放，造成细胞内钙超载，继而导致延迟后除极和触发活动、诱发室性心律失常。

*RYR2*受体调节细胞浆内Ca^{2+}的浓度，介导钙从肌浆网的释放，在心肌细胞收缩中起重要作用。FK506结合蛋白（FKBP12.6）可稳定RYR2，抑制其异常激活。RYR2突变干扰其与FKBP12.6的相互作用，在儿茶酚胺激活RYR2的前提下增加通道活性、增加肌浆网舒张期钙释放。集钙蛋白是一种钙连接蛋白，位于肌浆网的终池上，能与大量钙结合，在结构和功能上与RYR2受体相结合，通过改变肌浆网中Ca^{2+}含量、改变RYR2受体功能或损伤钙释放过程等机制参与了发病过程。

KCNJ2、*ANK2*、*CALM1*和*TRDN*等基因突变也可导致患者Q－T间期延长以及相关表型。

9. 得了这个病应该到医院找哪个科室的医生诊治?

当患者出现活动、情绪激动后晕厥或猝死生还表现时，应迅速前往成人或儿童心血管内科寻找有遗传性心律失常诊断与治疗经验的医生就诊并完善相关检查及接受后续治疗，必要时接受遗传学咨询。

（吴林　林曼欣　北京大学第一医院心内科）

14－6　进行性心脏传导性疾病

1. 什么是进行性心脏传导性疾病?

进行性心脏传导性疾病（progressive cardiac conduction disease，PCCD）是一种遗传性心脏电传导障碍性疾病，以心房和心室内传导组织的进行性退行性变为特征，导致房室或室内传导阻滞。临床可以表现为单纯原发性心电异常，也可合并结构性心脏疾病。由于无症状的单束支或双束支阻滞及心电图异常的发现率低，而发展为高度及三度房室阻滞并出现明显症状的只是部分患者，本病的确切发病率还不清楚。

病理改变为心脏传导组织的纤维变性和硬化，正常的传导纤维被胶原纤维逐渐取代，结果使单位区域中特殊传导纤维的数目减少，以传导系统的远端为显著，希浦系统常最早受累。名称变化包括：特发性双束支纤维化、原发性房室阻滞、原发性心脏阻滞、原发性慢性传导阻滞，这些名称不能完全表达本病的进展过程，因此称为原发性传导障碍疾病，近年也有学者称之为孤立性心脏传导阻滞、*SCNA* 等位基因性心律失常等。与遗传因素明显相关的称为 Lenègre 氏病；中老年发病且遗传倾向相对不明显者，称为 Lev 病；临床鉴别困难者，可统称为 Lenègre－Lev 病。

2. 这个病最常或最早会出现哪些异常？这个病最常出现什么症状和体征？

进行性心脏传导性疾病早期心电图出现右或左束支传导阻滞，而后 PR 间期延长及 QRS 波群增宽，一般没有症状。房室结及室内传导的延迟可造成严重的心律失常并危及患者生命。发病年龄偏低，常在 40 岁前，甚至可在新生儿和儿童期就出现传导障碍，最初改变为右束支阻滞，多数无临床症状，随年龄增长而进行性加重，PR 间期进行性延长，进展到双束支阻滞和三度房室阻滞。高度和三度房室阻滞时可突然出现脑缺血症状，发生黑矇、晕厥和猝死等。该病有三个高发阶段：新生儿期、青春期和中年期。发病越早者，传导功能障碍也越严重，新生儿发病者可引起新生儿猝死，男性多于女性。

3. 有确诊的方法吗？怎样确诊？

进行性心脏传导性疾病诊断主要依据病史、家族史和 12 导联心电图。

50 岁以下患者出现不明原因的进行性心脏传导异常，心脏结构正常且无骨骼肌疾病，有家族史更支持诊断。需排除其他心血管疾病尤其是合并心脏瓣膜病者。发病呈家族聚集性，相关基因（包括 *SCN5A*、*TRPM4* 和 *LMNA* 等）检测对诊断有帮助。

4. 这个病能治疗吗？怎样治疗？

早期、单纯右束支阻滞或合并左前分支阻滞者，无须治疗。当需要应用抗心律失常药治疗其他类型心律失常时，应注意药物对心脏传导系统的影响，从小剂量开始，必要时在起搏治疗下进行。

猝死率：在与双束支阻滞相关的一度房室传导阻滞有增高趋势，高度和三度 AVB 更高，应早期植入心脏起搏器。血管紧张素转化酶抑制剂/血管紧张素受体拮抗剂（ACEI/ARB）类药物、他汀类药物、醛固酮受体拮抗剂有可能抑制心肌纤维化进程。病情进展快者可试用激素。

5. 得病后患者需要注意什么？

一般人群中的束支传导阻滞与病死率不相关，无须特殊处理。需要定期进行心电学检测，以早期发现需要起搏治疗的患者。

注意生活方式的挑战，避免引起心血管基础病的危险因素，方法包括体重的控制、饮食的管理、戒烟戒酒、定期就医复查。合并心血管基础病及存在心力衰竭合并 QRS 增宽者病死率增高。

6. 这个病会影响患者的家人吗？

进行性心脏传导性疾病为常染色体显性遗传，建议行临床和基因检测，进行综合评估。基因检测首先对一级家族成员，而后对患者亲属，确定检测阴性而不可能患病的家庭成员；对基因突变阳性者进行系统的分层筛查。目的基因的检测适用于不伴有结构性心脏病的早发性、有家族史的传导异常、心脏起搏器植入或猝死阳性家族史者；也适用于单纯性或伴有结构性心脏病者，对致命性突变的危险分层及家族评估是极为重要的。突变导致患病的相关基因包括 *SCN5A*（指 5%的患者中出现该致病突变）、*RPM4*、钙激活通道基因（有心脏结构异常）、*LMNA*（合并扩张型心肌病和心衰）基因；*NKX2.5*、*TBX5* 和 *GATA4* 基因突变可伴随着先天性心脏病，如室间隔缺损等；*PRKAG2* 基因突变的携带者可合并糖原累积病和肥厚性心肌病。

7. 这个病对患者今后生活有什么影响?

患者应定期就医随访，传导障碍随年龄增长有加重趋势，PR 间期的长度及 QRS 波宽度是影响预后的因素。单或双束支阻滞可无症状，如果出现Ⅱ度或Ⅲ度房室传导阻滞，可出现乏力、头晕、晕厥甚至猝死等症状。PCCD 患者合并双束支阻滞需要起搏治疗。起搏器治疗后需要随访并根据需要或定期程控起搏器功能。

8. 为什么会得这个病?

1999 年患者家族成员 *SCN5A* 基因突变被发现，证明 *SCN5A* 基因突变致病。基因突变降低钠离子的快速内流，改变动作电位 0 相，影响快反应细胞电活动的传导，包括在浦肯野细胞、心房和心室肌细胞的传导。目前确定的相关基因突变至少 16 种，由于在表型上存在显著不同，患者可无症状，也可合并致命性心律失常，相关基因突变还可见于 Brugada 综合征、先天性病态窦房结综合征，心房静止、家族性房颤、扩张型心肌病、LQTS3 型和婴儿猝死综合征等。

其他基因突变包括 *SCN1B*（其中已知三个致病性突变可引起合并 Brugada 综合征的 PCCD）、*SCN10A*、连接素 Cx40、*TRPM4*（TRPM4 通道获得性突变导致传导系统中的细胞膜去极化，从而减少可激活的钠离子通道的数量而导致传导异常）、*KCNK17* 突变（TASK－4 介导电流的增加，使传导系统细胞膜去极化进而减少可激活的钠离子通道）。

9. 得了这个病应该到医院找哪个科室的医生诊治？

若患者存在不明原因的进行性心脏传导异常，应到心血管内科就诊，根据心电图表现结合临床和基因检测进行综合评估，确定治疗方案。患者起搏器治疗指征与其他传导异常不同，建议寻找具有遗传性心律失常诊断与治疗经验的医生就诊并进行遗传咨询。

（吴林　黄郁文　北京大学第一医院心内科）

14－7　短 Q－T 综合征

1. 什么是短 Q－T 综合征？

短 Q－T 综合征（short Q－T syndrome，SQTS）指基因突变导致心肌细胞离子通道功能异常，心电图 Q－T 间期缩短，并可能引起恶性心律失常及心脏性猝死的原发性心电异常。临床以 ECG 上 Q－T 间期和心室肌不应期明显缩短、胸前导联 T 波对称性高而尖、无心脏结构异常，可合并阵发性心房颤动、室性心动过速或心室颤动，以晕厥的反复发作和（或）心源性猝死为特征。

按有无明确原因分原发性（遗传性）和继发性两种，继发性指有明确病因的 Q－T 间期缩短，去除病因后 Q－T 间期可恢复正常。

2. 这个病最常或最早会出现哪些异常？这个病最常出现什么症状和体征？

突出的临床表现是反复发作晕厥和心源性猝死，其他表现包括：①症状多变，轻者无任何症状或仅有心悸、头晕，严重者可有晕厥和猝死。心律失常的常见类型包括心房颤动、室速和室颤等；②系统检查无器质性心脏病证据；③心肌电生理检查提示心房、心室不应期明显缩短，可诱发室颤；④多呈家族聚集性，与年龄、性别无关。

3. 有确诊的方法吗？怎样确诊？

（1）心电图：ECG 的诊断标准仍有争议，Q－T 间期明显缩短；胸前导联出现高尖的 T 波；常伴有室速/室颤或房颤的心电图表现。

（2）心肌电生理检查：心房、心室肌有效不应期缩短，可诱发心室颤动。

（3）遗传学检查：SQTS1－SQTS6 相关的突变基因检测。

（4）排除其他疾病：排除导致 Q－T 间期缩短的继发性因素，如高热、高血钾、高血钙、交感神经兴奋、洋地黄类药物作用等因素。

4. 这个病能治疗吗？怎样治疗？

短 Q－T 综合征的目的是延长 Q－T 间期，降低心律失常和猝死的风险。

有持续性 VT/VF 者，应植入植入性心脏复律除颤器。由于 ECG 常合并高大 T 波，可引起植入性心脏复律除颤器误判，导致不当放电，需适当设置放电程序。只有当患者有明确的 SCD 家族史且猝死者中至少有一人伴有 Q－Tc 缩短时，才考虑 ICD 的植入。无症状患者不支持植入 ICD。

对合并 AF、VT 或 VF 者，十分必要使用抗心律失常药物治疗。奎尼丁可延长 Q－T 间期，有效率高；应用时，需监测 Q－T 延长的程度及发现可能的致心律失常作用。丙吡胺是另一可能有效的药物；其他抗心律失常药物，包括Ⅲ类抗心律失常药物（IKr 阻滞剂）如索他洛尔、伊布利特等，疗效较差。苄普地尔、胺碘酮、普罗帕酮对少数病例可能有效。

5. 得病后患者需要注意什么？

短 Q－T 综合征患者要避免情绪激动，禁重体力活动；定期复查心电图（注意 Q－T 间期时限及有无心律失常），院外继续药物治疗，不可随意减量或停药，向专科医师咨询及遗传咨询，心内科门诊随访。

6. 这个病会影响患者的家人吗？

短 Q－T 综合征为常染色体显性遗传病。确诊患者的家庭成员应启动逐级心脏病评估和基因筛查，进行风险评估和个体化管理。

7. 这个病对患者今后生活有什么影响？

短 Q－T 综合征有较高的 VT/VF 和心脏性猝死的再发风险，40 岁之前首次心脏性猝死的再次发生率＞40%，可在婴幼儿时发生猝死，也可到青壮年时发生猝死，老年人猝死者少。植入性心脏复律除颤器治疗可预防猝死的发生。奎尼丁、索他洛尔可减少心室颤动或猝死的发生，可改善预后。

8. 为什么会得这个病？

短 Q－T 综合征常染色体显性遗传，但有遗传异质性。该病与编码钾通道和钙通道的 6 个基因突变相关，钾通道功能获得（I_{Kr}、I_{Ks}、I_{K1}）和 $I_{Ca,L}$ 功能丢失，使净外向电流增加或内向电流减少，复极加速，导致早复极和动作电位时程缩短。由于心内外膜动作电位时程离散度增加，内外膜复极不均一性增加，表现为 T_p-T_e 和 $T_p-T_e/Q-T$ 增大。跨膜复极离散度增加导致的功能性折返是患者发生 AF 和 VT/VF 的主要机制。

9. 得了这个病应该到医院找哪个科室的医生诊治？

若发生心悸、晕厥、SCD，应及时到医院心血管内科就诊，最好寻找有遗传学及有遗传性心律失常知识的专科医师进行咨询、风险评估和治疗随访。

（吴林　李芳　北京大学第一医院心内科、西南医科大学附属医院心内科）

14-8　特发性心室颤动

1. 什么是特发性心室颤动?

特发性心室颤动（idiopathic ventricular fibrillation，ⅣF）是一种病因不明、少见的恶性室性心律失常，表现为多形性室速及室颤而没有器质性心脏病及遗传性离子通道病证据。患者反复发作晕厥、心脏骤停及猝死。为排他性诊断，需要排除其他引起心脏性猝死的原发性与继发性心律失常。

2. 这个病最常或最早会出现哪些异常? 这个病最常出现什么症状和体征?

特发性心室颤动最突出的临床表现是反复发作晕厥、心脏骤停和猝死，发作前可有黑矇与先兆晕厥。临床特征包括：①中年发病：多在成年初期发病，首次发作的平均年龄为 35～45 岁（年龄范围 20～65 岁）；②男性多发：约占 2/3；③室速、室颤在相当比例上可自行终止，因此病史中常有黑矇与先兆晕厥；④白天发作：多见，很少在睡眠时发作，与交感神经激动、精神情绪应激和劳累无明显关系；⑤晕厥、猝死比例高：发生晕厥、心脏骤停更为多见、频繁而且复发率高；⑥电风暴常见：高达 25%的患者有心律失常电风暴发作史，不少病例与发热有关。⑦仅少数患者有猝死家族史。

3. 有确诊的方法吗? 怎样确诊?

特发性心室颤动诊断需通过详尽的临床评估排除那些已知的可导致心脏骤停的因素，如冠心病、结构性心脏病、心脏离子通道、代谢及中毒病因等。评估手段如下。

（1）心电图：分两种情况。①无晕厥或心脏骤停发作病史患者：按常规诊断程序，逐一排除所有可能的混杂因素。②有室速、室颤发作史患者：既往有自发多形性室速、室颤发作心电图者，因发作时心电图特征性强，存在短联律间期室早触发的多形性室速或室颤，临床诊断相对容易，需要注意与心肌缺血、Brugada 综合征及 SQTS 等相鉴别。

（2）心肌电生理检查：常以多形性室速为表现，心室程序刺激中室速、室颤的诱发概率高。可在记录到浦肯野纤维 P 电位的位置作为消融靶点。

（3）物理检查及血液生化检查无器质性心脏病。

4. 这个病能治疗吗？怎样治疗？

（1）建议对所有患者植入植入性心脏复律除颤器。

（2）对于 PVC 触发的 VF 或电风暴，建议在植入植入性心脏复律除颤器后，行 PVC 消融术，部分患者疗效较好。

（3）发病机制不明，药物治疗以经验性选用奎尼丁、β 受体拮抗剂、Ⅲ类抗心律失常药物等，但治疗效果不佳。

5. 得病后患者需要注意什么？

对亲属宣教发生晕厥、心脏性猝死后处理流程，包括对家属及同事进行心肺复苏、除颤器使用等方面教育；对已植入植入性心脏复律除颤器者，定期心内科门诊随访及植入性心脏复律除颤器程控。

6. 这个病会影响患者的家人吗？

临床中特发性心室颤动仅少数有猝死家族史或有遗传特征，大多数患者家人不罹患此病。

7. 这个病对患者今后生活有什么影响？

未经有效诊疗者，恶性室性心律失常的复发率极高。在平均随访 6

年中，超过40%的患者将再发室颤；在明确诊断后（3.4±2.3）年中，室颤复发者高达39%。对患者应进行长期、多种方式的联合性治疗及适当随访。

8. 为什么会得这个病?

关于本病的病因和发病机制尚不清楚，需要进一步研究。

9. 得了这个病应该到医院找哪个科室的医生诊治?

若发生晕厥、心脏性猝死应及时到医院心血管内科就诊，由心电生理专科医师进行诊断、风险评估和治疗策略的制订和随访。

（吴林　李芳　北京大学第一医院心内科、西南医科大学附属医院心内科）

14-9　婴儿猝死综合征

1. 什么是婴儿猝死综合征?

婴儿猝死综合征（sudden infant death syndrome，SIDS）指年龄在1岁以内的婴儿在睡眠过程中突然意外死亡，尸体解剖和毒理学检查除外非心源性病因，是心脏形态正常的原因不明猝死综合征。不能根据患儿健康状态及既往病史预知事件的发生，广义上讲应包括未经病理学检查的婴儿猝死病例在内。

2. 这个病最常或最早会出现哪些异常? 这个病最常出现什么症状和体征?

婴儿猝死综合征发病前通常没有异常表现。患儿既往健康、无特殊病史，发生不能预知的、非创伤性伴或不伴有心脏原发病的突发意识丧失、心跳呼吸停止，且在出现症状 1 小时内短期死亡是最突出表现。

3. 有确诊的方法吗？怎样确诊？

婴儿猝死综合征诊断为排他性，需除外非心源性因素和结构性心脏病造成的猝死。诊断手段：①详细记录的死亡经过：无预料突发意识丧失、心跳呼吸停止，且在症状出现 1 小时内短期死亡；②既往病史：有无心脏原发疾病，如遗传性离子通道病，有无包括心电图在内的心脏检查等；③家族史：是否存在一级或二级亲属发生原因不明心脏性猝死；④尸检和毒理学实验：排除非心源性病因；⑤心脏组织病理学检查：明确遗传性心脏疾病，如肥厚性心肌病，致心律失常性右室心肌病等；⑥相关基因检测：心脏离子通道和心肌病相关基因检测，如长 Q－T 综合征、儿茶酚胺敏感性多形性室速、Brugada 综合征、肥厚型心肌病等。

4. 这个病能治疗吗？怎样治疗？

发生婴儿猝死综合征的患儿多死亡。有遗传性离子通道疾病如长 Q－T 综合征、儿茶酚胺敏感性室速、Brugada 综合征、短 Q－T 综合征等病史及家族史应及早检查、及时规范治疗，以预防猝死发生。

5. 得病后患者需要注意什么？

注意不母子同床；预防感染，避免剧烈活动、吸入二手烟；避免高温、俯卧睡眠及头部覆盖；定期体检，包括心电图在内的心脏检查；进行适当的专科医师咨询及遗传咨询。

6. 这个病会影响患者的家人吗？

在 15%的患者能发现心脏离子通道病致病基因突变，而确定为遗传性心律失常综合征，多为常染色体显性遗传，其中 LQTS～10%，CPVT～1.5%，

BrS～2.6%，HCM～0.9%。若死者检查出致猝死基因突变后，应对一级亲属进行相应的基因筛查和临床评估，特别是有心悸、心律失常、晕厥症状的突变携带者要优先进行猝死风险评估和管理。

7. 这个病对患者今后生活有什么影响?

婴儿猝死综合征患者存活率极低。目前，我国婴儿、儿童及青少年心脏性猝死的发病率及病因学分布还未有大样本的统计学研究，尚无明确疾病构成谱和合理的预防措施。

8. 为什么会得这个病?

病因仍不明确。最具影响力的假说是 Filiano 等提出的“三重风险模型”，即婴儿猝死综合征由多种因素导致和诱发，其发生和发展机制包括内源因素、外源因素和诱发因素。内源因素如遗传、男性、早产（<37 孕周出生）、低出生体重和孕期母亲吸烟或饮酒等；外源因素如上呼吸道感染、高温环境、母子同睡等；诱发因素如俯卧睡眠、头部覆盖等。

9. 得了这个病应该到医院找哪个科室的医生诊治?

若发生婴儿猝死综合征应及时到医院儿科或心内科就诊，最好由遗传学及有遗传性心律失常知识的小儿心脏科医生进行咨询、风险评估和治疗随访。若患儿病故，为明确病因可于司法鉴定中心和病理科行尸检、毒理学和心脏组织病理学检查，为一级亲属进行相应的基因筛查和临床评估提供依据。

（吴林　李芳　北京大学第一医院心内科、西南医科大学附属医院心内科）

15 原发性肉碱缺乏症

1. 什么是原发性肉碱缺乏症？

原发性肉碱缺乏症（primary carnitine deficiency）是一种常染色体隐性遗传代谢病，致病基因为溶质载体家族蛋白 22 成员 5 基因。患者临床表现缺乏特异性，可以在新生儿到成年各个年龄发病，轻重急缓不同。

2. 这个病最常或最早会出现哪些异常？这个病最常出现什么症状和体征？

婴幼儿期发病的患者常因发热、饥饿、腹泻、药物、预防接种等应激因素诱发急性代谢紊乱，出现四肢无力、嗜睡、呕吐、抽搐，严重者昏迷，发生瑞氏综合征、脑病、心肌病及心源性猝死。最常见的体征是肝肿大、肌张力低下、心音低钝、心律失常。严重低血糖或心律失常可能引起脑损伤，导致智力和运动落后。

幼儿期到成年的患者最常见的异常是肌肉病及心肌病，表现为四肢无力、运动不耐受、肌肉疼痛，伴随脂肪肝、代谢综合征、心肌病、心律失常，儿童常有厌学、抑郁、焦虑，不能正常上学或就业。有些患者出现不典型表现，如恶心、腹痛、贫血、智力和运动发育迟缓、精神行为异常、易感染。少数患者因运动、饥饿、暴饮暴食、饮酒、发热等诱因诱发室颤、房颤、长 Q－T 综合征、短 Q－T 综合征，因心力衰竭而猝死。成年患者即使自觉没有异常症状，仍有发生心源性猝死的风险。

成年女性患者妊娠期及产褥期易发生脂肪肝、心肌病及心律失常，导致胎儿及孕产妇死亡。母乳喂养的婴儿，如果母亲患原发性肉碱缺乏症，会导致婴儿母源性肉碱缺乏。

3. 有确诊的方法吗？怎样确诊？

原发性肉碱缺乏症可以通过血液、尿液代谢物检测及基因分析确诊。患者血液游离肉碱显著降低，酯酰肉碱正常或降低，尿液游离肉碱丢失增加，尿有机酸谱正常。一般检查常见脂肪肝、心肌肥厚及脂肪累积性肌肉病，一些患者急性期发生低酮症性低血糖、代谢性酸中毒、高氨血症等代谢紊乱。通过基因分析可以检测溶质载体家族蛋白 22 成员 5 基因，确定致病突变，做到基因诊断。

通过血液氨基酸、游离肉碱及酯酰肉碱谱检测，可以进行原发性肉碱缺乏症的新生儿筛查或高危筛查，在无症状时期或疾病早期诊断。

4. 这个病能治疗吗？怎样治疗？

原发性肉碱缺乏症是能治疗的疾病，需要终生补充左卡尼汀，将血液游离肉碱浓度维持在正常范围，预后较好。鼓励进食牛羊肉等肉碱含量较高的天然食物，避免饥饿，预防急性发作。急性期以生命支持为主，静脉滴注左卡尼汀及葡萄糖，纠正代谢性酸中毒，对症治疗，保护大脑、心脏、肝脏，预防猝死及后遗症。

对于母源性肉碱缺乏症婴儿，母亲在母乳喂养期间需要口服左卡尼汀。停止母乳喂养后，婴儿一般不必服用左卡尼汀。

5. 得病后患者需要注意什么？

原发性肉碱缺乏症患者在日常生活中应避免长时间剧烈运动及饥饿，需经常检测血氨、血糖、血脂、肝肾及心肌功能、血液游离肉碱及酯酰肉碱谱，以调整左卡尼汀剂量。在疾病控制良好的状态下，患者可以正常就学就业，结婚生育。对合并癫痫的患者，避免使用丙戊酸，以免加重肝损害。合并感染时，应回避红霉素、阿司匹林、对乙酰氨基酚及其他可能损害肝脏的药物，以免诱发瑞氏综合征及代谢危象。在病情稳定期，可遵循免疫接种计划完成预防接种。在腹泻、呕吐、外伤、感染、进食困难或因手术需要禁食时，应及早静脉点滴葡萄糖及左卡尼汀。合并心肌病及肝损害的患者，需要对症治疗，保护心肌及肝脏。

6. 这个病会影响患者的家人吗?

原发性肉碱缺乏症为常染色体隐性遗传病，溶质载体家族蛋白 22 成员 5 基因致病变异多遗传于父亲及母亲，极少数患者因自发突变导致，男女发病率相同。患者兄弟姐妹有 1/4 的可能患病，1/2 的可能为与父母相同的健康携带者，1/4 的可能不遗传来自父母的溶质载体家族蛋白 22 成员 5 基因突变。建议患者的同胞及其他家庭成员进行基因突变携带者检测，对遗传咨询及健康管理十分重要。

7. 这个病对患者今后生活有什么影响?

原发性肉碱缺乏症患者发生急性代谢危象，严重者猝死。如果疾病控制不良，患者智力和运动发育落后，部分患者合并癫痫及精神行为异常。如能早期诊断、正确治疗，患者智力和运动发育正常。

8. 为什么会得这个病?

由于溶质载体家族蛋白 22 成员 5 基因突变引起肉碱转运蛋白功能缺陷，肠道细胞 OCTN2 功能缺陷导致肠道肉碱吸收能力下降，肾小管肉碱回吸收肉碱障碍，尿中肉碱丢失增加，血液、组织细胞内肉碱缺乏，引起脂肪酸 β 氧化功能缺陷，能量生成障碍，导致心肌、骨骼肌、肝脏、脑等多脏器损害。

9. 得了这个病应该到医院找哪个科室的医生诊治?

疑似原发性肉碱缺乏症的急性代谢危象患者，需急诊治疗。新生儿筛查及临床发现的病情稳定的患者，建议到儿科或神经内科找遗传代谢专家就诊。患者父母再次生育前，应到有条件的机构进行遗传咨询。在患者及其父母溶质载体家族蛋白22成员5基因诊断明确的前提下，母亲再次妊娠时可在孕早期或中期到有产前诊断资质的医院产科就诊，通过胎盘绒毛或羊水细胞基因分析做出胎儿诊断。

（杨艳玲　张尧　北京大学第一医院儿科）

16 Castleman 病

1. 什么是 Castleman 病?

Castleman 病（Castleman’s disease，CD）中文称卡斯尔门氏病（又称血管滤泡性淋巴结增生）。这是一种较为罕见的淋巴组织增生性疾病，可发生于任何年龄。诊断依赖组织病理检查。该病可根据肿大淋巴结分布和器官受累不同，分为单中心型 Castleman 病和多中心型 Castleman 病。前者常发生于 20～30 岁人群，累及单个淋巴结区域；后者常发生于 40～60 岁人群，往往累及多个淋巴结区域并伴有全身症状及脏器受累。发病率不详。

2. 这个病最常或最早会出现哪些异常？这个病最常出现什么症状和体征?

肿大淋巴结的中位直径约 5.5 厘米，常见于胸部（24%）、颈部（20%）、腹部（18%）、腹膜后（14%）。单中心型 Castleman 病多数仅表现为单个淋巴结区域的淋巴结肿大，一般不伴有全身症状。在特殊情况下单中心型 Castleman 病可能会伴随副肿瘤天疱疮、闭塞性细支气管炎等疾病，可以出现生长发育迟缓、青春期延迟、皮疹、呼吸困难等临床表现。多中心型 Castleman 病临床表现较为丰富，除了身体多个区域的淋巴结肿大外（有时是深部淋巴结肿大，需要影像学检查方可发现），还可以有发热、盗汗、贫血、水肿、胸水、腹水、肝脾肿大、肝肾功能损伤等异常。

3. 有确诊的方法吗？怎样确诊?

该病的诊断依赖病理检查。一般会采取完整切除淋巴结的方法来为病理诊断提供标本。对于完整切除活检有难度的病例，也可采用穿刺标本进行诊断。该病在病理上可以大致分为透明血管型、浆细胞型和混合型三种类型。除了病理检查之外，对于多中心型 Castleman 病患者，血沉、C 反应蛋白、免疫球蛋白、白介素－6 水平升高可能对诊断有提示意义，但这些检查特异性不高，确诊仍有赖于病理检测。

4. 这个病能治疗吗？怎样治疗？

单中心型 Castleman 病是一种通过手术治疗能够获得治愈的疾病。完整切除受累淋巴结是目前公认的治疗单中心型 Castleman 病的金标准。对于部位特殊导致手术切除困难的病例，也可进行放疗。

多中心型 Castleman 病暂无标准治疗方案。针对不同患者，根据其症状轻重、有无重要脏器受累等具体情况，选择个体化的治疗方案，包括等待观察、糖皮质激素、联合化疗、免疫调节治疗、针对白介素－6 的靶向治疗等方法都可以尝试。对于合并人类单纯疱疹病毒－8 感染的病例，可能还需要联合抗病毒治疗。

5. 得病后患者需要注意什么？

首先是注意休息、避免劳累。少去人群密集的地方。对于存在贫血的患者，心慌、头晕、头昏时要少活动，及时输血，不可硬撑。若出现症状加重，及时到医院就诊。

6. 这个病会影响患者的家人吗？

本病为后天获得性疾病，不遗传。

7. 这个病对患者今后生活有什么影响？

单中心型 Castleman 病通过手术治疗能够治愈。而多中心型 Castleman

病虽属良性慢性病，但仍有较高的致死率，文献报道 5 年的死亡率可高达 35%。不过随着对本病了解的逐渐深入，在有经验的医院和医生的规范管理下，目前该病患者的死亡率已有较为明显的下降。

8. 为什么会得这个病?

Castleman 病的发生机制较为复杂，目前较为公认的患病相关因素包括人类疱疹病毒 8 型感染和细胞因子白介素–6 增加。由于某些细胞因子（例如 IL–6）的过度释放和调节紊乱，影响了人体正常的免疫系统，进而可影响脏器功能，表现出淋巴结肿大、全身症状以及脏器功能损伤的表现。

9. 得了这个病应该到医院找哪个科室的医生诊治?

Castleman 病是一种血液系统疾病，但在确诊之前，由于该病临床表现较为多样，患者可能因为不同的症状就诊不同科室。例如，因为发热就诊于感染科，因为肾功能不全就诊于肾内科，因为腹水就诊于消化科。但一旦通过病理确诊后，建议患者转诊至血液科进一步治疗。

（韩冰　张路　中国医学科学院北京协和医院血液科）

17 腓骨肌萎缩症

1. 什么是腓骨肌萎缩症?

腓骨肌萎缩症（Charcot Marie－Tooth disease）也称为遗传性运动感觉神经病，是由不同基因变异导致的以四肢远端肌肉萎缩和无力为突出表现的一组遗传性周围神经病。该病分为常染色体显性遗传性髓鞘性五大类型，每个类型细又分出许多亚型，其中腓骨肌萎缩症 1 型为脱髓鞘型神经病，腓骨肌萎缩症 2 型为轴索型神经病，腓骨肌萎缩症 3 型为先天性髓鞘性神经病，腓骨肌萎缩症 X 型为性连锁遗传的周围神经病，腓骨肌萎缩症 4 型为隐性遗传性脱髓鞘神经病。腓骨肌萎缩症的 1 型和 2 型以及 X 型占腓骨肌萎缩症的绝大部分，患病率约 40/10 万，我国大约有 56 万患者，其中腓骨肌萎缩症 1A 型占 70%。腓骨肌萎缩症 3 型和 4 型只占腓骨肌萎缩症的很小比例。

2. 这个病最常或最早会出现哪些异常？这个病最常出现什么症状和体征?

腓骨肌萎缩症的不同类型从出生到成年期都可以在不知不觉中发病，病情进展非常缓慢，数年才发现有点加重。最早出现并导致就医的症状是进行性加重的行走不便和小腿变细，行走时脚尖抬不起来，不能用脚跟行走，要把脚抬高才可以走路，医学上称为“跨域步态”，即使这样仍因脚尖抬不起来而常常碰到地面，出现磕磕绊绊或被绊倒。双小腿肌肉萎缩变细和没有萎缩的正常大腿形成鲜明对比，形似仙鹤之腿，俗称“鹤腿”。双侧小腿肌肉无力还导致足下垂，脚部肌肉萎缩，脚弓变高，脚趾屈曲下垂，脚形酷似马的蹄子，俗称“马蹄内翻足”。在下肢远端肌肉萎缩之后不久，前臂和手掌的肌肉也发生挛缩，造成手指屈曲，形似鸡爪，俗称“爪形手”。少数患者有脚部痛觉和音叉震动觉下降，伴随脚部皮肤无汗和温度低。所有患者跟腱反射丧失，但肢体近端的腱反射存在。面部肌肉以及负责大小便的尿道和肛门括约肌功能不受影响，智力正常。

腓骨肌萎缩症不同类型的症状还存在一点差异。腓骨肌萎缩症 1A 型通常在青少年期或成年期发病，在颈部或上肢可扪及增粗的浅表神经。腓骨肌萎缩症 2A 型可以在儿童早期、青少年时期或成年期发病。性连锁腓骨肌萎缩症 1 型多在青少年发病，偶尔伴随发作性的言语不清和肢体活动无力等脑损害表现。腓骨肌萎缩症 3 型通常在 2 岁前发病，学会走路的时间明显延迟。腓骨肌萎缩症 4 型多在儿童早期发病，可伴有声带和膈肌瘫痪。

3. 有确诊的方法吗？怎样确诊？

确诊腓骨肌萎缩症的金标准是基因检查，患者先做神经传导速度检测，神经传导速度减慢或动作电位波幅下降能够证明患者存在广泛的周围神经病。要给患者直系亲属也进行该项检查，如果确定他们也存在周围神经病，就说明是遗传性疾病。而后直接抽血进行基因检查，发现该类疾病的相关基因致病变异就可以确诊。大约有 30%的腓骨肌萎缩症致病基因不明，在这种情况下一方面需要进行腓肠神经活检选择遗传性周围神经病的病理依据，同时采取其他检查方法和非遗传性的周围神经病进行鉴别。

4. 这个病能治疗吗？怎样治疗？

至今没有治愈腓骨肌萎缩症的方法。由于本病患者大多长期生存，需要用腓骨肌萎缩症专用量表进行临床评估，对影响运动功能的脚下垂畸形应考虑足部的矫形手术或穿矫形鞋，改善患者行走能力。

5. 得病后患者需要注意什么？

肌肉较长时间不活动可以发生废用性萎缩，肌肉萎缩后一般难以恢复，应鼓励患者坚持每天走步锻炼。如果丧失行走能力，可以在床上进行一些拉伸动作，或游泳以锻炼四肢近端肌群的力量。由于肌肉萎缩减少了对四肢神经干的保护，日常生活中要尽可能把手和脚放置于正常生理位置，防止压伤或拉伤周围神经。

6. 这个病会影响患者的家人吗？

腓骨肌萎缩症 1～3 型由于是常染色体显性遗传，每代人都发病，其子女有 50%的可能性被遗传。性连锁腓骨肌萎缩症主要遗传给家族的男性，发生的概率为 50%，女性有 50%的概率被遗传成为致病基因携带者，其中有一小部分女性基因携带者也会发病。腓骨肌萎缩症 4 型基本是隐性遗传，具有隔代遗传特点，理论上发病的概率为 25%，实际上很少发生。

7. 这个病对患者今后生活有什么影响？

腓骨肌萎缩症呈终生慢性进行性加重过程。手和脚的肌肉萎缩和无力导致工作和生活受到一定的影响。个别类型影响其他脏器，比如心脏、肾脏、视神经和听神经以及大脑，对患者的生活造成的影响较大。除非个别罕见类型伴随心脏和肾脏损害，大多数患者寿命一般没有明显的缩短。

8. 为什么会得这个病？

不同类型的腓骨肌萎缩症都和基因致病变异有关系，目前发现的致病基因变异大约有 80 多个，也就是腓骨肌萎缩症包括 80 多个病。最常见的腓骨肌萎缩症的 1A 型和周围神经髓鞘蛋白 22 重复变异有关，腓骨肌萎缩症的 2A 型和线粒体融合蛋白 2 基因变异有关，而腓骨肌萎缩症的 X1A 型和缝隙连接蛋白 32 基因变异有关。不同类型的致病基因变异即可能是患者自己的基因自发性突变导致，也可能遗传于父母。在显性遗传的腓骨肌萎缩症的致病基因基本来自父母患病的一方；在隐性遗传的腓骨肌萎缩症的致病基因来自携带一个基因变异而没有发病的父母双方，也可以是患者自己有一个基因出现自发性变异，另一个基因变异来自正常的父亲或母亲。

9. 得了这个病应该到医院找哪个科室的医生诊治?

对疑似腓骨肌萎缩症的患者，建议首先到神经内科找周围神经病专家就诊。确诊的患者出现足部畸形需要请康复科和骨科大夫会诊，进行足部畸形的康复或矫正治疗，改善生活质量。患者父母或其本人再次生育前，应到相关机构进行遗传咨询。女性再次妊娠时，可在孕早期或中期到有资质的医院产科进行产前诊断。

（袁云　北京大学第一医院神经内科）

18　瓜氨酸血症

18－1　瓜氨酸血症 1 型

1. 什么是瓜氨酸血症 1 型？

瓜氨酸血症 1 型（citrullinemia type I）是先天性尿素循环障碍的一种少见的类型，由于 *ASS1* 基因突变导致精氨酰琥珀酸合成酶活性完全或部分缺陷，瓜氨酸向精氨酰琥珀酸转化障碍，引起瓜氨酸血症，尿素生成障碍，血氨增高。

2. 这个病最常或最早会出现哪些异常？这个病最常出现什么症状和体征？

经典型瓜氨酸血症 1 型患者全身性精氨酰琥珀酸合成酶缺乏，多在新生儿期起病，血液及尿液瓜氨酸浓度显著增高，精氨酸降低，在生后数日内发病，出现脑病样表现，最常出现的症状是哺乳困难、呕吐、嗜睡或烦躁，一些患儿惊厥、昏迷、呼吸加快、阵发性四肢强直。

晚发型瓜氨酸血症 1 型患者肝脏精氨酰琥珀酸合成酶缺乏，可在学龄至成年发病，血液、尿液瓜氨酸浓度常为中等度增高，精氨酸水平增高或正常，最早出现的症状是精神行为异常，性格改变，记忆力下降，半数患者有嗜豆倾向，急性发作时可出现意识障碍、昏迷、猝死。成人型瓜氨酸血症 1 型病情较轻，一些患者表现为周期性精神萎靡和嗜睡、无力、情绪不稳，由于周期性或慢性高氨血症，脑损害及肝损害逐渐加重，出现智力、运动发育倒退、癫痫、痉挛性瘫痪。

3. 有确诊的方法吗？怎样确诊？

血氨增高、血液瓜氨酸增高是筛查与诊断瓜氨酸血症 1 型的关键线索。一些新生儿筛查中心和医疗机构可以采用液相串联质谱的方法检测血液氨基酸谱，患者血液瓜氨酸浓度中度至重度增高。采用气相色谱质谱技术可检测尿有机酸，患者急性期尿乳清酸及尿嘧啶增高，但是病情稳定或低蛋白饮食状态下乳清酸可以在正常范围。瓜氨酸血症 1 型患者常合并肝损害，血清转氨酶增高。确诊需要依靠基因分析，如果患者 *ASS1* 等位基因存在致病突变，父母分别为携带者，则可以确诊为精氨酰琥珀酸合成酶缺乏症导致的瓜氨酸血症 1 型。

4. 这个病能治疗吗？怎样治疗？

瓜氨酸血症 1 型能够通过饮食、药物或肝移植治疗，目标是降低血氨水平，保护大脑及肝脏。对于急性期严重高氨血症的患者，应进行血液透析，保护大脑。饮食治疗原则为低蛋白、高碳水化合物、高脂肪饮食，并保证机体热量、维生素、矿物质等营养素的需求。精氨酸、苯甲酸钠和苯丁酸钠等药物有助于降血氨。肝移植是治疗瓜氨酸血症 1 型的有效方法，一些患者通过父母捐献的部分肝移植或社会捐献的肝移植获得了康复，远期预后良好。

5. 得病后患者需要注意什么？

患者需要长期的低蛋白饮食治疗及对症治疗，应保证营养，保护脏器功能，需监测疾病进展及营养发育状况，检测肝肾功能、血氨、血液氨基酸及酯酰肉碱谱、尿液乳清酸及尿嘧啶的水平。日常生活中应避免高蛋白食物，限制酒精，并注意避免感染性疾病诱发的严重高氨血症。对于智力运动损害的患者可给予肢体按摩及物理康复训练，注意避免疲劳及饥饿，以免自身蛋白分解加重病情。对癫痫的患者，避免使用丙戊酸钠，以免加重肝损害。合并感染时，应回避红霉素、阿司匹林、对乙酰氨基酚及其他可能损害肝肾的药物，以免诱发瑞氏综合征等严重合并症。

6. 这个病会影响患者的家人吗?

瓜氨酸血症 1 型属于常染色体隐性遗传病，导致疾病的基因突变来自父亲和母亲。父母虽然是携带者，但不是瓜氨酸血症 1 型患者，血液瓜氨酸正常。在患者及其父母 *ASS1* 基因诊断明确的前提下，母亲再次妊娠时可以进行产前诊断，通过胎盘绒毛或羊水细胞 *ASS1* 基因分析对胎儿作出诊断。兄弟姐妹有 1/4 的可能患病，1/2 的可能为与父母相同的健康携带者，1/4 的可能不遗传来自父母的 *ASS1* 基因突变，与性别无关。因此，基因分析对其他家族成员的遗传咨询十分重要。

7. 这个病对患者今后生活有什么影响?

如能早期诊断、正确治疗，瓜氨酸血症 1 型患者可以长期存活，神经功能和生长发育也都会正常。但是，如果在发生脑病后才确诊，高氨血症不能有效控制，预后不良，严重脑水肿危及生命，急性期死亡率很高，存活者常遗留智力、运动障碍等后遗症。患者的预后取决于疾病导致的脏器损害严重性、发现早晚、开始治疗时间、依从性与治疗效果等多种因素，经过合理饮食与药物治疗，患者症状可得到缓解。

8. 为什么会得这个病?

编码精氨酰琥珀酸合成酶的 *ASS1* 基因位于 9 号染色体长臂上，*ASS1* 致病突变导致精氨酰琥珀酸合成酶功能缺陷，不能催化瓜氨酸转化为精氨酰琥珀酸，尿素循环障碍，瓜氨酸堆积，血氨增高，引起神经系统、肝脏等多脏器损害。

9. 得了这个病应该到医院找哪个科室的医生诊治?

对于疑似瓜氨酸血症 1 型的急症患者，需急诊入院治疗，如果血氨严重升高，需要血液透析。对于新生儿筛查发现的患儿及临床发现的瓜氨酸血症 1 型患者，如果病情稳定，建议到内分泌遗传代谢科或神经内科就诊，进行饮食与药物干预。确诊的患者可以到肝移植中心咨询，争取肝移植治疗。患者父母再次生育前，应到有条件的机构进行遗传咨询。母亲再次妊娠时，可在孕早期或中期到有产前诊断资质的医院产科就诊，争取胎儿诊断。

18－2　瓜氨酸血症 2 型－希特林蛋白缺乏症

1. 什么是希特林蛋白缺乏症?

希特林蛋白是位于肝细胞线粒体内膜上的一种载体蛋白，即天冬氨酸/谷氨酸载体蛋白。希特林蛋白缺乏症（citrin deficiency）是由于编码希特林蛋白的 *SLC25A13* 基因突变导致的遗传代谢病。

2. 这个病最常或最早会出现哪些异常? 这个病最常出现什么症状和体征?

希特林蛋白缺乏症患者个体差异显著，可在新生儿至老年发病，不同年龄发病的患者症状有所不同，随着疾病波动或进展，出现间歇性或进行性脑病及肝病。

新生儿期或婴儿期发病的患儿最常见的疾病表现是肝内胆汁淤积症，是儿科最常见的希特林蛋白缺乏症临床表型。患儿多在 1 岁以内发病，最早出现的异常是迁延性黄疸，常伴有喂养困难、呕吐、营养不良、生长发育落后，常见的体征是肝肿大，肝功能异常、高氨血症、低蛋白血症、贫血、凝血功能低下、溶血性贫血、低血糖是较常见的化验异常。经免乳糖饮食、营养支持、保肝等对症治疗后大多数患儿在 6 个月至 1 岁渐渐好转。

儿童期发病的患者最常见的异常是体格生长落后和高脂血症，多在 1～2 岁发病，大部分患儿有明显的饮食偏好，喜食肉、蛋、豆类等高蛋白、高脂肪食物，厌食糖类及谷物，血液三酰甘油和总胆固醇增高，伴高密度脂蛋白胆固醇降低，血氨增高，转氨酶增高。

成人期或青少年发病的瓜氨酸血症 2 型患者多有明显嗜食豆类、花生等倾向，厌食甜食及谷类，常因感染、饮酒、疲劳、药物等诱发高氨血症，常见的症状为神经精神异常，性格改变，智力、运动发育倒退，随着疾病进展出现意识障碍、痉挛性瘫痪、肝硬变，严重者昏迷、死亡。

3. 有确诊的方法吗？怎样确诊？

希特林蛋白缺乏症没有特异性的生化或临床诊断标准，一般化验常有血清转氨酶、谷氨酰转肽酶、总胆红素和总胆汁酸升高，血氨增高，新生儿肝内胆汁淤积症患儿血清甲胎蛋白显著升高。肝损害的患者常伴有凝血功能障碍，凝血酶原时间和活化部分凝血活酶时间延长，纤维蛋白原水平降低，一些患者急性期出现低血糖、高乳酸血症、轻度代谢性酸中毒和贫血。患者腹部超声、CT 或 MRI 检查可有脂肪肝、肝硬变表现。

典型的希特林蛋白缺乏症患者血液瓜氨酸增高，一些患者伴蛋氨酸、苏氨酸、赖氨酸和精氨酸等氨基酸升高，长链酰基肉碱水平升高。新生儿肝内胆汁淤积症患者尿液半乳糖、半乳糖醇、4-羟基苯乳酸、4-羟基苯丙酮酸增高，容易被误诊为半乳糖血症、酪氨酸血症。

希特林蛋白缺乏症的确诊需依靠基因分析，患者 *SLC25A13* 等位基因突变。

4. 这个病能治疗吗？怎样治疗？

多数希特林蛋白缺乏症患者能够治疗，饮食原则为低碳水化合物、高蛋白、高脂肪饮食，并给予精氨酸、维生素等营养素支持，部分儿童或成人发病的患者丙酮酸钠治疗有效。少数饮食及药物控制不良的患者需肝移植治疗。

新生儿肝内胆汁淤积症的治疗以饮食管理为主，限制乳糖、半乳糖及高浓度葡萄糖，强化中链脂肪酸，补充脂溶性维生素等营养素。对于儿童期发病的生长发育落后和高脂血症患者，除低碳水化合物、高蛋白饮食外，需补充精氨酸及中链脂肪酸，丙酮酸钠有助于改善生长发育状况。对于成人发病瓜氨酸血症 2 型患者，除低碳水化合物、高蛋白、高脂肪饮食外，精氨酸和丙酮酸钠可改善代谢状况，延缓肝损害的进展。

5. 得病后患者需要注意什么？

患者需要终生治疗，合理饮食，应保证营养，保护大脑及肝脏功能，需监测疾病进展及营养发育状况，检测肝肾功能、血氨、血脂、血液氨基酸及酯酰肉碱谱、尿液乳清酸及尿嘧啶的水平。日常生活中应限制糖类、酒精，注意避免感染性疾病诱发的严重高氨血症。对于智力、运动损害的患者可给予肢体按摩及物理康复训练，注意避免疲劳及饥饿。合并感染时，应回避红霉素、阿司匹林、对乙酰氨基酚、雷贝拉唑及其他可能损害肝脏的药物，以免诱发瑞氏综合征等严重合并症。静脉点滴高浓度葡萄糖或甘油、果糖制剂，可诱发致死性代谢危象，对于脑水肿的患者，应注意避免使用甘露醇、高浓度葡萄糖及甘油果糖。

6. 这个病会影响患者的家人吗？

希特林蛋白缺乏症属于常染色体隐性遗传病，导致疾病的基因突变来自父亲和母亲。父母虽然是携带者，但不是希特林蛋白缺乏症患者，血液瓜氨酸正常。在患者及其父母 *SLC25A13* 基因诊断明确的前提下，母亲再次妊娠时可以进行产前诊断，通过胎盘绒毛或羊水细胞 *SLC25A13* 基因分析对胎儿作出诊断。兄弟姐妹有 1/4 的可能患病，1/2 的可能为与父母相同的健康携带者，1/4 的可能不遗传来自父母的 *SLC25A13* 基因突变，与性别无关。因此，基因分析对其他家族成员的遗传咨询十分重要。

7. 这个病对患者今后生活有什么影响？

只要诊断及时，正确治疗，希特林蛋白缺乏症导致的新生儿胆汁淤积症患儿大多预后良好，但个别患儿因肝硬化死亡。成年发病的希特林蛋白缺乏症患者往往脑病及肝病病情严重，预后相对不良。

8. 为什么会得这个病？

希特林是一种钙调节蛋白，主要在肝细胞线粒体内膜表达，负责将线粒体内合成的天冬氨酸转运到细胞质，同时把细胞质中的谷氨酸和质子转运进线粒体内。这一过程与苹果酸穿梭、柠檬酸穿梭、尿素循环、蛋白质合成、糖酵解、糖异生等生化反应相耦联，对肝细胞生理功能的发挥至关重要。编码希特林蛋白的 *SLC25A13* 基因位于 7 号染色体长臂上，*SLC25A13* 致病突变导致希特林蛋白功能下降，肝脏尿素循环、能量代谢等多种物质代谢失常，引起瓜氨酸血症、高氨血症、肝损害及脑损害。

9. 得了这个病应该到医院找哪个科室的医生诊治？

对于筛查或临床发现的疑似希特林蛋白缺乏症儿童，建议到儿科、遗传代谢科或神经科就诊；成人到神经内科就诊。关于饮食治疗，需到营养科就诊。患者父母再次生育前，应到有条件的机构进行遗传咨询。母亲再次妊娠时，可在孕早期或中期到有产前诊断资质的医院产科就诊，争取胎儿诊断。

（杨艳玲　吴桐菲　北京大学第一医院儿科）

19　先天性肾上腺发育不良

1. 什么是先天性肾上腺发育不良？

先天性肾上腺发育不良（adrenal hypoplasia congenital）是X连锁遗传病，由核受体0亚科B组成员1基因突变导致其编码的一种核受体蛋白异常，即X染色体剂量敏感性逆转肾上腺发育不全临界区1异常而发病，临床主要男性发病，影响肾上腺皮质和性腺发育及功能，并可危及生命。该病在新生儿中的发病率约为1/12500，国内未见发病率报道资料。

2. 这个病最常或最早会出现哪些异常？这个病最常出现什么症状和体征？

新生儿或婴幼儿期发病者症状多较重，出现典型的肾上腺皮质功能不足症状，表现为皮肤、黏膜色素明显沉着，出现精神萎靡、恶心、呕吐、脱水和低血糖症状，伴随低血钠、高血钾等电解质紊乱，甚至出现肾上腺危象，常因循环衰竭而死亡。

儿童期发病者可因不明原因昏厥就诊，出现食欲不振、体弱乏力或轻度皮肤色素沉着。大多数患者可表现为不同程度的性腺发育落后（如小阴茎、小睾丸），至青春发育期时可见性发育启动落后或者性发育障碍，多为低促性腺激素型性腺功能低下及原发性性腺发育不良。成年患者可因生精障碍而不育。

3. 有确诊的方法吗？怎样确诊？

先天性肾上腺发育不良可以通过基因检查确诊。

根据临床表现有先天性肾上腺皮质功能不足，呈现不同程度的糖皮质激素和盐皮质激素缺乏，并伴有低促性腺激素型性腺发育不良以及原发性性腺发育不良者，可选择以下实验室检查。

（1）常规血生化：包括肝、肾功能和心肌酶谱，患者可呈现高钾血症、低钠血症、代谢性酸中毒或低血糖等。

（2）内分泌激素检查：①肾上腺皮质功能检查：患者血促肾上腺皮质激素显著增高、皮质醇水平低下，17－羟孕酮、醛固酮、硫酸脱氢表雄酮等肾上腺皮质激素均低下，血肾素活性升高。②下丘脑垂体功能检查：青春期患者外周血促黄体生成素、促甲状腺激素释放激素、睾酮、抑制素 B 等均低于正常范围。

（3）影像学检查：患儿骨龄大多落后于实际年龄，B 超或 CT 检查可见肾上腺、性腺发育不良。必要时行头颅 CT 或 MRI 检查。

（4）遗传学分析：由于本病为 X 连锁隐性遗传，故患儿性染色体核型为 46，XY，部分患者可发现 Xp21.3－21.2 缺失，核受体 0 亚科 B 组成员 1 基因分析可以确诊 X 染色体剂量敏感性逆转肾上腺发育不全临界区 1 缺陷。

鉴别诊断：①X 染色体邻近基因缺失综合征：患儿除先天性肾上腺发育不良外，还可能有杜氏肌营养不良和甘油酸激酶缺乏症等联合异常。②类固醇生成因子 1 基因缺陷：两者均可导致肾上腺皮质、性腺和下丘脑垂体发育不全，区别需依赖基因检查。③先天性肾上腺皮质增生症：两者在临床上均表现为肾上腺皮质功能不全、促肾上腺皮质激素显著升高。但 X 染色体剂量敏感性逆转肾上腺发育不全临界区 1 缺陷者无体格生长加速，无骨龄加速，无雄激素增高。

4. 这个病能治疗吗？怎样治疗？

先天性肾上腺发育不良主要采用糖皮质激素替代治疗，患儿一旦确诊应给予治疗，儿童首选氢化可的松，药物剂量要求个体化，对有电解质紊乱者应注意补充盐皮质激素及钠盐。进入青春期的患者，对性腺或第二性征发育不良者可依据病情给予雄激素替代治疗，或者试用促性腺激素等治疗。

患儿终身需糖皮质激素替代治疗，补充日常生理的基础剂量，在感染等应激状态下，可加大剂量 2 至 3 倍，以免发生肾上腺危象。疗效的评估包括临床症状消失、生长发育达标、促肾上腺皮质激素下降在正常范围。

5. 得病后患者需要注意什么？

糖皮质激素治疗剂量不足或者过量，都会导致儿童线性生长障碍，发生危象时可能致命，需要配合治疗，预防危象发生。

6. 这个病会影响患者的家人吗？

先天性肾上腺发育不良是一种 X 连锁性隐性遗传病，故临床多见男性发病，男性患者为半合子突变。女性则为携带者。先证者的母亲一般为该病致病基因携带者，不发病；母系同胞姐妹要生育时，需要检查是否为致病基因携带者。

在遗传咨询时要对家长或患者关心的该病病因、遗传、诊断、治疗及预后等问题予以解答。按 X 连锁性隐性遗传方式提供遗传风险信息，具体携带情况通过基因突变分析明确。

7. 这个病对患者今后生活有什么影响？

患者要每天服药，终生治疗，定期到医院随访。糖皮质激素治疗剂量不足或者过量都会导致儿童线性生长障碍，发生危象时可能致命。进入青春期的患者如果未发育，可依据病情程度给予雄激素替代治疗或者促性腺激素治疗。

8. 为什么会得这个病?

X染色体剂量敏感性逆转肾上腺发育不全临界区1蛋白属核受体成员，其编码基因核受体0亚科B组成员1基因定位于X染色体短臂，含有1个内含子和2个外显子。主要表达于胚胎干细胞、类固醇激素合成器官（性腺和肾上腺)、下丘脑腹内侧核和垂体促性腺细胞。

X染色体剂量敏感性逆转肾上腺发育不全临界区1作为类固醇生成因子1的共调控因子，对于人体胚胎早期肾上腺、性腺、下丘脑垂体等组织的正常发育至关重要，X染色体剂量敏感性逆转肾上腺发育不全临界区1突变将损害其对靶基因的抑制效应，若发生突变可造成肾上腺前体细胞分化成熟障碍，导致肾上腺发育不全。在性腺分化发育的级联调控中，可使其负性调节效应增强，导致原始性腺分化发育不良。X染色体剂量敏感性逆转肾上腺发育不全临界区1缺陷可损害下丘脑垂体促性腺激素细胞功能。

9. 得了这个病应该到医院找哪个科室的医生诊治?

对于临床有肾上腺皮质功能不足或者有性腺发育落后者，建议去儿童医院内分泌、遗传科进行治疗和长期随访。有先证者的家庭需再生育，要到有资质的产前诊断中心进行产前诊断。

（顾学范　上海新华医院儿童内分泌科）

20 先天性高胰岛素性低血糖血症

1. 什么是先天性高胰岛素性低血糖血症?

先天性高胰岛素性低血糖血症,也称为先天性高胰岛素血症(congenital hyperinsulinism，CHI)，是因多种病因导致低血糖状态下不恰当的胰岛素分泌而致，是婴幼儿和儿童持续性低血糖最常见的原因。其发病率较低，且有一定的遗传倾向。在活产新生儿中，其发病率为 1/30000 ~ 1/50000，但在沙特阿拉伯等近亲婚配的国家中，其发病率高达 1/2500。先天性高胰岛素性低血糖血症是一种遗传异质性疾病，其基因型和表现型复杂多样。随着分子生物学的研究进展，迄今已经发现了 14 种基因与先天性高胰岛素性低血糖血症的发病有关，其中 *ABCC8* 和 *KCNJ11* 基因突变导致的 ATP 敏感性钾离子通道型先天性高胰岛素性低血糖血症（K_{ATP}－HI）是先天性高胰岛素性低血糖血症最常见的类型。

2. 这个病最常或最早会出现哪些异常? 这个病最常出现什么症状和体征?

先天性高胰岛素性低血糖血症患者的临床表现因不同的遗传学类型而表现各异。低血糖为各种类型先天性高胰岛素性低血糖血症最常见的临床表现。不同的遗传学类型导致的低血糖症状轻重不一，可表现为从无症状性低血糖至生后即出现的致命性低血糖昏迷等。常见的急性低血糖表现有面色苍白、心慌、手足颤抖、饥饿感、出汗、软弱无力及恶心、呕吐、腹痛等胃肠道功能紊乱表现，严重者可突发惊厥和昏迷。新生儿和婴幼儿低血糖表现特点为反应差、阵发性发绀、呼吸暂停、惊厥、嗜睡、眼球不正常转动、出汗、突然面色苍白、低体温、喂养困难等。高胰岛素性低血糖血症的频繁发作可能会导致中枢神经系统不可逆的损伤，具有合并癫痫和脑损伤的高风险性。

3. 有确诊的方法吗？怎样确诊？

先天性高胰岛素性低血糖血症患者的确诊方法为在患儿低血糖发作时，抽血化验血清胰岛素、C–肽、β–羟丁酸、游离脂肪酸、血氨、乳酸、胰岛素样生长因子结合蛋白–1、尿常规、生长激素、甲功五项、促肾上腺皮质激素、皮质醇等指标，并根据先天性高胰岛素性低血糖血症的标准进行判断。目前具体诊断指标如下：①高胰岛素血症：血浆胰岛素＞2μU/ml（值得注意的是，没有高胰岛素血症并不能排除先天性高胰岛素血症的诊断）。C 肽＞1.5ng/ml。②低脂肪酸血症（血浆游离脂肪酸＜1.5mmol/L）。③低酮血症（血浆 β–羟丁酸＜1.5mmol/L）4.1 毫克静脉胰高血糖素的反应：血糖变化＞30mg/dl.尿酮体阴性，除外有机酸血症、游离肉碱缺乏、脂肪酸氧化障碍等。必要时可行饥饿实验诱发低血糖以助确诊。应当注意的是，患儿低血糖发作时，如血浆胰岛素的浓度及 C–肽含量正常仍然不能排除高胰岛素血症的诊断。先天性高胰岛素性低血糖血症患者的血浆胰岛素水平很少存在大幅上升的情况，而是表现为低血糖同时伴有低酮体、低脂血症及与血糖水平不相称的相对高胰岛素血症。

一旦临床诊断为先天性高胰岛素血症，建议进一步行先天性高胰岛素性低血糖血症相关致病基因检测，以期进一步明确患儿的遗传学类型，指导后续诊疗。

4. 这个病能治疗吗？怎样治疗？

先天性高胰岛素性低血糖血症是一种可以治疗的疾病，主要分为内科治疗和外科治疗两部分。具体治疗方法则因不同遗传学类型而异，治疗的最终目标是：确保在与年龄相称的饮食量及饮食频率下，血糖浓度维持在70mg/dl（3.9mmol/L）以上；在依赖药物或不依赖药物的条件下，能够提高其避免低血糖的空腹耐受力；防止因反复性的低血糖发作而引发的脑损伤及一系列神经系统的后遗症；建立一套特异的诊治方案。

对大部分先天性高胰岛素性低血糖血症患儿，最重要的是频繁喂养，需根据患儿的禁食耐受水平进行适当调整，注意夜间仍需喂养，同时还需要评估患儿的蛋白质敏感性来安排食物种类。一旦发生低血糖，需要立即补充足够的葡萄糖：在患儿意识清醒且没有呕吐的情况下，立即予以口服葡萄糖 10～20g，然后予以进食碳水化合物或婴儿进行母乳喂养。如果患儿出现意识状态改变，则应当立即建立静脉通路，给予 2ml/kg 10%葡萄糖静脉推注，然后给予含 10%葡萄糖的液体静脉输注，维持血糖浓度为 4～6mmol/L。

二氮嗪为钾通道开放剂，是治疗先天性高胰岛素血症的首选药物。如为基因突变导致没有正常钾离子通道的高胰岛素血症亚型（如常染色体隐性遗传的 *ABCC8/KCNJ11* 基因突变）则对该药疗效不佳，所以患儿是否存在正常钾离子通道导致其对二氮嗪的疗效差异很大。其他可选用药物包括生长抑素类似物奥曲肽、钙通道阻滞剂、胰高血糖素、新型药物雷帕霉素、长效奥曲肽/兰瑞肽等。

许多对内科治疗无效的先天性高胰岛素性低血糖血症患儿需行不同程度的胰腺切除术治疗，以维持血糖的正常水平。建议有条件的患者术前行 18F－L－DOPA－PET Scan 胰腺扫描，明确胰腺组织学病变类型，选择合适的术式，达到治愈低血糖并减少并发症的目的。

5. 得病后患者需要注意什么?

确诊的患者应做到严密监测并记录血糖情况，定期到医院复诊，随访内容主要包括：①院外血糖控制情况，有无低血糖发作及其频率和伴随症状；②了解有无生长迟缓、脑发育落后等表现，必要时到神经内科就诊；③定期复查相关化验和影像学检查：血生化、糖化血红蛋白、胰岛素、C肽、腹部超声等；④根据临床表现及相关检查结果及时调整药物剂量及治疗方案；⑤注意有无药物不良反应的出现，如多毛症、水钠潴留、胃肠道不适、高尿酸血症等；⑥某些特殊类型的先天性高胰岛素性低血糖血症：如谷氨酸脱氢酶型先天性高胰岛素性低血糖血症（*GLUD*1 基因突变导致）需注意低蛋白饮食；运动型/单羧酸转运体 1 型低血糖（*SLC16A1* 基因突变导致）需注意减少运动，特别是无氧运动；⑦接受手术治疗的患者，术后应规律随访，注意有无术后并发症，即高血糖、低血糖、肠道吸收障碍等。

6. 这个病会影响患者的家人吗?

先天性高胰岛素性低血糖血症有一定的遗传倾向，迄今已经发现了 14 种基因的突变与先天性高胰岛素性低血糖血症的发病有关，但仍有约 50% 的患者病因并不明确。该病的遗传方式可为常染色体隐性遗传或常染色体显性遗传，突变基因可来自于父亲、母亲或为新生突变。患儿生育的子女仍有可能罹患此病。

7. 这个病对患者今后生活有什么影响?

先天性高胰岛素性低血糖血症患儿的预后与患儿的遗传学类型、组织学类型及诊治是否及时密切相关。如能及时诊治，使低血糖及时得到控制，则患儿的预后良好。如因各种原因使低血糖不能得到有效的控制，频繁发作性低血糖可能会导致中枢神经系统不可逆的损伤，从而出现生长发育落后、癫痫、智力下降等并发症，严重影响患儿的生活质量。研究资料显示：部分先天性高胰岛素性低血糖血症患儿有自行缓解倾向，未检测到先天性高胰岛素性低血糖血症相关致病基因突变的患儿自行缓解率明显高于检出致病基因者。因此，确诊后及时行先天性高胰岛素性低血糖血症相关致病基因检测对患儿预后的判断意义重大。患儿及家长应增强战胜疾病的信心，定期到内分泌门诊进行随访。

8. 为什么会得这个病?

先天性高胰岛素性低血糖血症是一种遗传异质性疾病。迄今已发现了 14 种相关致病基因，相应地构成 13 种遗传学类型。目前仍有约 50%的先天性高胰岛素性低血糖血症患儿未能发现基因突变，提示先天性高胰岛素性低血糖血症有着复杂的发病机制。

ATP 敏感性钾离子通道型先天性高胰岛素性低血糖血症（K_{ATP}－HI）是先天性高胰岛素性低血糖血症最常见的类型。它是由编码磺脲类受体 1（sulfonylurea receptors，SUR1）的 *ABCC8* 基因和编码内向整流钾通道（inwardly rectifying potassium channel subunits，Kir6.2）的 *KCNJ11* 基因的功能丧失性突变引起的。上述基因突变可导致 ATP 敏感性钾通道在胰岛 B 细胞表面的表达减少或使通道处于关闭状态，使 K^+离子外流减少，细胞内 K^+离子浓度增加，细胞内阳离子增加导致细胞膜上的部分区域去极化，引起电压依从性 L－型 Ca^{2+}通道开放，Ca^{2+}由细胞外进入细胞内，胞浆中 Ca^{2+}浓度升高，触发释放细胞内囊泡储存的胰岛素，从而降低血糖。

谷氨酸脱羧酶型先天性高胰岛素性低血糖症（GDH－HI）是先天性高胰岛素性低血糖血症第二种常见类型，是由 *GLUD1* 基因的功能增强性突变引起的。*GLUD1* 基因突变降低了谷氨酸脱氢酶（GDH）对变构抑制剂的敏感性，导致该酶的活性增强，谷氨酸合成 α－酮戊二酸增多，ATP/ADP 比值增高，从而以钾通道依赖的方式触发胰岛素的过度释放。GDH－HI 的临床重要特征是蛋白敏感性低血糖及无明显症状的高氨血症。

其他 11 种先天性高胰岛素性低血糖血症类型临床相对罕见，均通过不同的遗传发病机制，导致患儿于低血糖状态下出现过多的胰岛素分泌，从而导致低血糖症的发生。

9. 得了这个病应该到医院找哪个科室的医生诊治？

对于疑似先天性高胰岛素性低血糖血症的患儿，建议到儿童医院的内分泌遗传代谢科或综合医院的内分泌科就诊。部分先天性高胰岛素性低血糖血症患儿新生儿时期即可发病，建议去儿童专科医院的新生儿科或新生儿急救中心就诊，从而使患儿获得及时、正确的诊断与治疗，最大限度地改善患儿的预后。

（桑艳梅　徐子迪　首都医科大学附属北京儿童医院内分泌科）

21　先天性肌无力综合征

1. 什么是先天性肌无力综合征?

先天性肌无力综合征（congenital myasthenic syndromes，CMS）是一组罕见的遗传性神经肌肉病，是由于基因突变导致运动终板（连接运动神经轴索及其支配的骨骼肌纤维的结构）功能异常，神经肌肉间递质传递障碍。特点是生后至儿童早期起病的骨骼肌疲劳性无力，心脏和平滑肌常常没有影响。近 20 年，随着基因检测技术的发展，已有至少 26 种先天性肌无力综合征致病基因被发现，最常见的先天性肌无力综合征病因是乙酰胆碱受体缺陷，其次是影响了终板发育和维持的基因突变。

2. 这个病最常或最早会出现哪些异常? 这个病最常出现什么症状和体征?

先天性肌无力综合征患儿从出生后到儿童早期都可能发病，新生儿期常表现为呼吸功能不全伴突然呼吸暂停和发绀，喂养困难，吸吮和哭声无力，眼睑下垂，还可以有眼球活动障碍。婴儿期出现喉喘鸣和声音嘶哑，逐渐出现运动发育落后，波动性全身肌张力减低和肌无力，有的类型会出现危及生命的呼吸暂停发作。儿童期患儿容易疲劳、上眼睑下垂和眼球活动障碍，可以有四肢无力，不能跑步、上楼梯，症状波动，在感染、应激、剧烈运动后有加重。最常出现的体征有上睑下垂，眼外肌瘫痪，有的患儿长脸、腭弓高，腱反射通常可以引出，随着疾病进展，可以有脊柱侧弯、关节畸形。有的可以问出家中同胞患有同样疾病。

3. 有确诊的方法吗？怎样确诊？

辅助检查中抗乙酰胆碱受体（AChR）抗体和抗肌肉特异性酪氨酸激酶（MuSK）抗体阴性，肌电图的低频（2～3Hz）重复刺激复合肌肉动作电位（CMAP）波幅递减或单纤维肌电图表现为单神经纤维刺激出现重复CMAP。确诊先天性肌无力综合征的金标准是抽血进行基因检测。当临床分析和肌电图明确指向某一候选基因时，可以直接对特定的基因进行Sanger 测序。靶向捕获二代测序技术，可以根据所有已知的先天性肌无力综合征基因设计 Panel，靶向捕获相关的基因，适用于临床表现不典型的患者。而全外显子组测序，除了包含已知的先天性肌无力综合征基因，还可能发现其他新的与先天性肌无力综合征相关的基因，如果同时检测父母和两个以上患病的家庭成员，可以有效改进分析结果。检测发现的基因突变需要通过 Sanger 测序进一步验证。全外显子组测序分析可能漏掉致病基因的非编码区突变，以及大片段缺失及重复，后者可以通过微阵列比较基因组杂交（array－CGH）发现。同义突变有可能导致外显子跳跃，往往也不会被筛选出来。当一个候选基因发现了一个新的变异，需要进一步进行功能研究明确其致病性。

4. 这个病能治疗吗？怎样治疗？

这组疾病多数能够治疗，目前口服治疗先天性肌无力综合征的药物包括：①胆碱酯酶抑制剂；②突触前钾离子通道阻滞剂；③乙酰胆碱受体离子通道的长效开放通道阻滞剂；④肾上腺能激动剂。需要注意药物对一种先天性肌无力综合征有效，但可能对另一种无效甚至有害。因此分子诊断对于治疗的选择是必需的。另外需要注意不同药物的起效时间不同，有些药物一旦吸收就开始发挥作用，而有些药物发挥作用慢得多，需要数天、数周甚至数月。

5. 得病后患者需要注意什么?

得病后需要注意避免高强度活动，避免发热、感染、应激等，否则会加重病情。当 *CHAT* 基因或 *RAPSN* 基因突变的患者发热或罹患感染性疾病时，应预防性使用胆碱酯酶抑制剂以防止突然呼吸功能不全或呼吸暂停发作，家长应该进行心肺复苏术的培训。有些药物影响到神经肌肉传递可能会加重病情也需要避免使用，但不是绝对禁忌，如环丙沙星、氯喹、普鲁卡因、锂制剂、苯妥英、β受体拮抗剂、普鲁卡因酰胺、奎尼丁等。

6. 这个病会影响患者的家人吗?

这组疾病多数是常染色体隐性遗传，但是 *SYT2* 和 *SLC5A7* 基因突变表现为常染色体显性遗传方式，*SNAP25* 相关先天性肌无力综合征多为显性新发突变，而编码乙酰胆碱受体亚单位相关的先天性肌无力综合征有显性也有隐性遗传。因此，一旦确诊，需要对其同胞进行评估。如果患儿母亲再次妊娠，在进行产前诊断之前，一定要首先明确先证者的基因突变，并确定父母是否携带致病突变，有患胎高风险的家庭可在母亲怀孕 11~14 周时取绒毛膜细胞，或怀孕 16～18 周时取羊水细胞进行 DNA 检测，以明确诊断胎儿的基因型。

7. 这个病对患者今后生活有什么影响?

先天性肌无力综合征患儿随着年龄增长，症状常会得到改善。但是在婴儿期可因病情突然加重而发生猝死。患儿需要长期终身治疗，经过治疗后可正常生活，也可正常生育，不影响寿命。除了药物治疗，还需要物理治疗（physical therapy，PT）、作业治疗（occupational therapy，OT）和语言治疗，必要时呼吸支持等。

8. 为什么会得这个病?

这组疾病多数为常染色体隐性遗传，父母为致病基因携带者，患儿遗传了父母携带的致病等位基因，突变基因编码的蛋白质功能异常，影响到神经肌肉接头的信息传递功能，从而发病。根据突变蛋白的位置分为突触前、基底膜和突触后缺陷。

9. 得了这个病应该到医院找哪个科室的医生诊治?

建议首先到神经内科就诊。确诊的患者需要根据出现的问题请相关科室如康复、呼吸、消化、骨科等会诊，共同解决问题。

（熊晖　北京大学第一医院儿科）

22 先天性肌强直

1. 什么是先天性肌强直?

先天性肌强直（congenital myotonia）是基因变异导致的一组以肌肉僵直为主要表现的遗传性骨骼肌疾病，分常染色体显性遗传性先天性肌强直、常染色体隐性遗传性先天性肌强直和先天性反常肌强直。常染色体隐性遗传性先天性肌强直相对其他两种更常见，其发生率（3～6）/10 万，我国有 4 万到 8 万患者。

2. 这个病最常或最早会出现哪些异常？这个病最常出现什么症状和体征?

（1）显性遗传性先天性肌强直：一般在婴儿期发病，少数在青少年期发病，男女同样被累及，男性患者临床表现较重。最常见并导致就医的症状是手部的精细运动障碍和行走困难。广泛的肌强直在腿比较明显，由于肌肉收缩明显延长而放松滞后，导致全身肌肉活动时发僵，各种动作显得缓慢，特别是运动开始阶段更明显，导致双腿迈步费力，坐位不能马上站立，杂音惊吓可以导致患者突然肌强直而摔倒，几秒到几分钟后方可缓解。头、面和手指也明显受累，用力咀嚼时口不能迅速张开，用力闭眼后不能马上睁眼，手指用力握紧后松开困难，重复运动后肌强直逐渐减轻，休息几分钟后又出现。在寒冷、饥饿、疲劳和紧张状态下症状加重。可以出现肌肉肥大，肌力正常或比正常大。

（2）隐性遗传性先天性肌强直：发病年龄在儿童期，临床症状和显性遗传性先天性肌强直相似，但更为严重，常伴随运动功能障碍，男性比女性常见，肌肉强直症状多从下肢开始发展，几年后累及上肢和咀嚼肌，最后累及全身所有骨骼肌，肌强直反应也随病情的发展而加强，在20～30岁后逐渐稳定。

（3）先天性反常肌强直：也称为先天性副肌强直。出生后发病，具有显性遗传规律，男女同样概率被累及，肌强直一生维持不变，首先累及面肌、手肌和上肢远端肌肉，下肢一般不受累及。肌强直现象一般在活动中出现，随活动时间的延长而加重，连续活动后出现肌无力，不同于前两种肌强直类型随活动时间的延长而缓解。肌强直在寒冷状态下加重，在温暖状态肌强直非常轻微。在一些家族可以出现类似高钾性周期性瘫痪的肌无力。

3. 有确诊的方法吗？怎样确诊？

肌强直可以出现在多种肌病，确诊先天性肌强直的金标准是基因检测。先明确是否有肌强直的阳性家族史，确定是隐性还是显性遗传规律，而后做肌电图检查确定存在肌强直放电，最后抽血进行基因检查，发现该病的基因变异就可以确诊。

4. 这个病能治疗吗？怎样治疗？

先天性肌强直一般不需要进行药物治疗，个别患者可以使用通过影响钠通道而改变细胞膜兴奋性的药物，如局部麻醉药物、抗心律失常药物和抗癫痫药物。先天性反常型肌强直患者可以在温暖状态下缓解，如果患者必须在寒冷状态下工作，可以口服钠离子通道阻滞剂。

5. 得病后患者需要注意什么？

由于先天性肌强直在寒冷、饥饿、疲劳和紧张状态下可以短期内加重，要避免上述情况的发生或提前预防；不要登高或在无人看护下横穿马路；

坐公共交通工具时，要找到座位坐下，以防在急刹车情况下因肌肉强直不能突然改变体位姿势而摔倒。

6. 这个病会影响患者的家人吗?

患者的同代人可能出现发病者，显性遗传性先天性肌强直患者具有50%的概率遗传给子女，由于其临床表现并不严重影响患者的生活，并无针对该病在女性孕期进行产前诊断的必要性。而隐性遗传性先天性肌强直因隔代遗传，其下一代子女应当不被累及，没有必要进行产前诊断。家族中不同患者肌强直的严重程度存在很大差异。

7. 这个病对患者今后生活有什么影响?

患者的寿命一般不受限，由于肌强直现象的存在，那些需要在寒冷状态下进行大量肢体活动的工作可能不适宜进行，特别是先天性反常性肌强直。显性遗传性先天性肌强直在怀孕和甲状腺功能低下时肌强直加重。先天性反常肌强直伴随发作性肢体无力，可以短暂影响患者的日常生活。

8. 为什么会得这个病?

常染色体显性和隐性遗传性先天性肌强直的基因位于骨骼肌氯通道。肌强直的产生是由于随意活动后单个肌纤维膜出现持续性的动作电位活动达几秒钟，此电活动阻滞了肌肉松弛。先天性反常肌强直和钠离子异常相关。这些离子通道的异常一般不导致肌纤维出现明显的病理改变。

9. 得了这个病应该到医院找哪个科室的医生诊治?

对于疑似先天性肌强直患者，首先到神经内科或儿科找肌肉病专家就诊。

（袁云　北京大学第一医院神经内科）

23 先天性脊柱侧弯

1. 什么是先天性脊柱侧弯？

先天性脊柱侧弯也有人称作“先天性脊柱侧凸”，英文 congenital scoliosis，其中的 scoliosis 来自于希腊文。

脊柱在前后位 X 线片上有超过 10 度的侧方弯曲称为脊柱侧弯。先天性脊柱侧弯是由于椎体在胚胎发育过程中出现异常，导致的脊柱畸形。脊柱侧弯存在三个维度的变形，即从人体前面观察脊柱向一侧倾斜；侧面观察脊柱向前或向后突出；整体上脊柱还存在着旋转异常。脊柱 X 线检查可以看到椎体畸形和脊柱弯曲变形的情况。

2. 这个病最常或最早会出现哪些异常？这个病最常出现什么症状和体征？

先天性脊柱侧弯最常见的异常是躯干不直，有的伴有背部不适或疼痛。躯干不直的表现依据椎体畸形所在的位置不同而有所不同：颈椎畸形表现为斜颈；颈胸椎交界部位椎体畸形表现为肩部不平；胸腰椎畸形表现为背部不平；腰骶椎畸形表现为骨盆倾斜、下肢不等长，以及腰背部皮肤凹陷或者有异常毛发生长（常提示腰骶椎畸形合并椎管异常）。背部不适或者疼痛发生率不是很高。

轻度的脊柱侧弯或者脊柱侧弯发病早期常常是偶然发现，例如因为肺炎行胸片检查发现胸椎有畸形或者脊柱有弯曲，有的孩子是因为夏天游泳或者平时洗澡被家长发现后背不平或者胸前部不平。实施脊柱侧弯学校筛查计划的地区或学校可以主动发现一些先天性脊柱侧弯的病例。

3. 有确诊的方法吗？怎样确诊？

先天性脊柱侧弯可以通过拍摄脊柱正侧位 X 线片来确诊。不会站立或走路的孩子可以拍摄卧位的脊柱正侧位，能够独立站立和行走的孩子最好拍摄站立位脊柱正侧位 X 线片，站立位或者直立位的脊柱正侧位能够更准确地反映脊柱弯曲的程度，因为卧位时消除了脊柱受地球引力的影响，不能反映脊柱的真实弯曲程度。

脊柱正侧位 X 线片从两个维度基本可以看清楚畸形椎体所在的位置、数量、畸形情况，以及畸形椎体导致的脊柱弯曲程度。如果想更准确地了解先天性脊柱侧弯的情况，可以做脊柱的三维 CT 扫描检查，重建的脊柱 CT 片可以从 360 度观察脊柱的变化。

4. 这个病能治疗吗？怎样治疗？

先天性脊柱侧弯是可以治疗的。根据孩子年龄大小、发病早晚、畸形椎体情况，以及脊柱弯曲程度需要采用不同的治疗方法。

一般来说，单一的完全分节或部分分节的半椎体畸形可以在 2～3 岁左右实施手术；早发性复杂先天性脊柱侧弯可以采用系列石膏方法矫形；有的先天性脊柱侧弯的孩子可以佩戴支具控制继发弧度的发展；10 岁以下较为复杂的长弧度的先天性脊柱侧弯还可以考虑采用皮下生长棒方法治疗；发育成熟之后的先天性脊柱侧弯可以实施脊柱后路矫形融合手术。

药物对先天性脊柱侧弯的孩子没有治疗效果。

5. 得病后患者需要注意什么？

先天性脊柱侧弯一经发现就要密切观察其变化，重点观察侧弯是否有进展。一旦发现脊柱侧弯不断加重，就需要找医生检查。

较为严重的先天性脊柱侧弯因为脊柱弯曲带来椎管内脊髓的改变，胸腔心脏和肺脏功能降低，腹部脏器的位置和功能发生变化，所以，先天性脊柱侧弯的孩子在随访期间，还要注意观察脊髓功能（下肢肌力是否减低，足部感觉是否有异常等）、心肺功能（跑步或者上下楼梯是否费力等）、胃肠道功能（食欲是否减低，有无营养不良等）。心肺功能严重受累的患儿有可能发生胸腔功能不全综合征，这是指脊柱畸形导致的胸廓畸形，引起胸廓容量和肺容量下降，以至于不能支持正常的呼吸功能及肺脏发育的病理状态。

6. 这个病会影响患者的家人吗?

现有的遗传学研究提示先天性脊柱侧弯患者大约 1%的病例有阳性家族史。目前，对先天性脊柱侧弯候选基因的研究尚处于起步阶段，研究发现，*LMX1A* 基因可能是椎体形成障碍的易感基因，*TBX6* 基因可能是椎体分节不良、胸壁畸形的易感基因，*HES7* 基因可能是椎体分节障碍、胸椎畸形的易感基因，*WNT3A* 基因可能是椎体分节障碍、肋骨畸形、胸椎畸形的易感基因。

对先天性脊柱侧弯的孩子进行基因筛查，有助于了解发病的原因，以及帮助家长决定是否选择生产二胎。

7. 这个病对患者今后生活有什么影响?

先天性脊柱侧弯的孩子如果及时就诊，得到及时、合理的治疗，通常对孩子的学习、生活质量、成人以后的结婚生育、就业、工作不会有明显的影响。单一半椎体畸形导致的先天性脊柱侧弯孩子的身高术后也没有多大影响，但是对一些较为严重的先天性脊柱侧弯患者，在得到治疗后仍会遗留身高较矮、上下半身比例不太协调、心肺功能仍有降低的遗憾。

8. 为什么会得这个病?

先天性脊柱侧弯的病因并不十分清楚，和遗传因素有关，和易感基因有关，也和外在环境有一定的关系。例如，一氧化碳导致的缺氧在动物实验中出现了先天性脊柱畸形；某些抗惊厥类药物，孕妇酗酒、抽烟也被认为是可能的高危因素。

9. 得了这个病应该到医院找哪个科室的医生诊治?

可疑或者发现孩子患有先天性脊柱侧弯可以到儿童专科医院或者骨科医院的小儿骨科就诊和治疗，如果附近没有适合的儿童医院，也可以到成人综合医院骨科或者小儿外科就诊，因为有的成人骨科医生或者脊柱外科医师兼做小儿骨科工作。

（孙琳　李嘉鑫　首都医科大学附属北京儿童医院骨科）

24　冠状动脉扩张病

1. 什么是冠状动脉扩张病？

冠状动脉扩张病（coronary artery ectasia，CAE）是指冠状动脉弥漫性扩张超过其邻近正常冠状动脉管径的 1.5 倍及以上引起的一类疾病，是冠状动脉的局部性扩张，但不是冠状动脉瘤。人群发病率为 0.2%～10%，男性多于女性（分别为 2.2%和 0.5%），尸检中占 1.4%。随着各种无创冠状动脉检查手段，如冠状动脉磁共振血管成像（MRA）和冠状动脉 CT 血管造影（CTA）的广泛应用，可能发现更多冠状动脉扩张病患者。

根据扩张冠状动脉管腔直径的大小分为小型（＜5mm）、中型（5～8mm）和巨型（＞8mm）；根据管腔形状分为囊状扩张（横径长于纵径）和梭状扩张（横径短于纵径）；根据病变范围分为 4 型（Markis 分类法）：1 型－两支或三支血管弥漫性扩张；2 型－一支血管弥漫性扩张，另一支血管节段性扩张；3 型－单支血管的弥漫性扩张；4 型－单支血管的节段性扩张。病变好发血管依次为右冠状动脉近中段（68%）、左前降支（60%）、左回旋支（50%），左主干罕见（＜0.1%）。

2. 这个病最常或最早会出现哪些异常？这个病最常出现什么症状和体征？

冠状动脉扩张病通常无症状，仅在心脏检查时偶然发现。稳定型心绞痛是最常见症状，也是患者就诊最常见的原因；冠状动脉造影无狭窄，但核素心肌灌注扫描或运动试验仍可为阳性；可发生血栓栓塞、血液分流及冠状动脉破裂等并发症；少见情况下，扩张冠状动脉可破入右心房、右心室或冠状窦，导致左向右分流，严重时可危及患者生命。

3. 有确诊的方法吗？怎样确诊？

（1）冠状动脉造影：可在最早期发现本病，也是诊断的金标准。典型影像学表现除冠状动脉扩张外，还有血流速度减慢、造影剂灌注延迟、局部反流现象及病变部位造影剂滞留等。

（2）冠状动脉磁共振血管成像：具有准确、无创、无辐射等优点，和冠状动脉造影具有同等的诊断价值，并可提供更多测量数据，辅助分析血栓栓塞事件的发生风险。常用于治疗后随访。

（3）冠状动脉 CT 血管造影：是无创性诊断方法，放射剂量不大，可用于患者随访。

（4）血管内超声（IVUS）：可测量血管管腔大小，还能分析管壁成分，鉴别真性动脉瘤和斑块破裂导致的假性动脉瘤，具有重要的临床应用价值。

4. 这个病能治疗吗？怎样治疗？

治疗方法包括药物、介入及手术治疗。

（1）药物治疗：目前无相应共识推荐治疗药物。由于存在血小板过度激活，多数患者合并冠状动脉阻塞性病变（包括急性心肌梗死），因此建议所有患者服用阿司匹林，但不支持双联抗血小板治疗。当病变冠状动脉局部存在湍流及血流淤滞时，建议长期口服华法林抗凝。应用双联抗栓时，出血风险有增大趋势，需权衡利弊，谨慎使用。血管转换酶抑制剂（ACEI）及他汀类药物可能延缓血管重塑，进而影响疾病的进程，他汀类可抑制基质金属蛋白酶的生成和活性、调节血脂，可能有益。应避免应用硝酸酯类药物，其可能诱发心绞痛发作。

（2）介入治疗：合并有冠状动脉阻塞性病变者，经充分的药物治疗之后仍有严重心肌缺血的证据时，可行经皮冠状动脉血管成形术（PCI）。

（3）外科手术：病变血管切除或结扎联合血管旁路移植术是有效的治疗手段，适用于不能进行介入治疗且有临床症状者。

5. 得病后患者需要注意什么？

对患者需要评估可能的病因、危险因素及可能合并的其他心脏疾病。对有明确危险因素的患者，如高脂血症等，应积极控制危险因素，药物控制危险因素时需定期随访药物的疗效和安全性，出现药物副作用时应找心内科医生给予治疗药物的调整。如出现心肌缺血，需行冠状动脉 CTA 或冠状动脉造影，评估冠状动脉病变的严重性，当存在冠状动脉阻塞性病变时，阻塞的严重程度与预后相关，需要介入或手术治疗。合并显著器质性心脏病患者必要时需行手术治疗。

6. 这个病会影响患者的家人吗？

后天获得性冠状动脉扩张病一般不影响患者家人，但需要对有同样危险因素如动脉硬化等疾病的患者的家族成员适当注意本病的可能性，并注意控制患者及家族成员的危险因素。如果是先天性冠状动脉扩张症患者，需提醒对家族成员进行必要的筛查，特别是有心肌缺血症状或心肌缺血阳性检查结果的家族成员进行评估和干预。

7. 这个病对患者今后生活有什么影响？

无症状患者不影响日常活动。有心绞痛症状者应限制体力活动，并进行药物或介入治疗控制症状，药物治疗者应进行适当随访观察疗效及可能的药物副作用。如果不合并其他显著心血管结构异常，患者远期预后好，与正常人接近。

8. 为什么会得这个病？

冠状动脉扩张病的病因包括先天性及获得性，动脉粥样硬化是成人发病的主要原因，川崎病是儿童及青少年发病的主要原因。该病先天性罕见，常与其他结构性心脏疾病伴发，如主动脉瓣二叶畸形、主动脉根部扩张、室间隔缺损或肺动脉狭窄等。继发性病因包括动脉粥样硬化（50%），川崎病（17%），感染性脓栓栓塞（如真菌、梅毒、莱姆氏螺旋体等）（11%），结缔组织病和马方综合征（＜10%），动脉炎如结节性多动脉炎、无脉病、系统性红斑狼疮（＜10%），医源性原因可见于经皮腔内冠状动脉成形术、支架植入术、冠状动脉定向旋切术等操作后，极罕见病因包括血管成形术、激光冠状动脉成形术和原发性心脏淋巴瘤。

该病的危险因素与动脉粥样硬化类似，包括男性、吸烟、高血压、可卡因等。不同的是糖尿病不增加甚至减少本病发病的风险。

发病的中心环节是冠状动脉中层弹力纤维的降解和缺失，多种因素如高同型半胱氨酸血症、高胰岛素血症、肺炎支原体感染、一氧化氮过度暴露等，导致细胞外基质金属蛋白酶及细胞内半胱氨酸蛋白酶和丝氨酸蛋白酶等活性增强，引起冠状动脉中层及内外弹性膜的降解，造成炎性细胞向血管中层的弥散，促进局部血管平滑肌细胞的增殖和迁移以及细胞外基质的生成，最终引起冠状动脉的扩张性重塑。此外，脂蛋白在血管壁的沉积、RAAS 系统的过度激活及过度的氧化应激反应等与动脉粥样硬化相关的危险因素也参与了血管重塑。遗传因素有一定作用，家族性高胆固醇血症发病率高。血小板激活、血管扩张引起血液湍流及滞留，可增加血小板聚集及血栓形成的风险。

9. 得了这个病应该到医院找哪个科室的医生诊治？

对于疑似冠状动脉扩张症患者，主要需要到心内科就诊，存在合并疾病或全身疾病时，需要心外科、风湿免疫科等科协室助诊断并决定治疗策略。

（吴林　罗江滢　北京大学第一医院心内科）

25　先天性纯红细胞再生障碍性贫血

1. 什么是先天性纯红细胞再生障碍性贫血？

先天性纯红细胞再生障碍性贫血，又称 Diamond－Blackfan 贫血（Diamond－Blackfan Anemia，DBA），是一种核糖体蛋白结构基因突变导致核糖体合成异常，引起红细胞内源性生成缺陷的罕见病，是以红系造血衰竭为特点的先天性骨髓衰竭综合征的一种。据报道，每 100 万例活产儿中先天性纯红细胞再生障碍性贫血年发病率为 5～12 例，男女发病率无差别。本病通常在婴儿期起病，多数呈散发，也可以呈常染色体显性或隐性遗传，主要表现为红细胞体积增大的贫血、骨髓红细胞生成缺陷、发育畸形和具有肿瘤易感性。

2. 这个病最常或最早会出现哪些异常？这个病最常出现什么症状和体征？

90%以上的患儿在 1 岁以内起病。先天性纯红细胞再生障碍性贫血起病时患儿可表现为面色苍白、精神萎靡、喂养困难等，因为发病年龄小，有时症状难以被察觉。患儿可以出现生长发育迟缓、身材矮小，近半数可合并躯体畸形，头面部畸形（50%）、四肢或手指（足趾）畸形（39%）、泌尿生殖器官畸形（38%）及心脏畸形（30%）较为常见。查体时无皮肤巩膜黄染、出血表现，无肝脾、淋巴结肿大等异常体征。有时会出现特征性面容，表现为两色头发、塌鼻子、眼距宽、上唇厚。

3. 有确诊的方法吗？怎样确诊？

经典型先天性纯红细胞再生障碍性贫血主要基于以下四点临床特征及实验室检查诊断：发病年龄小于 1 岁、单纯大细胞性贫血、网织红细胞减少、骨髓增生正常伴有红系减少。随着基因检测的发展，一些非经典型的先天性纯红细胞再生障碍性贫血患者得以确诊。非经典型先天性纯红细胞再生障碍性贫血患者临床表现多样，甚至无贫血症状，因而常常被漏诊。如果存在核糖体蛋白致病基因的阳性突变、阳性家族史，或出现典型的躯体畸形、血红蛋白电泳检测中出现血红蛋白 F 升高，排除其他先天性骨髓衰竭疾病，也应考虑先天性纯红细胞再生障碍性贫血诊断。

4. 这个病能治疗吗？怎样治疗？

先天性纯红细胞再生障碍性贫血的主要治疗为皮质类固醇激素和输血。总体上，大约 40%的先天性纯红细胞再生障碍性贫血患者为激素依赖型，40%为输血依赖型，20%到 25 岁时可得到缓解。大多数病例的缓解是稳定的。其他效果有限的治疗包括雄激素、白介素-3、甲氧氯普胺和免疫抑制剂等。类固醇无效、输血依赖型先天性纯红细胞再生障碍性贫血可以考虑进行异基因造血干细胞移植治疗，是目前唯一可治愈这个疾病的方式。

5. 得病后患者需要注意什么？

因为多数先天性纯红细胞再生障碍性贫血患儿在婴儿期起病，以贫血为主要表现，除常规躯体畸形外，仍需要行超声检查了解有无循环系统或泌尿系畸形。婴儿尤其是早产儿中激素长期应用可能导致生长延迟，学步时期易出现神经肌肉发育不良。所以多数专家推荐在 6～12 月龄之前应避免使用类固醇治疗，在此期间可以通过输血治疗进行替代。对于长期接受激素治疗的患者应考虑开始预防性使用磺胺治疗。患者仍在使用大剂量或中等剂量皮质类固醇治疗时，应避免接种活病毒疫苗。长期输血的患儿可引起铁过载，需定期检测血清铁蛋白，必要时加用去铁治疗。

6. 这个病会影响患者的家人吗?

40%～50%的先天性纯红细胞再生障碍性贫血患者具有常染色体显性遗传规律，其余为散发的或者有常染色体隐性遗传等不同特征的家族性规律。导致发病的基因多遗传于其父亲或母亲，部分患者是自己的基因自发突变导致。因受多因素影响，先天性纯红细胞再生障碍性贫血的遗传规律很难预测，但患者生育的子女是有可能仍然罹患此病，不分男性和女性。如果患者有致病性突变基因，则应当对患者的父母和同胞（即使没有症状）进行相同基因突变的筛查来指导遗传咨询，因为恶性肿瘤的风险增高，故应密切随诊。在先天性纯红细胞再生障碍性贫血家族中应进行遗传咨询以指导优生优育。

7. 这个病对患者今后生活有什么影响?

因先天性纯红细胞再生障碍性贫血以贫血为主要的临床表现，故可能导致患儿日常生活、体力活动受限及生长发育迟缓。约 70%患者通过治疗可使贫血明显改善，但仍有部分患者复发；部分患者激素治疗效果较差，主要靠输血改善症状，故易引起体内慢性铁负荷过多导致血色病，需要去铁治疗，部分未能及时治疗者可发展为心力衰竭；因本病容易导致肿瘤易感性增加，部分患者可发展为骨髓增生异常综合征、白血病及实体瘤（如骨肉瘤）等。

8. 为什么会得这个病?

先天性纯红细胞再生障碍性贫血是一种核糖体病，是影响核糖体合成的基因突变所致。核糖体的合成受损影响肿瘤蛋白 p53（tumor protein p53，TP53）这条重要的肿瘤抑制通路的稳定性和活性，同时也是骨髓中红细胞生成受损导致贫血等疾病临床表现的主要原因。

9. 得了这个病应该到医院找哪个科室的医生诊治？

对于疑似先天性纯红细胞再生障碍性贫血患儿，建议首先到儿科、遗传科及儿童血液内科专家处就诊。其他科室医生在初次接诊后应当把患者推荐给儿童血液内科专家，进一步明确诊断。确诊的患者无论何时出现心脏、泌尿系畸形等方面问题，或需要心外科及泌尿外科进行治疗，如存在多系统问题，则应组织会诊，共同解决问题。

（韩冰　杨辰　中国医学科学院北京协和医院血液内科）

26　Erdheim-Chester 病

1. 什么是 Erdheim-Chester 病?

Erdheim-Chester 病（Erdheim-Chester disease）是非朗格汉斯（Langerhans）组织细胞增生症中的一种，组织细胞异常增殖，在骨骼、心脏、中枢神经系统等多个脏器内形成肿块和/或诱发炎症，造成相应临床表现。

组织细胞是由骨髓干细胞增殖分化而来，迁移至人体各个器官组织中的免疫细胞。2012 年以来，多项研究发现约 60%的 Erdheim-Chester 病患者病变部位出现丝氨酸/苏氨酸蛋白激酶 BRAF 突变。BRAF 是细胞生长因子信号传导通路中的重要调控蛋白，突变常与肿瘤的发生相关。除 Erdheim-Chester 病以外，BRAF 以及信号通路上其他蛋白（RAS-RAF-MEK 等）上的突变也见于其他组织细胞增生性疾病，如朗格汉斯（Langerhans）组织细胞增生症以及 Rosai-Dorfman 病。因此，目前认为 Erdheim-Cheser 病是一种炎症性肿瘤性疾病，组织细胞因基因突变出现异常增殖，并浸润不同脏器造成症状。

2. 这个病最常或最早会出现哪些异常？这个病最常出现什么症状和体征?

骨骼是 Erdheim-Chester 病最常见的受累组织，90%以上的患者都有骨骼病变，其中一半以上的患者有骨痛的症状。四肢长骨是最常出现病变的部位，尤其是下肢的股骨或胫骨靠近膝、踝关节的部位。受累骨骼 X 线表现以骨质硬化为主，可伴有溶骨样病变。CT 和核磁可以更加清楚地显示病变性质。进行全身骨显像能够发现病变范围，而 PET-CT 可以根据病变的代谢程度对疾病活动度进行评价。

中枢神经系也常受累，约见于 40%的患者，表现为颅内肿物，其中垂体是最常出现病变的部位，可导致中枢性尿崩症。中枢神经系统其他部位和脑膜也可能出现肿物样病变，患者可能出现头疼、抽搐、偏瘫等症状。另外，Erdheim－Chester 病也可在眼眶区域出现肿物，造成眼球突出，严重者可影响视力。

Erdheim－Chester 病常累及心脏，出现右心瘤状病变，可以累及心脏瓣膜造成反流；可以出现心包增厚和纤维化，可伴有心包积液，严重者可出现心包填塞症状；还可以包裹主动脉，严重者造成流出道狭窄。

肾脏周围以及腹膜后可出现软组织增生，肾周病变为浸润性，超声或 CT 发现“毛样肾脏”，严重者可能压迫输尿管，造成肾盂积水。

肺脏也可以受累，表现为肺间质改变或小叶间隔及胸膜增厚，出现咳嗽和呼吸困难等症状。皮肤受累较少，可以出现皮下结节。

患者还常有全身炎症反应，如低热、乏力、体重下降，化验发现炎症指标异常，如血沉增快、C 反应蛋白（CRP）增高。

3. 有确诊的方法吗？怎样确诊？

当患者四肢骨骼关节出现症状，而影像学检查发现长骨对称性骨硬化为主的病变时，除外肿瘤、感染以及其他骨病后，可以对该病进行临床诊断。

患者发现颅内、眼眶、心脏或肾周等部位出现肿物样病变或软组织增生时，如果同时伴有全身炎症，则应该全面检查；X 片或骨显像发现伴有骨骼病变时，则需要除外 Erdheim－Chester 病。

对病变组织进行活检，观察病理切片发现典型的泡沫样组织细胞增多，是诊断 Erdheim－Chester 病的金标准。组化染色可以帮助确定细胞来源（CD68+CD1a－S100－），有助于诊断。其中 CT 引导下进行病变骨骼的穿刺，是最容易得到组织的活检方法。其他部位的病变，如心包或肾周，也可在 CT 或超声引导下进行穿刺活检，但风险较高，需要医生根据患者情况进行决定。

4. 这个病能治疗吗？怎样治疗？

Erdheim–Chester 病主要依靠药物治疗。

因为患者出现炎症反应，以前经验性使用糖皮质激素以及免疫抑制剂，在一些患者中取得了疗效，但该病仍有较高死亡率。随着研究的进展，不断有新的药物用于该病治疗。

干扰素 a 可以降低 Erdheim–Chester 病患者的死亡率，但不能消除心脏或颅内出现的肿物，出现不良反应的可能性也较治疗其他疾病时大。化疗药物克拉屈滨（cladribine）也有一定效果。

近来发现 Erdheim–Chester 病患者出现蛋白激酶 *BRAF* 基因突变，BRAF 抑制剂维罗非尼（vemurafenib）和达拉非尼（darafenib）被用于该病治疗并取得很好效果。在具有 *BRAF* 基因突变的患者中有效率接近 90%。在没有 *BRAF* 基因突变的患者中，其他激酶抑制剂（如 MEK 抑制剂 cobinetinib）也取得了很好效果。

Erdheim–Chester 病出现炎症反应，抑制促炎细胞因子的药物，如 TNF 拮抗剂、IL–1 拮抗剂、IL–6 拮抗剂均有治疗该病有效的报道。

另外，还有糖皮质激素联合抗细胞增殖药物雷帕霉素治疗 Erdheim–Chester 病有效的报道。随诊医学的发展，相信会有越来越多的药物可以用于治疗 Erdheim–Chester 病，并取得越来越好的效果。

对某些患者，如心脏肿物造成瓣膜功能障碍或心包增厚压迫主动脉，情况严重或药物治疗无效时，需要进行手术治疗。但由于该病常累及多个部位，目前还无法根治，手术治疗的患者均应同时进行药物治疗。

5. 得病后患者需要注意什么?

Erdheim-Chester 病可能累及多个脏器，当医生怀疑这个病的时候可能需要进行多项检查，包括头颅核磁、心脏彩超、胸腹部 CT 以及骨骼系统的影像学检查等，需要得到患者的理解。

为了确诊，病情允许时需要进行穿刺活检，这是有创性检查，有一定风险，但病理对诊断具有重要意义，而且还有可能使用病理组织进行基因检测，对药物选择有一定的指导意义。因此活检手术应该得到患者及家属配合。

Erdheim-Chester 病需要长期治疗，患者应该规律用药，定期复查，了解药物治疗效果并监测药物不良反应。停药后疾病可能复发，因此患者应该坚持长期用药。

6. 这个病会影响患者的家人吗?

Erdheim-Chester 病不是遗传病，疾病发生与体细胞突变有关，多为成年散发病例，不会影响患者家人。

7. 这个病对患者今后生活有什么影响?

仅有骨骼受累的患者预后良好，疾病为慢性过程，经过积极治疗可以较好控制病情。而有中枢神经系统以及心、肺等重要脏器受累的患者预后不良，死亡率增高。随着治疗手段的增多，近期报道的患者预后较以前有显著改善，死亡率也有了明显下降（三年死亡率由 60%下降到 20%）。

8. 为什么会得这个病?

一半以上的 Erdheim-Chester 病患者病变部位发现蛋白激酶 *BARF* 基因突变，编码蛋白第 600 位的缬氨酸突变为谷氨酸（BARF V600E）。BARF

V600E 会造成这种激酶的持续激活，与恶性肿瘤，如结肠癌、黑色素瘤、乳腺癌、卵巢癌等发生有关。组织细胞在分化过程中出现了体细胞突变，BARF V600E 或其他激酶的突变造成组织细胞异常增殖，激酶抑制剂被用于 Erdheim－Chester 病的治疗，并取得很好疗效。

Erdheim－Chester 病患者还出现持续炎症反应，有多种细胞因子表达的异常，如 IL－1、IL－6，TNF－α等促进炎症的细胞因子表达增高，目前还不肯定这些细胞因子的异常是造成疾病的原因还是疾病发展的后果，但是针对异常表达的细胞因子的治疗，如 TNF 拮抗剂等在一些患者中也取得了很好的效果。

9. 得了这个病应该到医院找哪个科室的医生诊治?

四肢骨或关节疼痛为常见表现，患者可到骨科或风湿免疫科就诊。而其他脏器受累时，根据不同临床表现，患者可到相应科室就诊，如中枢性尿崩或颅内肿物，到神经外科；心脏肿物或心包增厚，到心脏科；肾周或腹膜后肿物，到泌尿外科；肺间质病或胸膜增厚，到呼吸科。

确诊 Erdheim－Chester 病后需要长期治疗，应在风湿免疫科或血液科医师指导下用药并长期随访。

（周炜　北京大学第一医院风湿免疫科）

27 法布里病

1. 什么是法布里病？

法布里病即 Anderson–Fabry 病（Anderson–Fabry disease），又称 Fabry 病。因其在 1899 年由英国医师 William Anderson 及德国医师 Johannes Fabry 分别报道而得名。法布里病是发病仅次于戈谢病的第二大溶酶体病。各个种族均可发病，各地报道的发病率差异很大，国外报道男性发病率为 1/（50000～117000），新生儿筛查发病率约为 1∶3100，而中国台湾新生儿的心脏变异型发病为 1∶1600，迄今中国大陆尚无确切的发病数据。

2. 这个病最常或最早会出现哪些异常？这个病最常出现什么症状和体征？

法布里病是一个临床表现多样的进展性疾病，可累及心、肾、脑、肺、眼、周围神经、胃肠道及皮肤等多个器官组织。根据临床表现，通常被分为经典型和变异型。经典型患者常见于男性及部分女性杂合子，酶学检查提示 α–半乳糖苷酶 A（α–Gal A）活性显著下降（＜1%），出现心脏、肾脏、脑等多个系统损害。迟发或变异型患者多见于女性杂合子以及少部分酶活性相对保留（＞1%）的男性患者，临床上仅表现为心脏或肾脏单一损害而命名为心脏型和肾脏型，单一脑变异型也已被提出。

神经痛是早期和最常见的首发症状，通常出现在学龄前，主要为手掌和足底烧灼感（烧灼足），疼痛多因温度变化（多为发热）或运动锻炼诱发，随年龄的增加而趋于缓解。血管角质瘤常见于典型患者，表现为小而凸起的暗红色斑点，多分布在脐周至大腿上三分之一部位，也可出现于背部、口腔黏膜和手掌侧。角膜轮状浑浊是眼部典型改变，视网膜和结膜血管的迂曲和瘤样扩张也很常见，但并不特异。蛋白尿多发生在青少年期，有时伴随血尿，后期进展至肾功能不全。早期心瓣膜关闭不全、左心室肥厚和高电压均常见，后期进展为肥厚性心肌病。脑卒中经常表现为小血管病，也可出现大血管的缺血性卒中事件。

3. 有确诊的方法吗？怎样确诊？

男性患者干血片法及外周血白细胞法测定白细胞中 α-半乳糖苷酶 A 的活性，已广泛应用于临床，诊断率可达 100%。女性患者由于其酶活性仅有部分降低或没有降低，不能依赖酶学检测诊断。*GLA* 基因诊断在男性和女性患者中均成为确诊依据，适用于家系调查、产前诊断和高危人群的筛查。血浆和尿中的 lyso-Gb3 作为生化标记物虽然不足以成为独立的诊断依据，但对于发现意义未明的 *GLA* 基因突变或迟发/变异型临床表现的患者，升高的 lyso-Gb3 可支持本病诊断。lyso-Gb3 还可以作为疾病严重程度和治疗效果的检测。病理检查多用于临床未能疑诊法布里病，因神经痛、心肌病、血管角质瘤或肾病而行相应组织（周围神经、心肌、皮肤和肾脏组织）病理检查的患者。特征病理改变是血管内皮细胞或实质细胞内出现嗜锇性同心圆板层样包涵体，存在典型病理改变的患者应行 *GLA* 基因和酶学检查确诊。

4. 这个病能治疗吗？怎样治疗？

在对因治疗方面，酶替代治疗可通过静脉补充外源性的 α-半乳糖苷酶来减少 Gb3 在细胞内的堆积，早期使用酶替代治疗能够有效地阻止甚至逆转该病进行性的多器官损害和提高生活质量。分子伴侣是 α-gal A 蛋白的小分子竞争抑制物，可保护和促进酶蛋白的正确折叠避免降解，促进酶活性发挥，小分子治疗在男性心脏变异型患者中已经证实其效果，3 期临床试验在进行中。基因治疗、底物清除治疗以及具有更长半衰期的改良酶替代治疗的试验均在进行中。

在对症治疗方面，有神经痛的患者可通过避免过度劳累或暴露于诱发因素等减少神经痛的发生频率，可给予非甾体类抗炎药物、卡马西平、加巴喷丁等进行神经痛的逐级控制和预防。针对蛋白尿可给予血管紧张素转换酶抑制剂、血管紧张素受体拮抗剂减低蛋白尿，对肾功能不全者采取血液或腹膜透析治疗，必要时进行肾移植。包括阿司匹林、氯吡格雷在内的抗血小板治疗，结合控制血压、降低血脂等手段建议在高危心脑卒中患者中使用。

5. 得病后患者需要注意什么?

确诊患者应当定期进行心、肾、脑等重要器官的监测，以期尽早发现重要靶器官的功能异常，评估药物预防的时机。对妊娠的患者/患者配偶建议产前诊断。

6. 这个病会影响患者的家人吗?

法布里病是X连锁伴性遗传性疾病，如为男性患病，男性患者（父亲）将异常的X染色体传给女儿（发生率100%），患病的女儿为杂合子，临床表现相对轻，男性患者的儿子不会遗传此基因也不会发病。如为女性患病，女性患者（母亲）将异常X染色体传给子女的风险均为50%，男女患病概率均等，但患病的儿子为半合子，多表现为经典型。因此一旦确诊患者需要进行家系调查，明确所有的男性和女性患者。

7. 这个病对患者今后生活有什么影响?

本病可导致患者生活质量显著下降，其原因包括顽固性神经痛、心、肾、脑等重要器官的慢性持续性损害症状，以及包括焦虑、抑郁等精神心理异常。在生存期上，国外诊断本病的男性患者生存年龄为 58.2 岁（相应对照人群年龄为 74.7 岁），女性患者为 75.4 岁（对照人群年龄为 80.0 岁），最主要的死亡原因是心血管病、肾衰和脑血管病。

8. 为什么会得这个病?

本病是由 *GLA* 基因突变导致其编码蛋白 α-半乳糖苷酶 A 活性下降，造成酶的作用底物——神经鞘脂类化合物在细胞内广泛堆积而致病。在血管内皮细胞、肾脏（足细胞、肾小管细胞、肾小球内皮细胞、肾间质细胞）、心脏（心肌细胞和成纤维细胞）和神经细胞等不同类型细胞内的异常贮积可以导致不同类型的细胞功能障碍，造成一系列继发性器官组织缺血以及心脏、肾脏组织纤维化等，从而在临床上出现心、肾、脑、肺、眼、胃肠道及皮肤等多个器官组织的损害。

9. 得了这个病应该到医院找哪个科室的医生诊治?

本病表现为多系统症状，因而就诊于不同科室，其中儿科、神经内科、心血管科、肾脏内科、皮肤科和眼科为最常就诊科室，确诊后需要寻找遗传专业医生进行遗传咨询。

（张巍　袁云　北京大学第一医院神经内科）

28 家族性地中海热

1. 什么是家族性地中海热?

家族性地中海热（familial mediterranean fever，MEFV）是一种主要以反复发热、腹痛、关节痛为特征的遗传性疾病，是由家族性地中海热基因（也称地中海热基因）突变所致。该病属于自身炎症性疾病，在地中海裔人群（包括土耳其人、阿拉伯人、亚美尼亚人和犹太人）多见，在亚裔人群罕见。最近日本报道了 5 例患者，其中一例发病 33 年后才确诊；我国至今仅报道不到 10 例患者。国内报道病例少可能与缺乏对本病的认识有关，近年来报道病例有增多趋势。

2. 这个病最常或最早会出现哪些异常? 这个病最常出现什么症状和体征?

家族性地中海热多在 30 岁之前发病（60%患者 10 岁前发病，90%患者 20 岁之前发病）。最早出现并导致就医的症状是不明原因周期性发热，大约 95%患者伴有腹痛，可表现为局部或者整个腹部疼痛，一般持续 1～3 天，可自行消退，发作间期症状可完全缓解，发作频率从每周 1 次至每年数次不等。许多患者还伴有关节痛，通常累及单个大关节（如髋关节、膝关节），关节肿胀一般是轻微的，但疼痛可以很严重，关节疼痛可以延续较长时间。少数患者表现为胸痛，主要是出现了胸膜炎或者心包炎。偶见皮疹，表现为于腰部以下的丹毒样红斑或分散的压痛性紫斑。情绪、压力、剧烈的运动、病毒感染甚至月经等均可以诱发病情发作。如果没有得到及时诊治，最严重的远期并发症是肾脏继发性淀粉样变性，以犹太人中发生率最高，可出现蛋白尿、肾病综合征等，严重者会发展至肾衰竭。

3. 有确诊的方法吗？怎样确诊？

抽取患者血液进行家族性地中海热基因检测是确诊家族性地中海热的金标准。若结果显示患者两条染色体上的等位基因同时发生突变，则可确立诊断；而若患者只出现一条染色体的基因发生突变，但有典型的周期性发热伴有腹痛等典型临床症状，可以对患者进行秋水仙碱试验性治疗，如果治疗有效，也可以确诊。

4. 这个病能治疗吗？怎样治疗？

秋水仙碱是治疗家族性地中海热的有效药物，需要长期每天服药，可以预防发热、腹痛等的发作，更重要的是阻止或延缓肾脏继发性淀粉样变性的发生。有5%～10%的患者用秋水仙碱治疗无效；对于用秋水仙碱治疗无效或因出现了严重副作用而无法耐受秋水仙碱治疗的患者，有报道可以应用白细胞介素-1受体拮抗剂治疗。

5. 得病后患者需要注意什么？

确诊的患者应定期到医院做下列检查以监测是否出现肾脏损害，包括尿液常规，看是否有蛋白尿或血尿；抽血检查肾功能。还要定期监测以下项目以早期发现秋水仙碱的副作用，包括：血常规，确定是否出现白细胞或血小板减少；肌酶检测，确定是否出现肌肉损伤的并发症；肝功能检测，确定是否出现肝功能损害。

平时要注意预防感染，保持心情愉快，避免参加剧烈的运动以减少诱发病情发作。

6. 这个病会影响患者的家人吗?

家族性地中海热是一种常染色体隐性遗传疾病（与性别无关）。如果患者父母是此病的携带者，表示各带一条有缺陷基因的染色体，因另一条染色体上的基因表现正常，所以不会发病，但下一代不分男女，每一胎有25%的概率生下患家族性地中海热的孩子，50%的概率跟父母一样为疾病的携带者（但不发病），25%的概率正常。患者生育的子女有50%的可能是携带者。

7. 这个病对患者今后生活有什么影响?

家族性地中海热患者随着年龄的增加，疾病发作时的强度、发作的频率都会逐渐下降。本病的预后最主要取决于是否发生肾脏淀粉样变性，这是病情严重的表现，可能会发展致肾衰竭，从而影响患者的生活质量。

8. 为什么会得这个病?

家族性地中海热是一种常染色体隐性遗传病，由家族性地中海热基因突变所致。家族性地中海热基因编码一种命名为“pyrin”的蛋白，此蛋白的作用是抑制机体的自身炎性反应的发生。如果该基因发生突变，不能产生正常的名为“pyrin”的蛋白，机体就会自发出现异常的炎性反应激活，体内炎症因子增多，从而引起发热、胸腹腔浆膜炎和关节腔滑膜炎等表现。

9. 得了这个病应该到医院找哪个科室的医生诊治?

有周期性发热，伴或不伴有腹痛、关节痛等疑似家族性地中海热的患者，建议到专门设有免疫科的医院就诊，找免疫专科的专家进一步明确诊断。

（刘丽　李秀珍　广州市妇女儿童医疗中心遗传与内分泌科）

29　范可尼贫血

1. 什么是范可尼贫血?

范可尼贫血（Fanconi anemia，FA）是一种遗传性血液系统疾病，属于先天性骨髓衰竭综合征的主要类型之一。这个疾病曾有过多个不同的名称，如遗传性再生障碍性贫血、遗传性全血细胞减少、范可尼全血细胞减少、癌前综合征，遗传性骨髓衰竭综合征、染色体断裂综合征、DNA 修复障碍等。该病在世界各地不同种族、不同人群中均有发病，但在不同地区、不同人群发病率有所不同。据推测，本病在亚洲及世界一般人群中的发病率为 1/160000。范可尼贫血患病的男女比例为近 1∶1，其平均诊断年龄为 8 岁，自然病程平均寿命为 24 岁（0～50 岁）。

2. 这个病最常或最早会出现哪些异常? 这个病最常出现什么症状和体征?

范可尼贫血患儿大多因再生障碍性贫血以及先天发育异常而确诊。典型表现为全血细胞减少。多先有血小板减少，逐渐发展为全血细胞减少。少数病例可仅一系或两系细胞减少。贫血可呈大细胞性，网织红细胞减少。多伴有多发性的先天畸形（如身材矮小、多指畸形、桡骨缺失，以及皮肤棕色色素沉着即咖啡斑、性发育不全等）或者智力发育障碍，容易发生肿瘤性疾病。

3. 有确诊的方法吗? 怎样确诊?

范可尼贫血最终诊断是基于病史、家族史、临床检查以及实验室检测结果而定。染色体断裂实验是目前国际上应用最为广泛的范可尼贫血实验室筛选的诊断“金标准”。

最重要的是在临床工作中尤其是儿科、血液科及肿瘤科医生一旦遇到儿童患者有表现为形体及智力发育障碍、不同程度的贫血、骨髓增殖异常、髓性急性白血病、多脏器及多系统受累或有实体肿瘤时，一定要首先想到是否有范可尼贫血的可能性。要注意家庭成员有无近亲结婚，是否有贫血史、形体发育畸形、智力发育障碍或肿瘤，单一或多个脏器功能异常的家族病史。

4. 这个病能治疗吗？怎样治疗？

一般支持疗法同再生障碍性贫血的对症治疗。贫血重时应予输血。应用一种雄激素及一种皮质激素对多数病例有效。一般于用药后 2～4 个月即有明显生血反应，用至血红蛋白达正常水平后逐渐减量，以维持量维持血红蛋白在正常低限水平。治疗期间应注意肝功损害等毒副作用问题。

目前已知挽救范可尼贫血造血功能的最有效方法为异基因造血干细胞移植（allo-HSCT）。一般而言，年龄＜10 岁、没有进展为骨髓增生异常综合征（MDS）或急性白血病的范可尼贫血患者，选择 HLA 相合的同胞供者能够取得良好疗效。

5. 得病后患者需要注意什么？

造血干细胞移植（HCT）为范可尼贫血患者重建造血功能进而延长生存期的唯一手段，移植年龄＞10 岁、雄激素治疗史、多次输血史（＞10 次）等因素可降低患者移植后整体生存率。因此，确诊后需在具有设备条件及实验室的专科医院随诊，尽快准备积极治疗。

6. 这个病会影响患者的家人吗?

该病是常染色体隐性遗传性疾病，即患者的致病基因大多遗传自父母。如果父母均为隐性携带时不发病，但他们生育的子女25%仍罹患该病。若患者的配偶不携带该致病基因，其生育的子女50%为携带者；若患者的配偶亦携带突变，则很可能再生出患病的子女。故一旦确诊，建议家庭成员都接受致病基因检测，异常者建议有生育需求时先进行遗传咨询，必要时进行产前诊断。此外，要注意优生优育，避免近亲结婚。

7. 这个病对患者今后生活有什么影响?

范可尼贫血虽然是危及生命性疾病，但是经过及时与合适的治疗可明显延长生命。由于患者染色体不稳定性和对烷化剂的易感性容易促进病情发展，因此日常生活中需尽量避免放射性等不良理化因素暴露。范可尼贫血患者合并实体肿瘤后的治疗效果欠佳，5年生存率不足50%。

8. 为什么会得这个病?

范可尼贫血患者基因突变所引起的基因组的不稳定性，随后产生了一系列复杂而又特别的临床症状和后果。

范可尼贫血基因突变或缺失的情况下其DNA复合体的形成以及介导修复、DNA修复后调节、DNA链间交联修复等多个过程异常。这些过程的异常是通过多个步骤，以及十分复杂的调节通路。具体发病机制还不十分清楚，但推测这些突变基因所致功能异常的蛋白产物将导致胎儿及早期胚胎发育阶段异常，并与细胞凋零及造血生长因子调节过程异常相关。最终表现为先天性的形体畸形、智力发育障碍及骨髓衰竭。

9. 得了这个病应该到医院找哪个科室的医生诊治?

要尽可能地将诊断与治疗提前到本病的临床并发症发生之前，以其早期诊断、早期治疗至关重要。与其他疾病诊断有所不同的是，范可尼贫血诊断需有一整套策略，并且有设备条件及实验室。因此，怀疑本病就需尽快就诊于血液内科。

（段彦龙　首都医科大学附属北京儿童医院血液科）

30 半乳糖血症

1. 什么是半乳糖血症?

半乳糖血症（galactosemia，GAL）是一种由半乳糖代谢异常所引起的遗传代谢性疾病，在欧美国家发病率较高，约为 1/4.8 万，亚洲国家发病率相对较低，我国浙江省新生儿筛查统计发病率约为 1/19 万。根据半乳糖代谢途径中出现异常的酶的不同可分为三种类型：半乳糖 – 1 – 磷酸尿苷转移酶（GALT）缺乏型、半乳糖激酶（GALK）缺乏型和尿苷二磷酸 – 半乳糖 – 4 – 表异构酶（GALE）缺乏型，其中半乳糖 – 1 – 磷酸尿苷转移酶缺乏型相对最为常见，也被称为经典型半乳糖血症。

2. 这个病最常或最早会出现哪些异常？这个病最常出现什么症状和体征?

经典型半乳糖血症患儿发病多在新生儿期，一般在摄取母乳或含乳糖配方奶粉数天内即可出现喂养困难、腹泻、呕吐、体重不增、嗜睡，继而出现皮肤黄疸和肝脏肿大。如果未及时治疗，可能会发生败血症、休克甚至死亡。半乳糖激酶缺乏型半乳糖血症在胎儿期或出生后即可检查出患有先天性白内障。尿苷二磷酸 – 半乳糖 – 4 – 表异构酶缺乏型一般表现较轻微。

半乳糖血症最常出现的症状就是皮肤黄疸、喂养困难、生长发育落后，常见体征为腹胀、肝脏肿大，部分患儿有先天性白内障。

3. 有确诊的方法吗？怎样确诊?

半乳糖血症可通过代谢产物检测（检测尿和血中的半乳糖、半乳糖醇等）、生化肝肾功能检测、酶活性检测和基因检测等方法诊断，金标准为基因诊断和酶活性诊断，对应基因发现致病突变或酶活性检测值明显低于正常值，即可确诊。

4. 这个病能治疗吗？怎样治疗？

目前半乳糖血症治疗主要是饮食治疗，即限制半乳糖的摄入。早期限制半乳糖摄入可以达到一定治疗效果，再辅以多种维生素、脂肪等必需营养素，以及对症支持治疗，胆汁淤积患者可给予熊去氧胆酸等疏肝利胆治疗，疾病发作时可给予静脉输注葡萄糖液、新鲜冰冻血浆支持治疗等。疾病治愈需肝移植治疗。

5. 得病后患者需要注意什么？

乳糖可以在体内代谢生成半乳糖，确诊半乳糖血症的患者必须避免一切含乳糖的饮食，包括含乳糖较高的水果、蔬菜，如西红柿、西瓜等；尽量避免感染，因为感染可能会诱发疾病发作，加重肝功能损伤，甚至引起肝衰竭和死亡。

6. 这个病会影响患者的家人吗？

半乳糖血症属于常染色体隐性遗传病，即患者的致病基因大多遗传自父母，但父母均为隐性携带者，一般不发病。若确诊患者的父母再生育，生出患病子女的概率为 25%。患者的子女 50%为携带者，但如果携带者的配偶亦携带突变基因，则很可能生出患病的子女。故一旦确诊，建议家庭成员都接受致病基因检测，异常者建议有生育需求时先进行遗传咨询，必要时进行产前诊断。

7. 这个病对患者今后生活有什么影响?

经典型半乳糖血症预后不良，若早期未得到及时、准确的治疗，很可能死于严重的感染、败血症、肝衰竭，存活至婴儿期后的患者有一部分会出现不同程度的神经系统损伤、生长发育迟缓、失明，女性患者青春期出现卵巢功能异常等远期并发症。白内障可手术治疗，但部分患者手术后复发概率较高。

8. 为什么会得这个病?

人体内半乳糖主要通过 Leloir 途径进行代谢，半乳糖在半乳糖激酶、半乳糖－1－磷酸尿苷转移酶以及尿苷二磷酸－半乳糖－4－表异构酶先后作用下生成 1－磷酸葡萄糖，继而进入糖酵解途径为机体提供能量。当 Leloir 途径中的酶发生缺陷时，体内的半乳糖通过焦磷酸酶旁路、半乳糖醇及半乳糖酸等途径进行代谢。然而，旁路代谢途径不能完全代偿 Leloir 途径，使得半乳糖及其旁路代谢产物堆积，引起半乳糖血症。经典型半乳糖血症发生于半乳糖代谢的第 2 步，即半乳糖－1－磷酸尿苷转移酶缺乏导致其前体－1－磷酸半乳糖堆积，－磷酸半乳糖具有细胞毒性，对糖代谢途径中的多种酶有抑制作用，如葡萄糖磷酸变位酶，后者的作用被抑制后不能使 1－磷酸葡萄糖转换成 6－磷酸葡萄糖，致使糖原分解过程出现异常；高浓度的 1－磷酸半乳糖还会抑制葡萄糖异生过程，因而在临床上出现低血糖症状；半乳糖旁路代谢途径生成的半乳糖醇和半乳糖酸都是具有细胞毒性的，它们积聚在机体的组织或细胞间，造成相应组织或细胞的功能障碍；乳糖醇沉积在晶体中造成晶体内渗透压增高、含水量增加、氨基酸转运和蛋白合成降低等代谢异常，最终形成白内障。

总而言之，该病是因为半乳糖的正常代谢途径中断，异常的代谢途径生成的大量的毒性代谢产物堆积引起机体功能障碍。

9. 得了这个病应该到医院找哪个科室的医生诊治？

对疑似半乳糖血症的患者，建议首先到诊治遗传代谢缺陷病的科室就诊，部分患者可能会先就诊于肝病科或消化科，其他科室医生若疑诊该病，可转介患者至遗传代谢缺陷专科，进一步明确诊断。确诊的患者若出现了眼睛、肾脏或神经系统等方面问题，遗传代谢缺陷病专科医生需请相应科室医生进行会诊，协助治疗。

（刘丽　卢致琨　广州市妇女儿童医疗中心遗传与内分泌科）

31 戈谢病

1. 什么是戈谢病？

戈谢病（Gaucher disease）是一种罕见的单基因遗传病，也是最常见的溶酶体贮积病，为常染色体隐性遗传，发病率为 1/50000～1/100000。该病由于葡萄糖脑苷酯酶（GBA）基因突变导致机体葡萄糖脑苷酯酶活性缺乏，造成其底物葡萄糖脑苷酯在肝、脾、骨骼、肺甚至脑的巨噬细胞溶酶体中贮积，形成典型的贮积细胞即"戈谢细胞"，导致受累组织器官出现病变，临床表现为多脏器受累并呈进行性加重。临床上将戈谢病主要分为 3 型：Ⅰ型（非神经病变型）、Ⅱ型（急性神经病变型）、Ⅲ型（慢性或亚急性神经病变型）。白种人中Ⅰ型戈谢病约占 95%，而亚洲人中Ⅱ型和Ⅲ型戈谢病占比超过 50%。

2. 这个病最常或最早会出现哪些异常？这个病最常出现什么症状和体征？

Ⅰ型（非神经病变型）各年龄段均可发病，主要表现为肝脾肿大、血细胞减少、凝血障碍、骨病等；Ⅱ型（急性神经病变型）在新生儿期至婴儿期起病，除有与Ⅰ型类似的表现外，主要有急性神经系统受累的表现，进展较快，病死率高，有迅速进展的延髓麻痹、动眼障碍、惊厥发作及角弓反张等急性神经系统受损表现，伴精神、运动发育落后，2～4 岁前死亡；Ⅲ型（慢性或亚急性神经病变型）常发病于儿童期，早期表现与Ⅰ型类似，逐渐出现神经系统受累表现，病情进展缓慢，寿命可较长，常有动眼神经受累、眼球运动障碍，并有共济失调、角弓反张、癫痫、肌阵挛，伴发育迟缓、智力落后。

3. 有确诊的方法吗？怎样确诊？

确诊戈谢病的金标准是酶学检测。提取患者外周血白细胞或培养皮肤成纤维细胞，检测葡萄糖脑苷酯酶活性，若酶活性显著降低（通常低于正常值的 30%），即可确诊戈谢病。基因分析是帮助诊断戈谢病的有效方法，部分基因突变与临床表型具有相关性，对判断疾病严重程度和预后具有指导作用，还可用于产前诊断及辅助生殖技术。

4. 这个病能治疗吗？怎样治疗？

酶替代治疗特异性地补充患者体内缺乏的酶，减少葡萄糖脑苷酯在体内的贮积，为戈谢病的特异性治疗。酶替代治疗主要适用于Ⅰ型戈谢病的治疗，可显著缓解Ⅰ型患者的临床症状，改善贫血和血小板减少，肝脾回缩，减轻骨骼病变，维持正常生长发育，提高生活质量，需终身规律用药，治疗时间越早，疗效越好。Ⅲ型患者应用酶替代治疗可改善非神经系统症状，但对神经系统症状无改善作用，而酶替代治疗不适用于Ⅱ型患者。

对于一些戈谢病成年患者，底物减少疗法是酶替代治疗的一种替代选择，底物减少疗法通过减少葡萄糖脑苷酯的合成，从而减少糖脂类堆积。造血干细胞移植可纠正患者的酶缺陷，但是风险较大，死亡率高，因此在临床实践中已被酶替代治疗有效取代。对于神经病变型戈谢病患者在神经系统体征或症状出现前可考虑采用造血干细胞移植。

可根据患者的临床症状与特征选择相应的对症治疗。贫血患者可补充维生素及铁剂，预防继发感染，必要时输注红细胞及血小板以纠正贫血或血小板减少。骨骼病变的处理包括止痛、理疗、处理骨折、人工关节置换等，并可辅以钙剂及双磷酸盐治疗骨质疏松。在无法接受酶替代治疗的情况下，因病情进展（如脾功能亢进、脾梗死等）可谨慎考虑脾切除。

5. 得病后患者需要注意什么?

所有患者应常规监测疾病活动性，根据患者的临床病程、是否正在治疗、接受治疗后反应如何，进行个体化监测，在酶替代治疗剂量发生变化时，或者发生严重并发症时，还要进行重新评估。应终身定期进行病情评估，内容包括全面的体格检查，密切的神经系统监测，测定血红蛋白、血小板计数及生物学标志物（壳三糖酶、葡萄糖鞘氨醇等），影像学检查评估有无内脏及骨骼受累，评估疼痛和生存质量等。

6. 这个病会影响患者的家人吗?

戈谢病是一种常染色体隐性遗传病。患者父母如果再次生育，其子女患病的风险为 25%。对于生育过戈谢病患者的家庭及亲属应进行遗传咨询及致病基因携带者检测。产前诊断是预防高危家庭再次生育类似患儿的最有效方法。在高危孕妇妊娠 10～13 周取胎盘绒毛，或是在妊娠 15～17 周取羊水进行胎儿羊水细胞培养，进行葡萄糖脑苷酯酶活性和（或）DNA 基因突变检测。

7. 这个病对患者今后生活有什么影响?

Ⅰ型患者脾肿大显著，有发生脾梗死、脾破裂的可能；血小板减少可伴有凝血功能异常，可能发生危及生命的出血现象；骨骼受累常见，影响日常活动，并可致残。Ⅱ型患者常发病于新生儿期至婴儿期，进展较快，病死率高，2～4 岁前死亡。Ⅲ型患者常发病于儿童期，早期表现与Ⅰ型类似，逐渐出现神经系统受累表现，病情进展缓慢，寿命可较长。

8. 为什么会得这个病?

戈谢病属于常染色体隐性遗传病，其致病基因 *GBA* 位于 1q21，目前国际上已报道的葡萄糖脑苷酯酶基因突变超过 400 种，突变类型包括错义突变、无义突变、缺失或插入突变、剪接突变等。

GBA 基因突变导致葡萄糖脑苷酯酶活性显著降低，使其底物不能被降解而在肝、骨骼、骨髓、肺和脑组织的单核－巨噬细胞溶酶体中累积，形成典型的戈谢细胞，导致机体多器官受损。

9. 得了这个病应该到医院找哪个科室的医生诊治？

戈谢病患者通常以脾肿大和血小板减少为突出表现，与许多血液系统疾病临床症状较为相似，因此大部分戈谢病患者最初会进入血液科就诊，血液科医生排除恶性肿瘤等疾病后，应进行葡萄糖脑苷酯酶活性检测以确诊或排除戈谢病。需要建立多学科综合诊疗制度：以小儿遗传与内分泌科为主，结合其他专科包括小儿耳鼻喉科、小儿血液科、小儿心脏科、小儿外科、小儿骨科、小儿神经康复科、小儿眼科、麻醉科及相关科别，为患者提供多学科综合诊疗服务。

（刘丽　张文　广州市妇女儿童医疗中心遗传与内分泌科）

32 全身型重症肌无力

1. 什么是全身型重症肌无力?

全身型重症肌无力（myathenic gravis，MG）是一种以活动后出现病理性肌疲劳现象为表现特点的自身免疫性神经肌肉接头疾病。肌肉疲劳现象主要表现为眼睑下垂，伴随出现四肢的疲劳性无力现象，就是全身型重症肌无力。全身型重症肌无力属于罕见病中的相对常见病，发病率为（14～20）/10 万，我国有 190 万～240 万患者。约 90%的成人全身型重症肌无力患者血清中可出现全身型重症肌无力相关抗体，包括抗乙酰胆碱受体抗体、骨骼肌特异性激酶抗体以及脂蛋白相关蛋白 4 抗体，儿童患者多为眼肌型，抗体阳性率低于成人患者。

2. 这个病最常或最早会出现哪些异常? 这个病最常出现什么症状和体征?

全身型重症肌无力患者可以在婴儿期以上任何年龄发病，儿童最早出现并导致就医的症状是眼睑下垂，有时候伴有眼球活动障碍，呈波动性，常常表现为“晨轻暮重”。全身型重症肌无力可以出现眼睑下垂、咀嚼费力以及四肢的病理性疲劳，可以把一个东西看成两个东西（即医学术语“复视”），讲几句话就出现鼻音，吃饭时越吃越慢，越咀嚼越没劲，吞咽几口饭后就咽不下去。四肢疲劳表现为行走很短距离就出现迈步费力，这种现象常常是休息几分钟后很快好转，再活动又出现。一般左右肢体同时出现症状，也可以一侧重，另一侧轻。全身型重症肌无力患者应当特别注意是否有胸闷、憋气现象，如果存在这种现象，可能是重症肌无力危象。

大部分成年全身型重症肌无力患者存在胸腺异常，特别是胸腺肿瘤或增生，个别患者合并甲状腺疾病或其他自身免疫病，如红斑狼疮、多发性肌炎、皮肌炎、干燥综合征、天疱疮、溃疡性结肠炎、心肌炎、结节病和周围神经病等。

3. 有确诊的方法吗？怎样确诊？

临床怀疑全身型重症肌无力的患者可以进行肌肉疲劳试验、新斯的明试验和肌电图的神经重复电刺激，这是临床诊断全身型重症肌无力的三种方法。进一步检查全身型重症肌无力相关的抗体和排除其他疾病就可以进一步确诊该病。这些检查的阳性结果并非出现在所有患者，需要结合临床表现进行综合分析。

4. 这个病能治疗吗？怎样治疗？

全身型重症肌无力可治。各种患者均可以给予抗胆碱酯酶抑制剂减轻症状，对于抗胆碱酯酶剂治疗无效的全身型重症肌无力患者，首先考虑是否适合进行胸腺切除治疗，伴随胸腺肿瘤的患者均需要手术切除，部分倾向于恶性的胸腺瘤还需要手术后进行放射治疗。手术或放疗后如果症状没有减轻再考虑是否使用糖皮质激素、免疫抑制剂治疗，少数难治的患者可以给予静脉注射免疫球蛋白（IVIG）或 B 淋巴细胞清除剂。各种治疗措施都应当密切观察药物疗效和副作用问题，随时调整药物种类和剂量。此外，应当关注患者的精神状态。

重症肌无力危象患者首选抢救措施是进行呼吸机辅助呼吸，在气管插管后，寻找导致危象发生的原因，对存在生命危险的患者进行血浆置换或 IVIG，如果危象症状不能短期控制，需要进行气管切开。重症成年全身型重症肌无力患者或快速加重的患者，应该按照重症肌无力危象处理，给予 IVIG 或血浆置换。

5. 得病后患者需要注意什么?

全身型重症肌无力患者需要预防导致重症肌无力危象的发生以及发生意外伤害情况。每个全身型重症肌无力患者出现胸闷、气短症状必须立即就医，观察最大呼气和吸气时的胸廓活动情况、随意的咳嗽力量，还要观察呼吸和心跳频率是否加快。在医院还需要测定患者的肺活量和进行血气分析。

精神负担、高热、月经、感染可以诱发和加重全身型重症肌无力。许多药物可以恶化全身型重症肌无力的症状，包括许多抗生素类、抗疟疾药物、风湿和感冒药物、精神药物、抗痉挛药物、激素类药物、肌松药、麻醉药物、心血管药物、抗心律失常药物。

肢体无力的患者不要坚持做体力活动。有吞咽困难的患者建议吃冷食品和流食，如冷牛奶、酸奶和冷粥。

6. 这个病会影响患者的家人吗?

全身型重症肌无力不是遗传病，极少出现家族发病。发生该病的女性如果怀孕，应当在孕检过程中告诉产科大夫，因为该病的抗体可以通过胎盘传递给胎儿，导致胎儿出生时发生新生儿重症肌无力，出现哭声低弱和吸奶费力，出现这些情况应当即刻送到新生儿科进行监护和抢救，一般两周后症状会逐渐消失。

7. 这个病对患者今后生活有什么影响?

由于存在眼睑下垂和肢体无力，这对日常生活带来不便和外伤的风险，需要体力去完成的登高或游泳活动极易发生意外。由于咀嚼和吞咽困难造成进食费力，偶尔因呛食和噎食造成肺炎或窒息。发生重症肌无力危象后有导致死亡的风险。

8. 为什么会得这个病?

正常人的周围神经通过神经肌肉接头连接到骨骼肌的肌纤维，神经肌肉接头的功能类似连接电线和灯泡之间的灯口。当人体产生了重症肌无力的相关抗体，包括抗乙酰胆碱受体抗体，其他抗体还有骨骼肌特异性激酶抗体、脂蛋白相关蛋白 4 抗体等，这些抗体联合补体会破坏神经肌肉接头，造成来自周围神经的电信号不能舒畅到达肌纤维，患者不活动没事，活动肌肉很快就产生收缩疲劳，休息一会儿好转，再活动又出现无力现象。

9. 得了这个病应该到医院找哪个科室的医生诊治?

疑似全身型重症肌无力患者应首先到神经内科或儿科找肌肉病或神经免疫专家就诊。确诊的患者如果伴随胸腺肿瘤或增生，需要找胸外科大夫会诊，如果发生重症肌无力危象，在必要时转到重症监护病房进行抢救治疗。

（袁云　北京大学第一医院神经内科）

33 Gitelman 综合征

1. 什么是 Gitelman 综合征？

Gitelman 综合征（Gitelman syndrome，GS），又称为家族性低钾血症－低镁血症，是一种常染色体隐性遗传的失盐性肾小管疾病。多数患者是由于 *SLC12A3* 基因突变所致，该基因编码蛋白位于肾脏远曲小管细胞顶端膜的噻嗪敏感 Na－Cl 共转运体 NCC。这种病以低镁血症、低钙尿症和继发醛固酮增多症（导致低钾血症和代谢性碱中毒）为特征。患病率为 2.5/10 万。本病是较常见的遗传性肾小管疾病。

2. 这个病最常或最早会出现哪些异常？这个病最常出现什么症状和体征？

Gitelman 综合征通常在 6 岁以后起病，很多患者在成年以后才诊断。多数患者表现为手足搐搦，尤其是在发热状态下或者由于呕吐、腹泻导致体内的镁额外丢失的情况下出现。感觉异常比较常见，尤其是面部。部分患者会出现影响日常生活的严重疲乏感及肌无力，也有些患者症状非常轻微。疲乏感与本病所致的低钾血症不完全平行。本病通常不伴多尿或仅有轻度多尿。患者的生长发育正常，但是严重低钾血症和低镁血症患者可以伴有发育迟缓。一部分成年患者有软骨钙质沉着症，这可能与慢性低镁血症有关，表现为受累关节红肿热痛、活动受限。在心血管方面，由于长期低钾血症和低镁血症，50%患者可有 Q－T 间期轻中度延长，但仅有极少数患者会出现心律失常。本病患者通常血压偏低。

3. 有确诊的方法吗？怎样确诊？

Gitelman 综合征主要通过临床症状结合典型的生化检查进行临床诊断。最典型的生化异常为低钾血症、代谢性碱中毒、低镁血症和低钙尿症。血浆肾素活性和醛固酮水平仅轻度升高。确证需要进行 *SLC12A3* 基因检测，*SLC12A3* 检测阴性患者应进行 *CLCNKB* 基因检测。

4. 这个病能治疗吗？怎样治疗？

对于没有症状的患者可以不治疗，但需要动态监测有无低钾血症、低镁血症的临床症状，并进行化验检查。对于存在低镁血症的患者，应进行补镁治疗，在感染尤其伴腹泻、呕吐等情况下适当增加剂量。软骨钙质沉积症通常通过补镁可以减缓，关节症状可以用非甾体类抗炎药对症处理。通常低钾血症可以通过补镁改善，如果补镁不能纠正低钾血症，可以用醛固酮拮抗剂阿米洛利联合补钾。还应定期进行心电图检查。

5. 得病后患者需要注意什么？

平素生活中应适当高钠高钾饮食。应定期进行血生化检查，在感染性疾病尤其是腹泻、呕吐导致体内镁额外丢失时，应密切监测并进行补充。

6. 这个病会影响患者的家人吗？

80%患者的致病基因为 *SLC12A3*，为常染色体隐性遗传，也就是通常患者（先证者）的父母双方为该基因突变的携带者。先证者的兄弟姐妹与先证者具有相同基因型的概率为 25%，因为这个病临床表现可以很轻微，发病年龄也可以在成年期，因此即使无症状的兄弟姐妹也不能除外与患者具有相同基因型的可能性。先证者父母如果再次妊娠，其子代患病风险为 25%，男女均可发病。患者如果结婚生子，其子代患 Gitelman 综合征的风险并不高（约 1/400），除非其配偶也为 *SLC12A3* 突变的携带者。.

7. 这个病对患者今后生活有什么影响?

Gitelman 综合征通常长期预后良好。但本病所致疲乏感可能对患者的日常生活质量产生一定影响。该病发展为肾功能不全非常罕见，仅见于个例报道。

8. 为什么会得这个病?

本病致病基因 *SLC12A3*，基因编码位于肾脏远曲小管细胞顶端膜的噻嗪敏感 Na－Cl 共转运体 NCC，基因突变导致 NCC 功能下降，Na 和 Cl 在近曲小管回吸收减少，到集合管的 Na 和 Cl 增多，从而导致轻度容量减少，血管容量减少激活肾素－血管紧张素－醛固酮系统，促进 Na 回吸收，并促进 K 和 H 的分泌，导致低钾血症和代谢性碱中毒。在近端小管 Ca 被动回吸收增多以及上皮 Mg 通道（TRPM6）的减少，可以解释低钙尿症和低镁血症。

9. 得了这个病应该到医院找哪个科室的医生诊治?

本病主要以肾小管受累为主，应该以肾内科就诊随访为主。但患者可能因疲乏、无力、手足搐搦、关节炎等症状，会先去普通内科就诊，应及时进行血生化检查以早期诊断。因本病可能会出现心电图 Q－T 间期延长，还应去心内科定期复查。

（吴晔　北京大学第一医院儿科）

34 戊二酸尿症 I 型

1. 什么是戊二酸尿症 I 型？

戊二酸尿症 I 型（glutaric aciduria type I）又称戊二酸血症 I 型，是一种罕见的有机酸代谢病。由于 *GCDH* 基因突变导致戊二酰辅酶 A 脱氢酶缺乏，戊二酸及其代谢产物蓄积，引起代谢紊乱及神经系统损害。

2. 这个病最常或最早会出现哪些异常？这个病最常出现什么症状和体征？

戊二酸尿症 I 型患者临床表现轻重不一，从胎儿时期到中老年均可发病。大多数患者出生时正常，最早出现的异常是大头畸形或头围增长过快，可以数月至数年没有症状，常在高蛋白饮食、饥饿、发热、感染、疲劳、疫苗接种、药物等应激状态下发病，原本“正常”的患者出现运动倒退、无力、肢体扭转、抽搐，常见的体征是肢体僵硬、肌张力不全、构音障碍，严重影响正常生活。一些患者表现为慢性进行性病程，智力、运动发育落后，随着脑损害的加重发生肌张力不全、癫痫等合并症。病情严重的患者急性期可能因严重脑病、代谢性酸中毒死亡。

3. 有确诊的方法吗？怎样确诊？

戊二酸尿症 I 型可以通过血液、尿液代谢物检测及基因分析确诊。典型患者血液戊二酰肉碱增高，游离肉碱降低，尿液戊二酸及 3–羟基戊二酸增高。脑磁共振扫描常见脑萎缩、基底节损害及脑白质损害，一些患者急性期发生代谢性酸中毒、酮症、低血糖、高氨血症及肝损害。通过基因分

析可以检测 *GCDH* 基因，确定致病突变，做到基因诊断。

通过血液氨基酸、游离肉碱及酯酰肉碱谱检测，可以进行戊二酸尿症Ⅰ型的新生儿筛查或高危筛查，争取在无症状时期或疾病早期诊断。

4. 这个病能治疗吗？怎样治疗？

戊二酸尿症Ⅰ型是可治疗的遗传代谢病，合理的饮食及药物治疗是防治急慢性脑病的关键。发病越早的患者预后越差，多遗留不同程度的运动障碍，儿童期至成年发病的患者大多预后较好，恢复较快，经过治疗后运动功能可恢复正常。戊二酸尿症Ⅰ型的饮食治疗方法是限制天然蛋白质，补充无赖氨酸及色氨酸的特殊配方奶粉或氨基酸粉，长期补充左卡尼汀，并保证营养发育需求。针对肌张力不全、癫痫等合并症，对症治疗。如果患者病情稳定，6 岁以后可以停用特殊配方，但是需注意不要暴饮暴食，不食入过多的天然蛋白质。患者需终生补充左卡尼汀，根据代谢状况调整剂量。对于已经出现肢体僵硬、肌张力不全的患者，可口服巴氯芬、盐酸苯海索或地西泮治疗。

如果患者出现了急性脑病或代谢性酸中毒，需要立即到医院进行救治，祛除感染等诱因，严格限制天然蛋白质摄入，提供足够的能量，静脉点滴左卡尼汀、葡萄糖、碳酸氢钠及精氨酸，对症治疗。

5. 得病后患者需要注意什么？

戊二酸尿症Ⅰ型患者需要长期的个体化饮食及药物治疗，应保证营养，保护大脑功能，监测疾病进展及营养发育状况，检测肝肾功能、血氨、血液氨基酸及酯酰肉碱谱、尿有机酸水平。日常生活中应避免高蛋白食物，限制酒精，并注意避免感染性疾病诱发的代谢危象。对于智力、运动障碍的患者可给予肢体按摩及物理康复训练，注意避免疲劳、饥饿、暴饮暴食及交叉感染，以免自身蛋白分解加重病情。对癫痫的患者，避免使用丙戊酸钠，以免加重肝损害。合并感染时，应回避阿司匹林、对乙酰氨基酚、红霉素及其他可能损害肝肾的药物，以免诱发瑞氏综合征等严重合并症。在病情稳定的基础上，可以接种疫苗。在发热、肺炎、腹泻、手术等特殊情况下不能停止治疗，应静脉点滴左卡尼汀、葡萄糖、精氨酸，否则可能引发急性脑病及代谢性酸中毒。

6. 这个病会影响患者的家人吗?

戊二酸尿症Ⅰ型属于常染色体隐性遗传病，*GCDH* 基因突变分别来自父亲和母亲。父母虽然是携带者，但不是戊二酸尿症Ⅰ型患者，血液戊二酰肉碱及尿液戊二酸正常。在患者及其父母 *GCDH* 基因诊断明确的前提下，母亲再次妊娠时可以进行产前诊断，通过胎盘绒毛或羊水细胞 *GCDH* 基因分析做出胎儿诊断。兄弟姐妹有 25%的可能患病，50%的可能为与父母相同的健康携带者，25%的可能不遗传来自父母的 *GCDH* 基因突变，与性别无关。因此，基因分析对其他家族成员的遗传咨询及健康管理十分重要。

7. 这个病对患者今后生活有什么影响?

如能早期诊断、正确治疗，戊二酸尿症Ⅰ型患者可以长期存活，神经功能和生长发育也都会正常。但是，如果在发生脑病后才确诊，肌张力不全难以控制，预后不良，严重脑病危及生命，急性期死亡率很高，存活者常遗留智力、运动发育落后、肌张力障碍等后遗症，大多智力正常。患者的预后取决于疾病导致的脑损害严重性、发现早晚、开始治疗时间、依从性与治疗效果等多种因素，经过合理饮食与药物治疗，患者症状可得到缓解。

8. 为什么会得这个病?

戊二酸尿症Ⅰ型病因为 *GCDH* 基因突变导致戊二酰辅酶 A 脱氢酶活性降低，导致人体内赖氨酸、羟赖氨酸和色氨酸的代谢障碍，戊二酰辅酶 A

过度堆积，生成大量的戊二酸、3－羟基戊二酸，损害神经系统，导致疾病。

9. 得了这个病应该到医院找哪个科室的医生诊治?

对于疑似戊二酸尿症Ⅰ型的急症患者，需急诊入院治疗，如果合并严重代谢酸中毒及高氨血症，需要血液透析。对于新生儿筛查及临床发现的患者，如果病情稳定，建议到儿童遗传代谢科或神经内科就诊，进行饮食与药物干预。患者父母再次生育前，应到有条件的机构进行遗传咨询。母亲再次妊娠时，可在孕早期或中期到有产前诊断资质的医院产科就诊，争取胎儿诊断。

（杨艳玲　王峤　北京大学第一医院儿科）

35 糖原累积病（Ⅰ型和Ⅱ型）

1. 什么是糖原累积病（Ⅰ型和Ⅱ型）？

糖原累积病（glycogenosis）是一类由先天性酶功能缺陷所造成的常染色体隐性遗传性糖原代谢障碍性疾病。根据酶缺陷不同分为16型。其中糖原累积症Ⅰ型又称为葡萄糖-6-磷酸酶缺乏症，分Ⅰa和Ⅰb型二个亚型，其中Ⅰa 型是由葡萄糖-6-磷酸酶的基因突变所致，Ⅰb 型是编码葡萄糖-6-磷酸转移酶的溶质载体家族 37 成员 4 基因突变所致，从新生儿到成年发病；糖原累积病Ⅱ型，也称为庞贝病（Pompe病），由溶酶体中酸性α-葡糖苷酶的编码基因突变导致。根据发病年龄、受累器官和疾病进展速度，分为婴儿早发型和晚发型两大类，前者通常在 1 岁内起病，后者通常于 1 岁后起病，也可晚至 60 岁后发病。

2. 这个病最常或最早会出现哪些异常？这个病最常出现什么症状和体征？

糖原累积症Ⅰ型的常见症状为反复发作低血糖、乳酸中毒、高脂血症、生长迟缓和肝大。其中Ⅰa 型在新生儿期出现严重低血糖症，3～4 个月龄出现肝大、高尿酸血症、高脂血症、高三酰甘油血症。儿童期通常具有脸颊肥胖，四肢相对瘦小以及由肝肿大引起的腹部膨隆。血小板功能障碍导致反复鼻出血。随着年龄增长，出现肝腺瘤、痛风、肾脏病变、骨质疏松、贫血等。少数患者成人起病，出现痛风、高乳酸血症、酮血症以及高脂血症等。Ⅰb 患者的临床表现与Ⅰa 相似，还出现粒细胞减少和粒细胞功能障碍。

糖原累积症Ⅱ型的婴儿早发型主要表现为喂养困难、运动发育迟缓、松软儿、心脏扩大、肝脏肿大及舌体肥厚，常于1岁左右死于心力衰竭及呼吸衰竭。晚发型患者主要症状为易疲劳、上楼梯及蹲起困难、腰背痛、脊柱弯曲、脊柱强直，少数以突发呼吸衰竭起病。常死于呼吸衰竭。

3. 有确诊的方法吗？怎样确诊？

糖原累积病（Ⅰ型和Ⅱ型）可以通过基因检查确诊。糖原累积症Ⅰ型患者肝脏病理检查发现肝脏中大量糖原聚集以及生化测定肝细胞葡萄糖-6-磷酸酶或葡萄糖-6-磷酸转移酶活性降低均有确诊意义。糖原累积症Ⅱ型进行酸性α-葡糖苷酶活性测定以及骨骼肌活检组织病理检查也可以确诊。检测皮肤成纤维细胞酸性α-葡糖苷酶活性是诊断糖原累积病Ⅱ型的金标准；干血滤纸片法可以用于新生儿筛查，有假阳性的情况。

4. 这个病能治疗吗？怎样治疗？

糖原累积症Ⅰ型目前没有治愈的方法，只有采取以生玉米淀粉为核心的综合饮食治疗及营养管理。出现低血糖时，应快速纠正。针对肝损害、痛风、癫痫、结石等合并症进行对症治疗。对单一病灶的肝腺瘤，可手术切除。内科治疗失败、多次肝腺瘤切除术后复发、肝腺瘤快速增多及增大且无远处转移、肝癌高风险的糖原累积症Ⅰ型患者可考虑行肝移植治疗。

对于糖原累积症Ⅱ型，目前有特异性治疗作用的是重组人酸性α-葡糖苷酶替代治疗。其他治疗还包括呼吸机辅助通气、纠正心衰、控制呼吸道感染、营养运动疗法及正在研究中的分子伴侣疗法和基因治疗。

5. 得病后患者需要注意什么？

糖原累积症Ⅰ型患者应保持低蔗糖和低果糖饮食，少量多餐饮食以及生玉米淀粉饮食。糖原累积症Ⅱ型患者应当高蛋白、低碳水化合物饮食。

患者需要定期到医院进行呼吸功能监测，必要时夜间佩戴无创呼吸机。

6. 这个病会影响患者的家人吗?

糖原累积症Ⅰ型和Ⅱ型均为常染色体隐性遗传性疾病，患者的同胞有发病的可能。如果患者的配偶也携带这个病的致病基因，其子女仍有可能发病。

7. 这个病对患者今后生活有什么影响?

未经正确治疗的糖原累积症Ⅰ型患儿，智能发育障碍，预后不良。在青春期伴有高尿酸血症的患者常并发痛风；在成年期患者心血管病、胰腺炎和肝脏腺瘤的发生率高于正常人群，少数患者可并发进行性肾小球硬化症。

糖原累积症Ⅱ型的早发型患儿多在 1 岁前因心衰或呼吸衰竭死亡。大部分晚发型患者的日常活动受到影响，常合并肺炎、呼吸困难而死于呼吸衰竭。

8. 为什么会得这个病?

糖原累积症Ⅰ型是由葡萄糖–6–磷酸酶系统缺陷所致。该酶系统缺陷时葡萄糖利用障碍，导致反复发生低血糖以及继发性一系列代谢紊乱，同时造成糖原在肝脏、肾脏和肠黏膜大量堆积。Ⅰb 患者还会造成粒细胞减少和粒细胞功能障碍。

糖原累积症Ⅱ型是因酸性 α–葡糖苷酶基因突变导致溶酶体内酸性 α–葡糖苷酶活性缺乏或显著降低，溶酶体内糖原不能被降解，沉积在骨骼肌、心肌和平滑肌等细胞内，导致溶酶体肿胀、细胞破坏及脏器功能损害，从而引起一系列临床表现。

9. 得了这个病应该到医院找哪个科室的医生诊治？

对于新生儿发病者，通常就诊儿科的新生儿专科。婴幼儿发病者，根据主要症状不同，可能就诊于儿科的各个亚专业组。成人发病者，可至神经内科或遗传科就诊。出现其他器官损害需要到代谢病专业、神经专业、消化内科、营养科、心内科、呼吸科、骨科及康复科会诊。患者的父母再生育时可进行产前检查，通过胎盘绒毛或羊水细胞的基因突变分析可进行胎儿诊断，明确胎儿是否患病，避免疾病患儿出生。

（王朝霞　北京大学第一医院神经内科）

36 血友病

1. 什么是血友病?

血友病（hemophilia）是一种比较常见的“罕见病”，是一种性染色体隐性遗传性出血性疾病，患者表现为出血倾向，严重的甚至会危及生命。血友病A（血友病甲）即因子Ⅷ促凝成分（Ⅷ：C）缺乏症，血友病B（血友病乙）即因子Ⅸ缺乏症。

2. 这个病最常或最早会出现哪些异常？这个病最常出现什么症状和体征?

根据血浆中凝血因子活性水平高低，可将血友病患者分为轻、中、重三种类型，重型血友病患者出血首发年龄小，出血程度重，常出现肢体功能障碍；而轻型患者可无自发性出血表现，多在外伤或手术后出血异常增多而被诊断。

典型的血友病患者临床表现是自幼发生的反复出现关节、肌肉、血尿和内脏出血。最常受累的关节是膝关节、踝关节和肘关节。反复出血而不及时治疗将损害关节部位的软骨和骨骼，导致血友病性骨关节病，出现关节畸形、功能障碍，最终发生肢体功能残疾。出血形成血肿后还可导致压迫症状：周围神经受累，患者有麻木、剧痛、肌肉萎缩；上呼吸道梗阻，严重出血甚为危险可引起窒息；压迫附近血管，可发生组织坏死。

3. 有确诊的方法吗？怎样确诊?

（1）血友病的检查包括：①筛查试验：部分凝血活酶时间（APTT）延

长，正常血浆纠正试验可完全纠正。②确证试验：FⅧ、FⅨ、活性测定Vwf抗原测定，除外VWD。③基因诊断：确定致病基因，为携带者检测和产前诊断提供依据。

（2）血友病的诊断标准：①男性患者，有或无家族史。有家族史者符合性连锁隐性遗传规律。女性患者极为罕见，需除外vWD。②关节、肌肉等深部组织出血或血肿。小手术后的持续出血。③反复出血可致关节畸形、强直或假肿瘤形成，继发性肌萎缩，神经挛缩、疼痛等症状。④血浆凝血因子活性水平＜40%。⑤除外获得性凝血因子缺乏。⑥严重程度判断如下表所示。

分型	凝血因子活性	出血严重程度
重型	＜1%	自发性反复出血，见于关节、肌肉、内脏、皮肤黏膜等
中型	1%～5%	有自发性出血，创伤、手术后有严重出血
轻型	＞5%～40%	多无自发性出血，创伤、手术后出血明显

4. 这个病能治疗吗？怎样治疗？

这个疾病是良性疾病，目前的治疗如下所述。

（1）禁止肌内注射，未作替代性治疗禁忌骨穿等有创性操作，出血时局部止血治疗。

（2）关节出血发作时初期可采用RICE措施，即R（休息）、I（冰敷）、C（压迫）、E（患肢抬高），保持关节在功能位置。

（3）替代疗法：目的是将患者血浆因子水平提高到止血水平。可选择输血浆、冷沉淀物、重组或血浆源性因子Ⅷ、Ⅸ制剂、凝血酶原复合物（适用于血友病B），各自有不同的适应证。

（4）血友病患者外科手术问题：随着因子Ⅷ等制剂的应用，如手术过程有充分准备，危险性已大为减少。术前应充分估计凝血因子缺乏程度，手术中补充达到需要止血的浓度，替代疗法必须维持到创口完全愈合。术前应确定有无合并抑制物。

（5）基因治疗：正在研究中，动物试验中取得初步成功。

5. 得病后患者需要注意什么？

患者容易出血，故平时生活应动作轻柔，剪短指甲、衣着宽松，谨防外伤及关节损伤。有出血倾向时应限制活动，卧床休息，出血停止后逐步增加活动量。尽可能采用口服给药，避免或减少肌内注射，避免应用扩张血管以及抑制血小板凝聚的药物。

脏器严重出血时应及时补充血容量及补充凝血因子作急救处理。避免各种手术，必须手术时应先补充凝血因子。

为患者及家属做好血友病遗传咨询工作。定期体检，若身体有任何不适就及时治疗。

6. 这个病会影响患者的家人吗？

血友病是遗传病，遗传方式为性染色体隐性遗传，受基因控制。当父亲有血友病而母亲无此病时，儿子都不会得血友病，所有女儿都将携带血友病基因。带有血友病基因的女性称为携带者，她们可能有血友病的症状并把血友病传给子女，她们的儿子有50%的概率患血友病，女儿有50%的概率携带血友病基因，应对携带者进行产前咨询。

7. 这个病对患者今后生活有什么影响？

虽然目前没有治愈血友病的方法，但血友患者在接受治疗后可以健康生活。血友病并不是一种致命的疾病，患者只要补充凝血因子及时，日常生活照顾得好，血友病患者可以和正常人一样工作、生活、参加社会活动，不影响人的自然寿命。

但如果没有接受治疗，重度血友病患者将难以正常上学或工作，他们可能会发生残障，难以行走或做一些简单的活动，甚至可能早早夭折。

8. 为什么会得这个病？

每个正常人都有正常完备的凝血功能，以保证在损伤部位能够有效止血，凝血功能的发挥依赖于血液中多种凝血因子（包括凝血因子Ⅷ和凝血因子 XI）高效、有序激活，并最终在血管受损部位形成血凝块，阻止血液流失。血友病就是因为相关基因突变，引起血浆中缺乏凝血因子，导致患者凝血功能严重异常，患者出现无明显外伤后，发生与损伤程度不相符的严重出血。

决定凝血因子Ⅷ和凝血因子 IX 体内合成的相关基因都位于 X 染色体上。由于男性只有一条 X 染色体，而女性拥有两条相同的 X 染色体，所以一旦出现相关基因突变就会导致男性发病，而女性呈携带状态不发病，但可能将突变的基因遗传给下一代。因而血友病患者绝大多数为男性，女性血友病患者极为罕见。

9. 得了这个病应该到医院找哪个科室的医生诊治？

血友病归属血液科，以出血或凝血功能异常为首发表现的往往首诊血液科。但有些患者以关节畸形或者器官压迫症状起病，可能就诊骨科、外科或其他科室。大型三甲综合医院应该都有丰富的诊治经验。

（韩冰　朱铁楠　中国医学科学院北京协和医院血液科）

37 肝豆状核变性

1. 什么是肝豆状核变性?

肝豆状核变性（heptolenticular degeneration）又称 Wilson 病（Wilson disease），是一种常染色体隐性遗传的铜转运障碍性疾病。发病率约为 1/3 万活产婴儿。临床上多表现为肝病、神经系统症状、精神症状等。若不经治疗，上述症状将进行性加重，直至引起死亡。肝豆状核变性是少数可治疗的遗传病之一，早期治疗可避免严重的不可逆的组织器官损害，使患者获得与正常人相似的生活质量和寿命，无症状者治疗可以预防组织损害的发生，因此早期诊断非常重要。

2. 这个病最常或最早会出现哪些异常？这个病最常出现什么症状和体征？

发病年龄从 3～60 岁，儿童期和青年期发病者占大多数，儿童发病年龄以 7～12 岁最多见。约占总数 50%的患者以肝病的症状开始，肝病表现可以从无症状的化验指标异常到急性或爆发性肝炎和肝衰竭，或表现为慢性肝炎和肝硬化。患儿出现食欲减低，呕吐，黄疸，腹痛，肝脾肿大，角膜 K-F 环。约 20%患者以神经系统异常为首发症状，表现为说话口齿不清，步态异常，震颤，流口水，肌张力障碍，反应慢，癫痫发作，精神行为异常。此外有部分病例以溶血性贫血、骨关节痛、血尿蛋白尿或精神障碍等起病。学龄前儿童多数以肝病的症状去看病，病程可能比较急。较大的学龄期起病者，常以肝病或神经系统症状开始，病情发展可能较缓慢。年长儿或成人期起病者，多以缓慢进展的神经、精神症状为主。

3. 有确诊的方法吗？怎样确诊？

当患者出现以下表现时应考虑本病的可能：①原因不明的急、慢性肝病；②年龄在 7～8 岁以上，出现以锥体外系为主的神经系统症状；③Coombs 试验阴性的急性血管内溶血；④不明原因的血尿、肾小管功能不全；⑤不明原因的骨关节症状。若上述神经、血液、肾脏、骨关节等症状合并有肝损害的证据时诊断肝豆状核变性的可能性明显增加。但确诊依赖于角膜 K－F 环和铜代射的检查。若符合以下三项中的任何一项，且有血清铜蓝蛋白降低则可以确诊：①K－F 环阳性；②24 小时尿铜＞100μg，需除外铜污染；③ 肝铜浓度＞250μg 干重以上。致病基因 *ATP7B* 的突变检测也能够确诊本病并提供准确的遗传咨询和产前诊断。

4. 这个病能治疗吗？怎样治疗？

本病可以治疗，治疗的目的是去除组织内已经蓄积的铜并阻止再蓄积。一方面是应用排铜药物以促进排除体内过量的铜，如青霉胺、曲恩汀，避免铜在体内继续沉积，以恢复和维持正常功能；另一方面是限制铜的摄入，减少外源性铜进入体内，可用锌制剂。本病要终生治疗。每年至少两次查血尿常规、肝功能、血清铜和铜蓝蛋白、INR，每年至少查一次 24 小时尿铜含量。其他需要治疗的是药物的不良反应和门脉高压的并发症如腹水、食管或胃静脉曲张、肝性脑病等。如果出现癫痫发作或肌张力增高，需要抗癫痫药物治疗和对症治疗。

5. 得病后患者需要注意什么？

得病后一定要注意饮食控制，减少铜的摄入，但是铜是人体非常重要的微量元素，因此人体代谢过程不可缺铜，要仔细计算所吃进去的每种食物中铜的含量。避免食用含铜量高的食物，比如动物肝脏、脑、坚果、巧克力、蘑菇、贝壳类海鲜等，饮用水要选择纯净水。不要饮酒、吸烟，饮食和睡眠要规律。患者如果自行停药会出现新的神经系统病变或快速进展的肝脏失代偿，而且对再次治疗效果不好，需要接受肝移植。因此长期规律治疗，定期复查，监测各项指标非常重要。

6. 这个病会影响患者的家人吗?

因本病为常染色体隐性遗传，故同胞的患病概率为1/4，如果同胞的兄弟姐妹中有一个被诊断为肝豆状核变性，则对其他兄弟姐妹应进行系统检查，以确定或最终除外本病。首先应详细询问既往有无肝炎、黄疸、血尿、骨关节痛、学习成绩下降、性格改变等肝豆状核变性的临床症状，应进行全面的体格检查，特别注意检查肝脾、神经系统和K－F环。必须做肝功、腹部B超以检查肝脾，常规做血清铜蓝蛋白、血清铜、24小时尿铜定量检查，必要时做头颅影像学检查。

7. 这个病对患者今后生活有什么影响?

本病治疗越早，预后越好。早期治疗可使症状消失，维持正常健康状态。对于症状前病例进行治疗，可以预防发病，如果中途停止治疗，可有肝功能恶化。本病如不经治疗，以肝病症状开始的患儿，常死于肝衰竭；当出现神经系统症状以后仍不治疗，多在数年内恶化、死亡。肝、脑、肾症状严重的病例，治疗效果较差，部分患者可能遗留肝硬化，但这些病变均为非进行性，其危险主要为食管静脉曲张破裂出血。已出现严重神经系统症状才开始治疗的患者，治疗后常遗留不同程度的运动障碍。

8. 为什么会得这个病?

本病为常染色体隐性遗传病，致病基因*ATP7B*定位于染色体13q14.3，基因蛋白产物为P型铜转运ATP酶（ATP7B）。该基因的缺陷能导致铜经胆汁排泄障碍及肝细胞内铜与铜蓝蛋白的结合障碍，因此引起血浆铜蓝蛋白降低，尿内排铜增加，并引起铜在体内各种组织中沉积，尤其在肝脏、脑和角膜，进一步可以沉积到其他组织中，从而引起相应的各种症状。

9. 得了这个病应该到医院找哪个科室的医生诊治？

对于疑似肝豆状核变性患者建议首先到神经内科就诊，并根据出现的问题比如消化、肾脏、血液、骨关节、精神症状等到相应科室就诊。

（熊晖　北京大学第一医院儿科）

38 遗传性血管性水肿

1. 什么是遗传性血管性水肿？

遗传性血管性水肿（hereditary angioedema，HAE）是一种表现为间断局部皮肤或黏膜肿胀的遗传性疾病。人群中发病率为（1～2）/10 万，但患者知晓率低。该病分为数个亚型，其中 I 型与 II 型最常见，为编码 C1 抑制因子（C1 inhibitor，简写为 C1INH）的基因（SERPING1）变异所致，其他罕见类型机制尚未明确，目前已发现可能与编码凝血因子Ⅻ（F12）、血管生成素 1（ANGPT1）及血纤溶酶原（PLG）的基因变异相关。

2. 这个病最常或最早会出现哪些异常？这个病最常出现什么症状和体征？

遗传性血管性水肿大多于青春期发病，平均发病年龄在 8～12 岁。该病主要表现为单侧手、足、面部及外生殖器无痛性的皮肤肿胀。胃肠道黏膜肿胀亦很常见，多伴腹痛，程度较剧烈，且可出现恶心、呕吐等症状，此系胃肠道黏膜局部肿胀继发梗阻所致。临床上常以急腹症处理而导致患者经受不必要的手术。口腔黏膜肿胀较罕见，但可进展为喉头水肿导致窒息，危及生命，一旦发生，需要紧急药物处理，甚至气管插管或气管切开。

该病每次发作约持续数天，发作频率个体差异较大，一项包含 103 名患者的统计显示平均每 45.3 天症状发作 1 次。症状严重程度亦存在较大个体差异。

3. 有确诊的方法吗？怎样确诊？

遗传性血管性水肿通过典型的临床表现，结合血液中补体的检测即可确诊。对于Ⅰ型及Ⅱ型的个体而言，补体的检测通常表现为 C4 的下降、C1 抑制因子减少或功能受损。若临床症状典型，但补体检测未见明显异常，排除可导致血管性水肿的药物因素之后，可考虑进一步行基因检测。患者直接抽血即可进行检查，若患者检测到凝血因子Ⅻ（F12）基因异常，结合家族史，可帮助诊断。有些患者为新发突变，无家族史。

4. 这个病能治疗吗？怎样治疗？

遗传性血管性水肿目前尚无根治方法，但可通过药物手段减少症状发作，同时缩短发作的持续时间。对于发作较为频繁（发作间隔小于 1 个月）的患者，长期应用低剂量的弱雄激素，可明显降低发作频率，但副作用亦较明显，故对于儿童及其他不耐受雄激素的患者，可考虑使用抗纤溶药物或采取 C1 抑制因子替代疗法，后者亦可用于症状急性发作时的缓解治疗。在缺乏 C1 抑制因子替代制剂的地区，新鲜冰冻血浆输注可作为替代方案用于缓解治疗。

5. 得病后患者需要注意什么？

遗传性血管性水肿患者需要避免一些诱发症状的因素，比如雌激素制剂、血管紧张素转换酶抑制剂（angiotensin-converting enzyme inhibitor，ACEI）等可能加剧发作时严重程度或提高发作频率的药物。患者平时应注意避免创伤，尤其是面部及上呼吸道，并且应当及时治疗口腔和牙科感染。患者应制定好急性发作时的应对计划，考虑到可能需要使用血制品，乙肝疫苗接种是有必要的。

6. 这个病会影响患者的家人吗?

该病为常染色体显性遗传疾病，不具有传染性，但患者子女有 50%的概率遗传此病。携带该基因变异的患者之间严重程度差异较大，部分携带此变异的患者可不表现出症状，目前无法个体化预测其严重程度。

7. 这个病对患者今后生活有什么影响?

患者平时由于频繁发作局部水肿，可能造成误工或降低工作效率。皮肤水肿可造成患者外观暂时毁损，但通常并不危险。胃肠道发作可表现为不同程度的腹痛、恶心、呕吐或腹泻，在未及时诊断的患者中，可能造成不必要的手术。大多数患者一生中都会经历胃肠道发作，在 1/4 的患者中，胃肠道发作是其发作的主要形式。喉发作虽然罕见，但为该病导致死亡的主要因素。在一项纳入 70 例致死性喉发作病例的研究中，63 例在死亡时尚未被诊断，在未被确诊的患者中，因窒息导致死亡的平均年龄为 40.6 岁。约有一半的患者在一生中会经历至少 1 次喉发作。

8. 为什么会得这个病?

遗传性血管性水肿的症状系由体内缓激肽产生过多所致。缓激肽可强效舒张血管，并可使血管通透性增强，在发作过程中，血浆缓激肽浓度较正常水平明显上升，造成水肿症状。缓激肽产生过多主要由编码 C1 抑制因子的基因 *SERPING1* 变异导致。C1 抑制因子是经典补体途径和凝集素补体途径的抑制因子，同时在凝血、纤维蛋白溶解等通路中亦发挥抑制作用。C1 抑制因子抑制上述途径中的多种血浆蛋白酶，是调节缓激肽生成的重要因素。*SERPING1* 基因的变异使得 C1 抑制因子合成水平下降或功能受损，进而导致缓激肽产物积累，引发症状。

9. 得了这个病应该到医院找哪个科室的医生诊治?

对于考虑此病的患者，应建议其到皮肤科就诊。急诊科医师如遇突发不明原因窒息或腹痛患者，应考虑此病可能，必要时可请皮肤科医师会诊，协助诊治。

（林志淼　戴尚志　北京大学第一医院皮肤科）

39 遗传性大疱性表皮松解症

1. 什么是遗传性大疱性表皮松解症？

遗传性大疱性表皮松解症（hereditary epidermolysis bullosa，EB）是一组以皮肤脆性增加为主要表现，伴有多系统严重并发症的一组罕见遗传性皮肤病。皮肤脆性增加指的是皮肤或者黏膜在正常人不会出现损伤的轻度外力作用下即会导致皮肤组织出现破损、水疱或者大疱改变。由于该病患儿皮肤犹如蝴蝶翅膀般脆弱，因此遗传性大疱性表皮松解症患儿又被称为蝴蝶宝贝。根据不同的临床表现特点，遗传性大疱性表皮松解症分为单纯型、交界型、营养不良型以及 Kindler 综合征。

2. 这个病最常或最早会出现哪些异常？这个病最常出现什么症状和体征？

遗传性大疱性表皮松解症通常在出生的时候就会表现出症状，最常见的是出生即可发现下肢胫前至足背（或者其他部位）大片皮肤缺失，之后全身反复在摩擦部位出现水疱、大疱及皮肤糜烂。遗传性大疱性表皮松解症的不同亚型之间临床表现差异较大，根据皮肤组织电镜的检查，以皮肤水疱裂隙所在的位置，将遗传性大疱性表皮松解症分为单纯型、交界型、营养不良型以及 Kindler 综合征。各种不同亚型临床严重程度差别较大，疾病特点有较大差异。

（1）单纯型遗传性大疱性表皮松解症：电镜下皮肤水疱的裂隙位于基底细胞层胞浆内，在半桥粒结构上方（基底细胞型），或者位于皮肤基底细胞以上（基底层上型）。单纯型遗传性大疱性表皮松解症的临床表现通常较轻，一般较少出现皮肤外并发症，不会导致手足并指及食管黏膜狭窄等表现，通常不会影响患者的预期寿命。单纯型遗传性大疱性表皮松解症患者主要表现为出生时或者出生不久出现摩擦部位的水疱、大疱，多数伴有愈合后皮肤色素沉着或者色素脱失，但是通常不产生明显瘢痕或者皮肤萎缩。口腔黏膜可以受累及，但是通常不严重，多数不会的导致食管狭窄。指甲及毛发受累往往较少或者较轻，通常仅会有轻度甲营养不良、厚甲，以及轻度的毛发稀疏。

（2）交界型遗传性大疱性表皮松解症：电镜下皮肤水疱的裂隙位于基底膜带的透明板中，即半桥粒下及致密板上面。交界型遗传性大疱性表皮松解症临床表现通常较重，最严重类型为致死型交界型遗传性大疱性表皮松解症，为层粘连蛋白－332（laminin－332）完全缺失导致，患儿通常在出生两年内死亡。交界型遗传性大疱性表皮松解症患者多数出生后出现大面积皮肤水疱、糜烂或者表皮缺失，水疱愈合后可以出现皮肤萎缩或者增生性瘢痕。患者可以出现大片毛发脱失、甲脱落、牙釉质发育不良、喉部狭窄、泌尿道梗阻、眼部翼状胬肉、肌肉萎缩或肌营养不良等表现。

（3）营养不良型遗传性大疱性表皮松解症：电镜下皮肤水疱裂隙位于基底膜带致密板下面。营养不良型遗传性大疱性表皮松解症根据遗传模式分为两种类型，一种为常染色体显性遗传，另一种为常染色体隐性遗传，均为COL7A1基因突变所致。其中显性营养不良型遗传性大疱性表皮松解症表现通常较轻，疾病并发症较少；而隐性营养不良型遗传性大疱性表皮松解症的临床表现较重，疾病并发症较多。患者多数在出生后出现小腿胫前至足部皮肤缺失，伴有摩擦部位反复发作的水疱、大疱，水疱愈合后通常会伴有表皮萎缩，可呈羊皮纸样外观。患者通常会出现甲脱落，指、趾屈曲、挛缩或者并指，口腔黏膜反复水疱张口受限，食管黏膜损伤后狭窄，眼部膜状物增生，便秘或者肛门反复出血。患者因为大量蛋白丢失，会出现严重营养不良，包括发育迟缓、第二性征发育延迟、严重贫血、低蛋白血症，同时会导致患者更容易出现感染症状。此外，由于摩擦部位容易出现伤口反复迁延不愈，隐性营养不良型遗传性大疱性表皮松解症患者通常会在 30 岁以后出现鳞状细胞癌的风险增加，导致患者预期寿命远低于正常人群。

（4）Kindler 综合征：水疱的裂隙可以发生在不同层次，裂隙位置不固定。患者一般在出生不久后出现摩擦性水疱及大疱，随着年龄增长，水疱及大疱逐渐减少，皮肤脆性好转，同时皮肤开始出现明显的光敏反应，可以伴有光暴露部位皮肤的异色样改变。患者通常还会出现水疱愈合后皮肤萎缩、指纹缺失、皮肤轻度并指改变等表现。

3. 有确诊的方法吗？怎样确诊？

本病通常通过典型的临床表现即可确诊，即出生时或者出生不久出现皮肤脆性增加，水疱及大疱多数发生在摩擦部位，不伴有基底皮肤的红斑或者炎症。患者出现各种常见的并发症，如手指并指、食管狭窄、甲缺失、增厚或者营养不良，以及阳性家族史。通过一系列化验可以帮助确诊该疾病。

（1）皮肤组织病理检查可以看到表皮内或者表皮下水疱，真皮炎症细胞通常较少。

（2）电镜检查可以确定皮肤水疱裂隙所在层次，对于遗传性大疱性表皮松解症三大亚型的分类的确定具有重要意义。

（3）针对各个不同致病基因编码的结构蛋白进行免疫荧光染色，可以初步确定可疑致病基因。

（4）19 个遗传性大疱性表皮松解症致病基因的致病性突变位点检测。

4. 这个病能治疗吗？怎样治疗？

目前遗传性大疱性表皮松解症尚无有效的治疗手段，主要治疗是伤口护理和对症治疗。伤口护理主要是通过对损伤皮肤进行包扎、感染控制及功能锻炼避免出现严重并发症。简单而言，避免剧烈运动、过热环境以及过度摩擦是防治皮肤出现损伤的关键；水疱出现后应该积极抽吸掉疱液避免水疱扩大；出现感染征象时应该积极局部或者系统使用抗生素避免感染加重或者出现败血症。在容易反复摩擦的部位，比如脚踝、膝盖、肘部、手、足等部位建议进行包扎，避免因为摩擦导致反复出现水疱。通过大量涂抹润肤霜对于改善皮肤损伤带来的干燥和瘙痒有一定帮助；如果皮肤瘙痒过于剧烈，应该积极口服止痒药物来缓解瘙痒，防止因为搔抓带来的进一步皮肤损伤。

遗传性大疱性表皮松解症常见的并发症包括手指并指、屈曲、挛缩，食管狭窄，泌尿系统梗阻，眼睛伪膜，严重龋齿、牙釉质发育不良，重度贫血，继发皮肤鳞状细胞癌等。因此，多学科对症治疗，比如分指手术、食管黏膜扩张术等对并发症的治疗十分重要，可以明显改善患者的生活质量，避免病情进一步恶化。

最新研究发现，对于重症遗传性大疱性表皮松解症类型，如严重泛发型隐性营养不良型遗传性大疱性表皮松解症或交界型遗传性大疱性表皮松解症，可以采取异体骨髓移植或者自体细胞结合基因治疗方法进行治疗，部分患者可以达到良好的治疗效果。然而这一类治疗风险较高或者难度极大，因此尚不能常规在临床中用于遗传性大疱性表皮松解症治疗。有关这一类最新进展信息可以咨询相关专业医生。

5. 得病后患者需要注意什么？

遗传性大疱性表皮松解症是一种罕见且严重的遗传性疾病，许多家长在自己孩子出现遗传性大疱性表皮松解症疾病之后会非常无助并且陷入恐慌中。尽早找到相关专业医生确诊，并且加入患者组织十分重要。通过了解疾病的基本知识，参加协会的专业护理培训，知晓并发症并寻求帮助的方法，以了解疾病的治疗进展。缓解过度恐慌情绪，并且树立积极应对遗传性大疱性表皮松解症的信心至关重要。

遗传性大疱性表皮松解症患儿要尽量避免过热环境、过度剧烈摩擦或者剧烈运动来减少新的水疱或者皮肤损伤的出现；避免食用过热、过硬食物，提倡细嚼慢咽可以防止食管损伤；注意口腔及牙齿卫生来防止严重龋齿的出现。遗传性大疱性表皮松解症患者或者家长需要掌握日常的皮肤护理方案，特别是皮肤包扎方法，这样可以预防手指并指或者关节挛缩的出现。由于遗传性大疱性表皮松解症可以出现各个系统的严重并发症，因此除了定期到皮肤科进行随访指导护理和监测各种可能的并发症以外，定期到消化科、口腔科、骨科、眼科、肛肠科、泌尿科、手外科等科室进行并发症的评估和治疗也十分重要。

遗传性大疱性表皮松解症患儿因为皮肤反复出现水疱和渗液，会导致蛋白大量丢失，因此患儿往往处于比较严重的营养不良状态，表现为低蛋白血症、发育迟缓、严重贫血等表现，因此遗传性大疱性表皮松解症患儿比一般儿童更需要高热量营养，提倡给遗传性大疱性表皮松解症患者高蛋白饮食，多食用牛奶、肉类及蛋类食品。一定不能因忌讳所谓“发物”食品而限制患者食用肉类或者高蛋白食物。

6. 这个病会影响患者的家人吗？

遗传性大疱性表皮松解症存在两种遗传模式，即常染色体显性遗传或常染色体隐性遗传。若患者为散发病例，家族中没有出现过类似的疾病患者，则遗传模式需要通过基因检测确诊后可以确定。对先证者进行可疑致病基因突变检测，通常可以直接利用二代测序方法检测患者所有 19 个遗传性大疱性表皮松解症致病基因，确定其致病性突变位点。同时进行家族成员相应位点检测，确定致病性突变位点是否在家族中与临床表现符合共分离。若检测结果为该遗传性大疱性表皮松解症类型呈常染色体显性遗传模式，则家系中所有患者的子代遗传概率均为50%；若检测结果为该遗传性大疱性表皮松解症类型呈常染色体隐性遗传模式，则患者父母每次生育，子代遗传遗传性大疱性表皮松解症的概率为25%，这种情况下若患者配偶不携带相同基因致病性突变，则患者子代为携带者，不遗传该疾病。有再发风险的胎儿，需要进行产前诊断来避免再出现类似疾病。具体流程如下。

（1）确定遗传性大疱性表皮松解症先证者的临床表型和遗传性大疱性表皮松解症致病基因的致病性突变位点。

（2）确认遗传方式是常染色体显性或者隐性遗传。

（3）在妊娠10～13周进行绒毛膜穿刺，或者16～20周进行羊水穿刺，根据先证者所检测到的遗传性大疱性表皮松解症致病基因突变位点相应进行测序，确定是否胎儿为患儿、携带者或者完全正常基因型。若为患儿，应充分告知胎儿双亲，由双亲决定继续或者终止妊娠。

（4）当怀疑父母双方之一为常染色体显性遗传性大疱性表皮松解症的致病基因突变位点的生殖细胞镶嵌携带者时，应同样进行上述产前诊断，确定胎儿是否患病。

（5）植入前产前诊断也是可选择的方法，由于技术原因，应该在孕一定周数重复上述常规产前诊断，确定植入健康胚胎。

7. 这个病对患者今后生活有什么影响?

不同类型遗传性大疱性表皮松解症的预后差别较大，轻度单纯型遗传性大疱性表皮松解症成年后可以几近痊愈，仅在剧烈活动后手足出现水疱，或者代偿性出现轻度掌跖角化表现；而重度遗传性大疱性表皮松解症，如严重泛发型交界型遗传性大疱性表皮松解症（既往称为致死型交界型遗传性大疱性表皮松解症）通常会在2岁内死亡。严重泛发型隐性营养不良型遗传性大疱性表皮松解症预期寿命约40岁，远低于正常人。

8. 为什么会得这个病?

遗传性大疱性表皮松解症主要由于皮肤结构蛋白或者参与皮肤结构蛋白代谢的泛素化连接酶基因突变所致。皮肤结构蛋白介导表皮中细胞与细胞连接，或者是表皮细胞与真皮连接的重要作用，当基因突变导致这类皮肤结构蛋白无法正常产生，或者编码的结构蛋白被过快降解的时候，就会出现皮肤脆性增加，导致遗传性大疱性表皮松解症出现。

遗传性大疱性表皮松解症的致病基因突变可能是患儿父母双方都是致病基因的杂合携带者（所谓的 Aa 类型基因），同时把致病基因突变位点遗传给遗传性大疱性表皮松解症患者，或者是致病基因出现一个新发突变（即父母都没有，患病孩子的基因自己出现了一个新的突变）导致的。

9. 得了这个病应该到医院找哪个科室的医生诊治?

本病应该找皮肤科专业医生进行诊治。

（林志淼　北京大学第一医院皮肤科）

40　遗传性果糖不耐受症

1. 什么是遗传性果糖不耐受症?

遗传性果糖不耐受症（hereditary fructose intolerance）又称果糖血症（fructosemia），是一种罕见的遗传性糖代谢异常，患者肝脏果糖–1,6–磷酸醛缩酶B功能缺陷，果糖代谢障碍，阻碍糖原分解和糖异生，引起低血糖、肝损害及多脏器损害。患者常在进食水果等含果糖的食品或药品后发病，时有发生的“西瓜病”“荔枝病”患者中有些是遗传性果糖不耐受症所致。

2. 这个病最常或最早会出现哪些异常? 这个病最常出现什么症状和体征?

遗传性果糖不耐受患者的临床表现与进食果糖的年龄有关，年龄越小，症状越严重。人工喂养的新生患儿最常出现的异常是呕吐、腹泻、脱水、昏迷、休克、低血糖及出血倾向，严重患儿在新生儿早期发生急性肝衰竭。母乳喂养儿最早出现的异常是食用含果糖或蔗糖的食物后半小时内呕吐、腹痛、出汗、惊厥、低血糖。若不及时停止含果糖的食物或药物，患儿食欲减退、腹泻、体重不增，最常见的体征是肝大、黄疸、浮肿和腹水，间断低血糖、代谢性酸中毒、肝功能损害是常见的化验异常。大部分患儿因屡次发生的不适而自动拒食含果糖的食品或药品，未及时获得诊断与治疗的患者可能因进行性肝衰竭或低血糖脑病而死亡。

3. 有确诊的方法吗? 怎样确诊?

遗传性果糖不耐受症可以通过基因分析确诊，如果患者 *ALDOB* 等位基因存在致病突变，父母为携带者，则可以确诊为果糖 1,6－磷酸醛缩酶 B 缺乏导致的遗传性果糖不耐受症。

遗传性果糖不耐受症患儿有明显的偏食倾向，厌食水果、甜点、糖浆等富含果糖的食品及药品，病史调查可以发现患儿呕吐、腹泻、低血糖发生前曾食用水果或含果糖的食品药品，是重要的诊断线索。急性期低血糖、低血磷、低血钙是常见的化验异常，血清果糖、乳酸、丙酮酸、尿酸、游离脂肪酸明显增高，一些患儿伴肝损害，血清谷丙转氨酶、谷草转氨酶、胆红素增高，凝血功能障碍。

4. 这个病能治疗吗？怎样治疗？

遗传性果糖不耐受症是可治疗的遗传病，限果糖饮食、对症治疗疗效良好。对于疑诊患儿，应立即停用一切含果糖、蔗糖或山梨醇成分的饮食及药物，以防止低血糖。当出现低血糖时，静脉注射葡萄糖即可缓解，对合并酸中毒及电解质紊乱的患者，给予对症治疗，对有出血倾向严重的患者可给予成分输血。对严重肝衰竭、代谢性酸中毒的患儿，必要时进行血液透析。

5. 得病后患者需要注意什么？

饮食控制是治疗的关键，患儿需要注意限制食用含果糖和蔗糖的食品及药品，防止低血糖的发生，保护肝脏、肾脏及大脑，日常生活中应注意避免感染及饥饿。一些患者对甘油不耐受，应考虑适当限制高脂肪饮食。随着年龄的增长，患者对饥饿的耐受性有所提高。多数患者预后良好。

6. 这个病会影响患者的家人吗？

遗传性果糖不耐受症属于常染色体隐性遗传病，绝大多数患者的 *ALDOB* 基因致病突变来自父亲和母亲，极少数为新发突变。父母虽然是携带者，但不是遗传性果糖不耐受症患者，不需要限制饮食。在患者及其父

母 *ALDOB* 基因诊断明确的前提下，母亲再次妊娠时可以进行产前诊断，通过胎盘绒毛或羊水细胞 *ALDOB* 基因分析对胎儿作出诊断。兄弟姐妹有1/4的可能患病，1/2的可能为与父母相同的健康携带者，1/4的可能不遗传来自父母的 *ALDOB* 基因突变，与性别无关。因此，基因分析对患者同胞兄弟姐妹及其他家族成员的遗传咨询也十分重要。

7. 这个病对患者今后生活有什么影响?

遗传性果糖不耐受症患者的预后取决于疾病导致的脏器损害严重性、发现早晚、开始治疗时间、依从性与治疗效果等多种因素，经过限果糖饮食治疗与对症药物治疗，患者症状可得到缓解，发育良好。一些患者肝损害、肾损害、尿路结石，经过治疗后逐渐改善。

8. 为什么会得这个病?

编码醛缩酶的 *ALDOB* 基因来自父母突变导致患者醛缩酶活性降低，1－磷酸果糖不能顺利转化为甘油醛，导致果糖代谢障碍，阻碍糖原分解和糖异生，产生低血糖。持久的含果糖饮食会造成患儿肝细胞坏死、脂肪浸润、胆小管增生和纤维化甚至肝硬化。

9. 得了这个病应该到医院找哪个科室的医生诊治?

对于疑似遗传性果糖不耐受症的患者，建议到遗传代谢内分泌科或成人神经内科就诊。在患者基因诊断明确的前提下，父母再次生育前，可到有条件的机构进行遗传咨询。母亲再次妊娠时，可在孕早期或中期到有产前诊断资质的医院产科就诊，争取胎儿诊断。如果胎儿为患者，出生后需注意限制果糖，避免急性发作及脏器损害。

（杨艳玲　董慧　北京大学第一医院儿科）

41 遗传性低镁血症

1. 什么是遗传性低镁血症?

遗传性低镁血症（hereditary hypomagmesemia）包括家族性低镁血症合并高尿钙和肾钙质沉着、常染色体显性遗传低镁血症合并低尿钙、家族性低镁血症继发低钙血症、常染色体显性遗传低钙血症、染色体隐性低镁血症、典型 Bartter 综合征、Gitelman 综合征等。遗传性低镁血症较罕见，但随着近年来对人类遗传性低镁血症的基因研究及体外模型中肾脏上皮细胞生理功能研究，对遗传性低镁血症有了较多的认识。

2. 这个病最常或最早会出现哪些异常?这个病最常出现什么症状和体征?

低镁血症可引起神经、肌肉兴奋性增高，表现为烦躁、震颤、惊厥及手足搐搦等；也可导致心动过速、室性心律失常。不同基因突变造成的低镁血症临床表现有很大差别，具体如下：

（1）家族性低镁血症合并高尿钙和肾钙质沉着：该病临床特点为低镁血症合并尿镁、尿钙过多，双侧肾钙质沉着和进行性肾衰竭。患者在婴幼儿期甚至早在新生儿期即可有临床症状，如反复泌尿系统感染、烦渴多饮、多尿、肾结石、肾脏功能进行性减退。严重低镁血症症状（如惊厥和搐搦）少见。部分患者有眼部异常表现，如严重近视、角膜钙化、眼球震颤、视野缺损、圆锥角膜、脉络膜视网膜炎。

（2）染色体显性遗传低镁血症合并低尿钙：该病一般在儿童期至成年早期发病，临床表现较为轻微，甚至无症状，一些成年患者可有关节软骨钙化症的症状，只有严重低镁血症者会出现手足搐搦和惊厥。

（3）家族性低镁血症继发低钙血症：该病通常在新生儿期或婴儿期即有临床表现，如全面性惊厥，神经肌肉兴奋性增高（如肌肉痉挛或搐搦）。

（4）染色体显性遗传低钙血症：患者在儿童期可出现与低钙相关的症状，如惊厥、感觉异常、搐搦和喉痉挛。

（5）染色体隐性遗传低镁血症：该病患者在儿童期即出现精神运动发育迟滞、癫痫性惊厥，到成年期智能中度发育迟缓。因尿钙增高，可出现肾脏并发症如肾钙质沉着、肾石症、肾功能损害。

（6）经典型 Bartter 综合征：该病在婴儿期和儿童期出现症状，临床表现差别很大，可以是致死性的血容量不足，也可以是轻微的肌无力。通常在孕期有羊水过多和早产的病史。一半的症状在 6 岁以前出现，包括多尿、烦渴、呕吐、便秘、嗜盐、疲劳、血容量不足。几乎所有患者都可有肌无力和痉挛。可能会出现生长迟滞、神经智力发育水平也参差不齐。

（7）Gitelman 综合征（GS）：一些患者终身无明显症状，而是通过生化检查后确诊，主要表现为低血钾、低血镁、代谢性碱中毒、低尿钙，肾素－血管紧张素系统（renin－angiotensin system，RAS）激活，血压正常或偏低。Gitelman 综合征的症状常发生于 6 岁之后，但大部分诊断时间为青少年和成年期。发病初期表现通常是偶然发现的无症状和孤立的低钾血症。部分患儿表现为疲劳、头晕、肌肉无力、痉挛、呕吐、腹痛、发热、夜尿增多及多尿，偶有低血压出现。严重低钾血症和低镁血症可以影响生长发育。许多成年患者有软骨钙质沉着病，导致关节发热、肿胀、触痛。

3. 有确诊的方法吗？怎样确诊？

实验室检查明确存在低镁血症，同时可合并低钙血症、低钾血症、低尿钙、高尿钙、肾结石、肾脏功能减退、神经智力发育水平低下等异常。基因检测有助于明确诊断，本病的各种亚型已陆续发现了相应的致病基因。如 Gitelman 综合征为常染色体隐性遗传，大部分病例是由染色体 16q13 上编码噻嗪敏感的钠氯共转运体（NCCT）的 *SLCl2A3* 基因缺陷突变造成。

4. 这个病能治疗吗？怎样治疗？

遗传性低镁血症的治疗原则主要为对症处理。对于低镁血症者需补充大剂量的镁制剂。低血钙症状明显时可给予钙剂和维生素 D 治疗。噻嗪类利尿剂可以减少尿钙的排泄量，因此可联合噻嗪和维生素 D 类药物治疗。伴有低钾血症者予补钾治疗。肾功能损伤者为保护肾功能，必须同时采用支持治疗，如提供足够的液体量、有效治疗结石形成及细菌感染等。肾衰竭者必要时需行透析治疗或肾脏移植。

5. 得病后患者需要注意什么？

镁离子是存在于细胞内的主要阳离子，在蛋白合成、核酸稳定、神经肌肉兴奋性和氧化磷酸化方面起重要作用。在正常生理情况下，细胞外镁离子浓度较稳定（0.74～1.03 mmol / L）。因此，本病患儿需定期监测电解质，当存在严重的低钾血症和低镁血症可能导致生长发育迟缓、惊厥等，故确诊后需长期服用补充剂治疗。儿童患儿若出现明显的生长迟缓，需要检测 GH－IGF－1 轴的功能，在纠正低钾血症、低镁血症后，如仍不能获得满意的身高增长速度，可能需要给予生长激素治疗。

6. 这个病会影响患者的家人吗？

本病有常染色体显性遗传和常染色体隐性遗传两种遗传方式。常染色体显性遗传者生育的子女有 50%的可能罹患此病，不分男孩和女孩。常染色体隐性遗传者，下一代患此病的概率为 25%。因此，细致的产前检查和遗传咨询，可以有效地减少和预防本病患儿的出生。

7. 这个病对患者今后生活有什么影响?

不同基因突变造成的遗传性低镁血症的临床表现、疾病进展及预后差别较大。严重低镁血症者可表现出惊厥或手足搐搦，从而影响患儿的生活质量。反复惊厥还可能影响患儿的脑发育，部分患儿可能会出现生长迟滞、神经智力发育水平低下等。有些类型的患儿肾脏功能可出现进行性衰竭，逐渐发展至需要血液透析治疗，最终可能需要肾脏移植。

8. 为什么会得这个病?

导致低镁血症的主要原因是摄入过少、肠吸收不良、肾脏丢失。目前发现的与遗传相关的低镁血症主要与消化道及肾小管不同节段对镁离子的代谢紊乱有关，同时可能有钾离子、钙离子等代谢紊乱。不同类型的遗传性低镁血症，致病基因也不尽相同。以常染色体显性遗传低镁血症合并低尿钙为例，其致病基因为染色体 11q23 上的 *FXYD2* 基因。*FXYD2* 基因编码远曲小管基底外侧膜 Na^+，K^+–ATP 酶的 7 亚单位。远曲小管是镁主动回吸收的部位。Na^+，K^+–ATP 酶的作用是维持有利于细胞旁路及跨细胞镁离子重吸收的电化学梯度。7 亚单位调节 Na^+，K^+–ATP 酶的活性，可降低其对钠、钾的亲和力，增强其对 ATP 的亲和力。*FXYD2* 基因 G121—A 突变导致 7 亚单位跨膜区携带正电位氨基酸，因缺乏翻译后修饰而被阻滞在高尔基体内，不能与 Na^+，K^+–ATP 酶的 A、B 亚单位相互作用并运送至细胞表面，因此不能调节 Na^+，K^+–ATP 酶的活性，导致远曲小管上皮细胞的钠、钾离子成分和膜电位的改变，间接导致跨上皮细胞镁离子重吸收减少。

9. 得了这个病应该到医院找哪个科室的医生诊治?

对疑似遗传性低镁血症者，建议首先到儿童专科医院的内分泌遗传代谢科或综合医院的内分泌科就诊，以期使患儿得到及时、正确的诊断与治疗。伴发有肾脏功能损伤或肾脏结石者，则同时要到肾脏内科或肾脏外科就诊。

（桑艳梅　任力　首都医科大学附属北京儿童医院内分泌科）

42　遗传性多发脑梗死性痴呆

1. 什么是遗传性多发脑梗死性痴呆?

遗传性多发脑梗死性痴呆［hereditary multi-infarct dementia (gerebral autosomal dominant arteriopathy with subcortical infarcts and leukoencephalopathy, GADASIL)］是一组基因变异导致的遗传性脑小血管病，也称为慢性家族性血管性脑病、家族性皮层下痴呆。目前该病主要指 *NOTCH3* 基因变异引起的常染色体显性遗传性脑动脉病伴皮层下梗死和白质脑病（cerebral autosomal dominant arteriopathy with subcortical infarcts and leukoencephalopathy），发病率为（2～4）/10 万，我国大概有 2.8 万～5.6 万患者；其次是 *HTRA1* 基因变异引起的常染色体隐性遗传性脑动脉病伴皮层下梗死和白质脑病（cerebral autosomal recessive arteriopathy with subcortical infarcts and leukoencephalopathy），我国只有个别家系的报道，缺乏流行病学研究。

2. 这个病最常或最早会出现哪些异常？这个病最常出现什么症状和体征?

遗传性多发脑梗死性痴呆在青年晚期或成年早期发病，其中的显性遗传的脑动脉病伴皮层下梗死和白质脑病的发病年龄在 40～50 岁，常染色体隐性遗传的脑动脉病伴皮层下梗死和白质脑病的发病年龄在 25～30 岁。

（1）显性遗传的脑动脉病伴皮层下梗死和白质脑病的主要症状是脑小卒中、偏头痛、血管性痴呆和精神心理障碍，其中最常出现和导致就医的症状是突然出现的肢体发僵和不灵活，这些症状时好时坏，反复出现。随着疾病的发展，有些患者出现言语不清、吞咽困难，有些患者出现阶梯样发展的痴呆以及精神异常，少数患者在疾病早期和疾病发展过程中出现发作性头晕和偏头痛。

（2）隐性遗传性脑动脉病伴随皮层下梗死和白质脑，患者的父母有近亲结婚情况，主要症状是腰痛、头痛、脑小卒中、血管性痴呆和秃头脱发。一般导致就医的主要症状是腰痛、头痛以及脱发，这些症状掩盖了随着疾病发展而出现的小卒中和血管性痴呆的表现，如果不做头颅的核磁共振检查极难考虑到该病。

3. 有确诊的方法吗？怎样确诊？

确诊遗传性多发脑梗死性痴呆的金标准是基因检测。患者先做个头颅核磁共振检查确定存在脑小血管病的影像学改变，即双侧大脑半球弥漫性白质疏松、多发腔隙性脑梗死，特别是双侧颞极白质的损害。而后直接抽血进行基因检查，发现该病的基因致病变异就可以确诊。如果基因检查不能确定诊断，现在显性遗传性脑动脉病伴皮层下梗死和白质脑病还有一个确诊的金标准是皮肤微小血管进行电子显微镜检查，发现平滑肌细胞表面出现异常蛋白聚集形成的团块状颗粒样深染物质也可以确诊。

4. 这个病能治疗吗？怎样治疗？

多发脑梗死性痴呆缺乏治愈的方法。在治疗此病的过程中应当注意改善血液循环和保护血管平滑肌细胞。维持正常的血压波动是目前可行的治疗手段。可以给予抗血小板的药物预防卒中和治疗偏头痛，在治疗精神方面的症状时注意药物的神经系统副作用。隐性遗传的脑动脉病伴皮层下梗死和白质脑病应当注意腰痛的治疗。

5. 得病后患者需要注意什么？

遗传性多发脑梗死性痴呆患者应当注意常见脑血管病风险如高血压、

高血脂、糖尿病、高同型半胱氨酸血症的预防，比如戒烟。由于夜间出现血压过低，晚间需要多饮水，患者应当预防饮水呛咳导致的吸入性肺炎。加强肢体康复锻炼，有助于每次卒中发作后的症状恢复。由于肢体活动不灵活，需要防止跌倒摔伤，长期卧床患者需要预防压疮的发生。

6. 这个病会影响患者的家人吗?

遗传性多发脑梗死性痴呆的同代人可能存在发病者，显性遗传性脑动脉病伴皮层下梗死和白质脑病可以导致下一代人有 50%的可能性发生该病，因此需要在怀孕期间进行产前诊断确定胎儿是否患病。隐性遗传性脑动脉病伴随皮层下梗死和白质脑病具有隔代遗传的特点，下一代不会患病。患者肢体活动不灵活和痴呆以及精神状态的异常常常对家属的精神造成巨大的影响，护理者也有很高的比例发生焦虑和抑郁。

7. 这个病对患者今后生活有什么影响?

遗传性多发脑梗死性痴呆患者由于肢体活动的障碍，导致过早丧失工作能力，日常生活严重不便。情绪的低落，社会活动的减少，进一步加重血管性痴呆，多次脑梗死后出现的吞咽困难可以导致发生吸入性肺炎。两种类型的遗传性多发脑梗死性痴呆患者一般在 50～60 岁因吸入性肺炎和疾病的消耗而死亡。

8. 为什么会得这个病?

遗传性多发脑梗死性痴呆和基因突变有关，其中显性遗传性脑动脉病伴皮层下梗死和白质脑病为 *Notch3* 的基因变异导致，正常人的 *Notch* 基因编码的蛋白包括平滑肌细胞内部分和伸到平滑肌细胞外的部分，患者的这个蛋白在胞膜外区域会不正常聚集，在微小动脉血管平滑肌细胞外形成蛋白聚集团块，伴随血管平滑肌退行性改变以及毛细血管周细胞丢失。隐性遗传性脑动脉病伴随皮层下梗死和白质脑的*HTRA1*基因突变导致TGF－β1的异常增多，后者引起一系列的血管损害，出现微小动脉的管壁明显加厚。

9. 得了这个病应该到医院找哪个科室的医生诊治?

对怀疑是遗传性多发脑梗死性痴呆的患者，建议首先到神经内科找神经遗传或脑小血管病专家就诊。确诊的患者需要请康复科专家会诊，以指导康复。

（袁云　北京大学第一医院神经内科）

43 遗传性痉挛性截瘫

1. 什么是遗传性痉挛性截瘫?

遗传性痉挛性截瘫（hereditary spastic paraplegia，HSP）不是一个单独的疾病实体，而是一组具有临床和遗传异质性的一组疾病。遗传性痉挛性截瘫的核心临床表现类似，即主要累及下肢的进行性肢体无力和痉挛，故此得名。Strümpell 在 1883 年首次描述了痉挛性截瘫的遗传性，随后 Lorrain 对此进行了更为详细的描述，因此遗传性痉挛性截瘫也被称为家族性痉挛性截瘫和 Strümpell－Lorrain 综合征。遗传性痉挛性截瘫包括了常染色体显性遗传、常染色体隐性遗传和 X 连锁遗传方式，目前有 18 个常染色体显性、17 个常染色体隐性以及 3 个 X 连锁遗传类型被确认，基因定位已经超过 80 个。欧洲遗传性痉挛性截瘫的发病率为（1～9）/100000，但由于漏诊实际发病率将很难准确推测。

2. 这个病最常或最早会出现哪些异常? 这个病最常出现什么症状和体征?

1984 年的 Harding 分型法将遗传性痉挛性截瘫分为仅有脊髓受累的单纯型遗传性痉挛性截瘫和伴随其他神经系统损害的复杂型遗传性痉挛性截瘫。

单纯型遗传性痉挛性截瘫运动发育里程碑正常，多数在 10～30 岁发病。不同个体间的起病年龄、疾病进展速率和致残程度差异很大，但均表现为下肢痉挛、行走困难、姿势平衡障碍、足部震动觉减退和不同程度尿急或尿失禁等括约肌功能障碍。行走时还可以见到下肢不能控制的抖动、拖曳步态、剪刀腿等现象。久坐后下肢肌肉僵硬，部分患者在情绪波动时感到肌紧张，其他影响痉挛的因素还包括寒冷、湿度过高和姿势不当等。双上肢可有轻微手指活动受限，在查体中发现肌张力增高、腱反射活跃和病理征阳性。复杂型遗传性痉挛性截瘫包括多个类型，除了与单纯型遗传性痉挛性截瘫一致的表现外，还表现为周围神经病、癫痫、共济失调、视神经病变、视网膜病、痴呆、鱼鳞病、智能发育迟滞，耳聋以及构音吞咽障碍和呼吸困难等。

3. 有确诊的方法吗？怎样确诊？

遗传性痉挛性截瘫的诊断主要基于临床症状体征、阳性家族史，并排除其他疾病。诊断的核心是排除导致痉挛性截瘫的可逆转性脊髓病变如脊髓压迫症和肿瘤等。

鉴别诊断包括了脊髓血管畸形、脊髓肿物、脊髓小脑性共济失调、脊柱强直、肾上腺脊髓神经病、维生素 B_{12} 和维生素 E 缺乏症、毒素、淋巴瘤、感染和僵人综合征等一系列具有相似表现的遗传和获得性疾患。在拟诊遗传性痉挛性截瘫的患者可行进一步基因诊断。遗传性痉挛性截瘫的致病基因已发现超过 80 个，在 35%的常染色体显性遗传患者以及 52%的常染色体隐性及散发患者中被检出。在单纯型、常染色体显性遗传的 *HSP*、*SPG4*、*SPG3A* 和 *SPG6* 占据了 70%～80%的比例。*SPG5*、*SPG7* 和 *SPG11* 在常染色体隐性遗传中多见。

4. 这个病能治疗吗？怎样治疗？

目前尚无针对性治疗来预防、延缓和逆转遗传性痉挛性截瘫患者的临床过程，尽管如此，应用于其他病因造成的慢性痉挛性截瘫的药物也适用于遗传性痉挛性截瘫。规律性的物理治疗，虽然不能逆转脊髓神经变性过程，但是可以改善肌肉力量、对抗废用性肌萎缩。力量训练、拉伸和有氧运动等可整合到物理治疗中，可有效减轻背部疼痛、肌肉痉挛和改善心肺功能。行走、骑自行车和游泳都是有益的有氧运动。药物治疗方面，抗痉挛药物可配合和提高物理治疗效果，减轻肌肉疼痛。需注意肌松效应的同时带来的副作用，例如行走困难加剧也是最主要的药物问题。巴氯芬、替扎尼定、丹曲林以及苯二氮䓬类抗焦虑药物均可以起到肌松效果。

5. 得病后患者需要注意什么？

遗传性痉挛性截瘫患者应当坚持每周多次的长期物理治疗和有氧运动，降低运动障碍相关不适和提高心肺功能。遗传性痉挛性截瘫患者出现下肢肌肉痉挛、足背伸和屈髋困难以及姿势平衡障碍可导致频繁绊倒，尤其是患者在凹凸不平的路面行走时，因此应当定期在神经科和康复科就诊，评估运动功能障碍和跌倒风险，在必要时佩戴合适的支具。合并癫痫者应遵循癫痫患者的日常生活建议，包括避免饮酒、熬夜和高空作业等；合并咽喉部肌肉功能障碍者应当评估吞咽状况和避免误吸风险。

6. 这个病会影响患者的家人吗？

根据不同的遗传方式，常染色体显性遗传方式者每代均可被累及，后代有 50%的概率遗传到致病基因，且男女发病概率相等。常染色体隐性遗传父母均为致病基因携带者时，其后代有 25%的概率成为发病者，且男女发病概率相等。因此一旦确定遗传性痉挛性截瘫的基因缺陷，有必要进行家系调查，以及使妊娠患者/患者配偶做好产前诊断工作。

7. 这个病对患者今后生活有什么影响？

遗传性痉挛性截瘫可以导致腓肠肌－比目鱼肌挛缩，这一情况在儿童期起病，在治疗不充分的患者中常见；还可由于皮肤血管的温度调解障碍导致足部发凉。患者易于疲劳，这源于患者自身疾病造成的无力，抗肌肉痉挛药物导致的困倦和疲劳感，长期痉挛性疼痛造成睡眠障碍，以及久坐的生活方式造成耐力下降等。步态和姿势异常还造成了背部和膝部疼痛，焦虑、抑郁也是遗传性痉挛性截瘫患者经常面临的问题。

在预后方面，由于下肢无力个体差异很大，有些患者需要坐轮椅，而有些患者完全不依赖任何支具行走。一般独立行走能力可保持平均为 22 年，且起病早的患者保持时间更长。单纯型遗传性痉挛性截瘫患者生存期不受影响，而复杂型的生存期很难预测。基因缺陷和遗传分类也并不能预测其严重程度和预后。

8. 为什么会得这个病?

多数单纯型遗传性痉挛性截瘫为常染色体显性遗传，而复杂型遗传性痉挛性截瘫为常染色体隐性遗传。

部分遗传性痉挛性截瘫患者可筛查到基因突变，突变基因主要的致病机制是造成了轴浆运输障碍，而轴索的线粒体功能异常是第二大机制。在发病相对少见的 X 连锁遗传性痉挛性截瘫中，髓鞘蛋白编码基因突变也导致了髓鞘障碍并进一步影响轴索功能。轴索功能的障碍最终导致病理上的皮质脊髓束变性，而脊髓小脑束、后索改变则不明显。遗传性痉挛性截瘫导致的皮质脊髓束变性以长纤维的末端受累显著，因此临床上以下肢受累严重。

9. 得了这个病应该到医院找哪个科室的医生诊治?

本病大部分患者由于步态异常、姿势平衡障碍等就诊于神经科，并完成遗传性痉挛性截瘫诊断和后续治疗。在治疗中康复科医生、物理治疗师的参与可有效提高治疗效果和患者的主观体验。早期患者也可能由于疼痛就诊于疼痛科、风湿免疫科，以及由于运动外表现就诊于眼科、耳鼻喉科和皮肤科等，充分认识本病将有助于缩短确诊前时间。

（张巍　北京大学第一医院神经内科）

44 全羧化酶合成酶缺乏症

1. 什么是全羧化酶合成酶缺乏症?

全羧化酶合成酶缺乏症（holocarboxylase synthetase deficiency）是一种罕见的有机酸代谢病，由于 *HLCS* 基因突变导致生物素与多种生物素依赖羧化酶的结合能力降低，多种羧化酶功能下降，氨基酸、糖、脂肪等物质代谢紊乱，引起脑病、皮肤黏膜损害等严重疾病，如未能及时诊断并给予生物素治疗，死亡率及致残率很高。

2. 这个病最常或最早会出现哪些异常? 这个病最常出现什么症状和体征?

全羧化酶合成酶缺乏症的临床表现与生物素酶缺乏症类似，常在新生儿、婴幼儿时期发病。新生儿期最早出现的异常有喂养困难、呕吐、腹泻、肌张力低下、惊厥、呼吸困难、嗜睡、昏迷，婴幼儿期最早出现的异常是发育落后、无力、厌食、惊厥，与其他遗传代谢病相比，皮肤黏膜及毛发损害（如顽固性湿疹、脱皮、角膜炎、结膜炎、尿布疹样皮疹、脱发）是全羧化酶合成酶缺乏症较常见的特殊体征，贫血、酮症、代谢性酸中毒、高乳酸血症是常见的化验异常。一些学龄期或青少年发病的患者间歇性发病，在发热、疲劳、暴饮暴食、药物等应激刺激下急性发作，进行性加重，随着脑损害进展，出现痉挛性瘫痪、癫痫、视神经脊髓炎样病变等。

3. 有确诊的方法吗? 怎样确诊?

全羧化酶合成酶缺乏症可以通过血液、尿液代谢物分析及基因分析确诊。患者血液羟异戊酰肉碱常显著增高，游离肉碱降低，一些患者伴丙酰肉碱增高。典型患者尿乳酸、丙酮酸、3－羟基异戊酸、3－羟基丙酸、3－甲基巴豆酰甘氨酸、甲基枸橼酸等有机酸增高。与生物素酶缺乏症不同的是，患者血液生物素及生物素酶活性正常。通过患者及其父母基因分析，明确*HLCS*基因突变，可以做到基因诊断。

通过血液氨基酸及酯酰肉碱谱分析，可以进行全羧化酶合成酶缺乏症的新生儿筛查或高危筛查，在无症状时期或疾病早期确诊，及早治疗。

4. 这个病能治疗吗？怎样治疗？

全羧化酶合成酶缺乏症是能治疗的疾病，补充生物素后可以获得显著疗效，患者需要终生服用生物素。对于急性期合并代谢危象的患者，需要在口服生物素的同时对症治疗，静脉点滴左卡尼汀、精氨酸，纠正代谢性酸中毒、高氨血症等代谢紊乱。对合并癫痫、发育落后、听力损害的患者，需要抗癫痫治疗，功能训练中注意避免疲劳及交叉感染。

5. 得病后患者需要注意什么？

全羧化酶合成酶缺乏症患者一旦诊断，应立即开始服用生物素。治疗中需监测生长发育及营养状况，检测血液氨基酸、酯酰肉碱谱及尿有机酸，维持正常代谢状态。患者可以正常饮食，在疾病控制良好的状态下按计划预防接种，正常生活，与同龄人一样就学就业，结婚生育。

6. 这个病会影响患者的家人吗？

全羧化酶合成酶缺乏症是单基因遗传病，*HLCS* 基因致病突变分别来自父母，符合常染色体隐性遗传规律，男女发病机会均等。患者的父母一般为正常表型的携带者，再次生育时胎儿有 25%的可能为患者，50%的可能为与父母相同的携带者，25%的可能不遗传来自父母的 *HLCS* 基因致病突变。患者的后代是否患全羧化酶合成酶缺乏症，取决于配偶是否携带*HLCS*基因致病突变。若配偶不携带*HLCS*基因致病突变，则他们的后代均为正常表型的携带者。若配偶携带*HLCS*基因致病突变，后代有50%的可能为患者，50%的可能为正常表型的携带者。在患者基因明确的前提下，母亲再次妊娠时可以进行产前诊断。如果胎儿确诊为全羧化酶合成酶缺乏症，母亲孕期可口服生物素，以保护胎儿，婴儿出生后持续补充生物素，避免代谢紊乱，保证患儿健康发育。

患者父母再次生育前，应到有条件的机构进行遗传咨询。母亲再次妊娠时，可在孕早期或中期到有产前诊断资质的医院产科就诊，争取胎儿诊断及胎儿期治疗。

7. 这个病对患者今后生活有什么影响?

全羧化酶合成酶缺乏症为可治疗的遗传代谢病，早期治疗疗效良好。如果未能获得早期诊断和治疗，死亡率、致残率很高，幸存者是否遗留后遗症取决于疾病诊断的早晚及其造成的脑损害等合并症的轻重。生物素治疗起效快，多数患儿在治疗数天症状明显改善，生化指标转为正常化，皮肤黏膜病变消退，尿液有机酸及血液羟异戊酰肉碱浓度逐渐恢复正常。停用生物素后患者常常病情反复，严重者死亡，因此必须坚持口服生物素。

8. 为什么会得这个病?

全羧化酶合成酶缺乏症的病因是*HLCS*基因突变，导致生物素依赖的多种羧化酶（丙酰辅酶A羧化酶、丙酮酰羧化酶、乙酰辅酶A羧化酶和甲基巴豆酰辅酶A羧化酶）与其辅酶生物素的结合能力下降，多种羧化酶不能正常发挥功能，支链氨基酸分解代谢糖原异生及脂肪酸合成代谢障碍，体内乳酸、丙酮酸、3–羟基丙酸、3–羟基异戊酸、3–甲基巴豆酰甘氨酸等毒性有机酸蓄积，损伤大脑、皮肤、黏膜等多组织功能。

9. 得了这个病应该到医院找哪个科室的医生诊治？

对于疑似全羧化酶合成酶缺乏症的患者，如果出现代谢危象，需急诊入院，在采取血样及尿样等待确诊的同时，立即开始口服生物素，并静脉点滴左卡尼汀、碳酸氢钠等药物，纠正代谢紊乱，严重者需要血液透析。对于新生儿筛查及临床发现的病情稳定的患者，建议到儿童遗传代谢门诊或神经内科门诊就诊，尽快开始生物素治疗。如果合并癫痫、发育落后、痉挛性瘫痪等合并症，需要对症治疗。

（杨艳玲　李东晓　北京大学第一医院儿科）

45　同型半胱氨酸血症

1. 什么是同型半胱氨酸血症?

同型半胱氨酸血症（homocystinemia）又称同型半胱氨酸尿症（homocystinuria），是由于蛋氨酸代谢过程中酶缺乏而引起的遗传性疾病，可导致心、脑、血管、肾脏及眼等多脏器损伤。

2. 这个病最常或最早会出现哪些异常？这个病最常出现什么症状和体征?

（1）同型半胱氨酸血症 1 型：即胱硫醚合成酶缺乏型，是最常见的类型。患儿一般出生时正常，于婴儿期起病，主要表现为骨骼异常、智力发育落后、惊厥、晶体脱位、血栓形成等。骨骼畸形有四肢和指趾细长（蜘蛛指趾），X 线检查可见骨质疏松，椎体背侧呈双凹形，以及脊柱侧弯等。约 60%的患者合并不同程度的智力、运动发育落后，惊厥、脑电图异常和精神障碍也较为常见。眼部症状包括近视、青光眼、视网膜剥离和晶体脱位。大部分未经治疗的患者 5～10 岁可发现晶体脱位，是诊断同型半胱氨酸血症的重要线索。约 50%的病例发生过一次或多次血栓栓塞，血栓可发生于任何器官，颅内血管、冠状动脉、肾动脉、肺血管、皮肤血管、肢体深浅静脉等均可有血栓形成，血栓性静脉炎和肺栓塞是最常见的并发症。多发性脑血管意外可致偏瘫、假性球麻痹。一些患者合并其他症状，如颧部潮红、皮肤大理石样花纹、皮肤薄、毛发稀少易折、肌病等。

（2）同型半胱氨酸血症 2 型：即亚甲基四氢叶酸还原酶缺乏型，根据发病年龄分为早发型和晚发型。早发型患者多于婴儿期起病，病情严重，表现为智力、运动发育落后，癫痫，小头畸形。晚发型患者于儿童至成年发病，表现为精神障碍、癫痫、共济失调等。大多数患者脑核磁无明显异常。部分患者可能终身无症状。脑血管病是晚发型患者较为常见的死亡原因。

（3）同型半胱氨酸血症 3 型：大多婴儿期发病，主要临床症状为大细胞性贫血和神经系统损害，也有患儿表现为喂养困难、发育落后、肌张力异常和癫痫发作等。本型患者通常没有骨骼畸形、晶体异位，无血管症状。尿液有机酸分析还可发现一过性甲基丙二酸尿症。

3. 有确诊的方法吗？怎样确诊？

对于上述不明原因的患者，应及早进行实验室检查。

（1）血液、尿液总同型胱氨酸测定：可采用氨基酸分析、液相串联质谱、放射免疫、免疫荧光偏振、循环酶法等多种检测技术，其中免疫荧光偏振法应用广泛，在同型半胱氨酸血症的诊断中优于氨基酸分析仪及串联质谱分析法。

（2）皮肤成纤维细胞酶活性测定，明确酶缺陷类型。

（3）基因分析，检索致病突变，有助于病因诊断、指导家系成员的遗传咨询及产前诊断。

4. 这个病能治疗吗？怎样治疗？

同型半胱氨酸血症 1 型患者可以使用大剂量维生素 B_6 治疗。合并血清叶酸、B_{12} 水平降低患者可给予叶酸和维生素 B_{12} 肌内注射。对于大剂量维生素 B_6 完全无效者，应限制蛋氨酸摄入，补充胱氨酸和甜菜碱。如果饮食及甜菜碱治疗无效，应考虑肝移植。

同型半胱氨酸血症 2 型患者多数不需限制蛋白质摄入，通过口服甜菜碱和亚叶酸可以获得良好的控制。

同型半胱氨酸尿症 3 型患者则需使用羟钴胺或甲钴胺肌内注射治疗，每周 2～3 次。

5. 得病后患者需要注意什么?

同型半胱氨酸血症患者治疗目标是保证生长发育，控制血液甲硫氨酸、总同型半胱氨酸水平。治疗过程中应监测身高体重生长速率、骨骼发育情况，为保证营养成分的摄入，可考虑补充无甲硫氨酸的特殊配方奶粉。血和尿中的总同型半胱氨酸应维持在正常范围。应多进食含甲硫氨酸少的食物，如蔬菜、水果、扁豆、黄豆等豆类食物，维持血浆甲硫氨酸浓度＜40μmol/L。

6. 这个病会影响患者的家人吗?

同型半胱氨酸血症为常染色体隐性遗传病，对于基因诊断明确的家系，可在母亲下一次妊娠 8～11 周留取胎盘绒毛，或在妊娠 16～20 周抽取羊水，分取羊水细胞，进行胎儿产前诊断。通过测定羊水中总同型胱氨酸也可进行同型半胱氨酸血症 1 型产前诊断，如胎儿异常，大部分母亲羊水中总同型胱氨酸显著增高。

7. 这个病对患者今后生活有什么影响?

新生儿筛查可以早期发现同型半胱氨酸血症 1 型，该病患儿如能在症状出现前开始饮食治疗，绝大多数可以实现正常生长发育，与同龄人一样就学就业、结婚生育。如果在发病后开始治疗，可能遗留不可逆性脑损害，出现智力、运动发育落后，癫痫等。

大多数同型半胱氨酸血症 2 型患者药物治疗效果好，早期治疗可避免亚甲基四氢叶酸还原酶缺陷患者发生神经系统损害或心脑血管损伤。

同型半胱氨酸血症 3 型患者经治疗后患者大细胞贫血很快纠正，但神经系统损伤很难恢复，大多预后不良。

8. 为什么会得这个病?

遗传性同型半胱氨酸血症为常染色体隐性遗传病，根据不同的生化缺陷，分为三种类型。

（1）1 型：为胱硫醚合成酶缺乏，最为多见，编码胱硫醚合成酶的基因 *CBS* 位于染色体 21q22.3，*CBS* 基因突变导致胱硫醚合成酶活性缺陷，同型半胱氨酸转变为胱硫醚的代谢途径发生障碍，从而引起同型半胱氨酸血症、高蛋氨酸血症。过多的同型半胱氨酸激活凝血因子，抑制胶原的形成，引起结缔组织异常。病变以各种血管损害为主，血管内膜增厚和纤维化，可有血栓形成，可累及多个系统，如骨骼、眼和中枢神经系统。

（2）2 型：亚甲基四氢叶酸还原酶缺陷，编码亚甲基四氢叶酸还原酶的 *MTHFR* 基因位于染色体 1p36.3，*MTHFR* 基因突变导致亚甲基四氢叶酸还原酶缺陷，阻碍 5，10－亚甲基四氢叶酸向 5－甲基四氢叶酸转化，从而引起 5－甲基四氢叶酸缺乏、高同型半胱氨酸血症和低蛋氨酸血症。

（3）3 型：为钴胺素代谢障碍引起的同型半胱氨酸尿症，分两种亚型，分别为蛋氨酸合成酶还原酶（cblE）缺陷和蛋氨酸合成酶（cblG）缺陷，分别由 *MTRR* 和 *MTR* 基因编码。*MTRR* 和 *MTR* 基因分别位于 5p15.2－15.3 和 1q43。两种酶缺陷均导致同型半胱氨酸甲基化作用不足，阻碍了半胱氨酸转变为蛋氨酸，最终导致高同型半胱氨酸血症。

9. 得了这个病应该到医院找哪个科室的医生诊治?

对疑似同型半胱氨酸血症患儿，建议首先到遗传代谢病专科就诊。其他科室大夫在初次接诊后应当把患者推荐给遗传代谢病专家，进一步明确诊断，指导治疗，定期复查，科学随诊。确诊的患儿出现骨骼、眼睛、惊厥等方面问题，或需要康复治疗，需要到骨科、眼科或小儿神经专科就诊。

（周忠蜀　惠秦　中日友好医院儿科）

46 纯合子家族性高胆固醇血症

1. 什么是纯合子家族性高胆固醇血症?

纯合子型家族性高胆固醇血症（homozygous familial hypercholesterolemia，HoFH）是一种罕见的威胁生命的遗传病。据报道其发病率为 1/16万～1/100 万。纯合子家族性高胆固醇血症患者携带一对等位基因同时突变，致病基因主要包括低密度脂蛋白受体（*LDLR*）、载脂蛋白 B（*ApoB*）、前蛋白转化酶枯草溶菌素 9（*PCSK9*）和低密度脂蛋白受体衔接蛋白 1（*LDLRAP1*）。以上四种基因突变均可导致纯合子家族性高胆固醇血症，患者血浆低密度脂蛋白（LDL）清除率降低或丧失，低密度脂蛋白胆固醇（LDL－C）水平显著升高，导致皮肤表面的黄色瘤，以及早发、进展性动脉粥样硬化性心血管疾病的发生。

2. 这个病最常或最早会出现哪些异常？这个病最常出现什么症状和体征?

纯合子家族性高胆固醇血症患者从出生起就暴露在极高水平的低密度脂蛋白胆固醇中（常高出 4 倍），出生时即可出现黄色瘤（多在关节摩擦部位），之后黄色瘤可增多增大，并可有角膜环（角膜缘见弧形灰白浑浊老年环）。纯合子家族性高胆固醇血症最大危害是早发、进行性动脉粥样硬化，常在儿童期和青春期即可发病，严重患者早在 2 岁血管造影即可显示冠状动脉狭窄，冠心病发生率为正常人群的 100 倍。动脉粥样硬化常累及主动脉瓣和主动脉根部，引起相应部位出现钙化及狭窄，主动脉瓣区可闻及心脏杂音。

3. 有确诊的方法吗？怎样确诊？

纯合子家族性高胆固醇血症可以临床诊断，对黄色瘤重视和儿童常规体检有助于早期诊断。本病已有遗传学检测方法进行确诊，患者可以直接抽血进行检查，低密度脂蛋白受体、载脂蛋白 B、前蛋白转化酶枯草溶菌素 9 或前蛋白转化酶枯草溶菌素 9 基因检测到明确的一对等位基因同时突变即可遗传学确诊。

4. 这个病能治疗吗？怎样治疗？

至今没有治愈纯合子家族性高胆固醇血症的方法。现有的治疗方式主要包括生活方式改变、药物治疗和肝移植。生活方式的改变是降脂治疗的基石，包括减少饱和脂肪酸和胆固醇的摄入、食用富含纤维素的食物、戒烟、限盐、适当而有规律的体力活动、减肥等。

药物方面，美国和欧洲指南建议，8 岁以上儿童可以给予他汀类药物治疗，10 岁以上可给予依折麦布治疗。纯合子家族性高胆固醇血症青少年和成人以高强度可耐受剂量他汀类药物为降脂起始治疗，逐步联合依折麦布、胆酸螯合剂、普罗布考、烟酸等其他类型降脂药物，进而联合前蛋白转化酶枯草溶菌素 9 单克隆抗体抑制药等靶向药物。

有条件可进行肝移植手术。并发爆发性胰腺炎时可进行血浆脂蛋白置换术等。国内外有进行基因治疗的研究。纯合子家族性高胆固醇血症是一种严重遗传病，即便多种药物联合应用配合生活方式干预的情况下仍很难使低密度脂蛋白胆固醇达到正常水平。

5. 得病后患者需要注意什么？

由于纯合子家族性高胆固醇血症的主要特征是加速动脉粥样硬化发展，且心血管病变进展迅速，因此，在明确诊断后除调整饮食及积极活动外，应尽早开始降脂治疗（目前认为 8 岁后可以药物治疗），并接受全面的心血管检查，定期监测血脂水平，每年进行心脏和主动脉超声心动图检查，根据病情需要行心肌负荷试验结合 CT 冠状动脉造影，明确主动脉疾病和冠心病的发生与发展。

6. 这个病会影响患者的家人吗?

纯合子家族性高胆固醇血症具有遗传异质性，不同的基因突变遗传特点不同，其中低密度脂蛋白受体、载脂蛋白 B 或前蛋白转化酶枯草溶菌素 9 基因突变导致的纯合子家族性高胆固醇血症发病特点遵从常染色体显性遗传规律，具有家族聚集性，纯合子患者病情比杂合子父母重，低密度脂蛋白受体衔接蛋白 1 基因突变遵从常染色体隐性遗传规律。纯合子家族性高胆固醇血症患者同时携带 2 个突变等位基因，其父母均为携带 1 个突变等位基因的杂合子。患者与基因型正常的人结婚生出的孩子都将是杂合子，低密度脂蛋白受体、载脂蛋白 B、前蛋白转化酶枯草溶菌素 9 基因突变的杂合子可出现低密度脂蛋白胆固醇升高 2 倍（即杂合子家族性高胆固醇血症患者），亦可有早发冠心病。低密度脂蛋白受体衔接蛋白 1 基因突变的杂合子可表现正常。患者和杂合子结婚生出的孩子平均 1/2 将患病，1/2 是杂合子，两个患者结婚生出的孩子都将患病。男女患病的机会均等。

7. 这个病对患者今后生活有什么影响?

纯合子家族性高胆固醇血症整体预后差，患者在确诊时常常已出现心绞痛、心肌梗死、主动脉狭窄等心血管并发症，严重影响患者的生活质量和生存寿命，在不采取任何治疗手段的情况下，通常于 30 岁之前死于冠心病，即使在积极降脂治疗的同时患者仍可出现冠心病、主动脉狭窄等心血管并发症发生进展。国外资料显示在多种降脂药物积极治疗的同时联合早期、规律的血浆脂蛋白置换术治疗，少部分患者可出现心血管并发症的消退或病情趋于稳定。

8. 为什么会得这个病?

纯合子家族性高胆固醇血症属于单基因病，主要致病基因包括低密度脂蛋白受体、载脂蛋白 B、前蛋白转化酶枯草溶菌素 9 和低密度脂蛋白受体衔接蛋白 1。其中低密度脂蛋白受体基因突变最为常见，该基因发生突变直接导致低密度脂蛋白受体功能受损或缺失；载脂蛋白 B 为低密度脂蛋白受体的主要配体，载脂蛋白 B 基因发生突变将导致低密度脂蛋白受体不能与血清中低密度脂蛋白正常结合；前蛋白转化酶枯草溶菌素 9 突变可导致低密度脂蛋白受体的过度降解以及肝细胞内胆固醇的加速合成；低密度脂蛋白受体衔接蛋白 1 是低密度脂蛋白受体衔接蛋白，该基因发生突变会导致肝摄取及运载低密度脂蛋白发生障碍。以上四种基因突变均可导致纯合子家族性高胆固醇血症患者血浆低密度脂蛋白清除力降低或丧失，低密度脂蛋白胆固醇水平显著升高从而出现一系列临床表现。

9. 得了这个病应该到医院找哪个科室的医生诊治?

对于疑似纯合子家族性高胆固醇血症患者，建议首先找内分泌（或遗传）科医师就诊。确诊的患者，针对冠心病、主动脉瓣疾病等心血管并发症，或是否行肝移植等手术等，内分泌（或遗传）科医师需要请心血管科、外科、眼科等相关科室大夫会诊，共同解决问题。

（邹朝春　周清　浙江大学医学院附属儿童医院内分泌科）

47 亨廷顿舞蹈病

1. 什么是亨廷顿舞蹈病？

亨廷顿舞蹈病（Huntington disease）是一个罕见的常染色体显性遗传性神经系统疾病，由于编码 Huntingtin 蛋白的基因突变导致，该缺陷导致胞嘧啶、腺嘌呤和鸟嘌呤的构建障碍造成鸟嘌呤重复超过正常值。亨廷顿舞蹈病按照发病年龄分为青少年型和成年型，青少年型在 20 岁之前发病，约占亨廷顿舞蹈病的 10%。成年型通常在 30～40 岁发病，相对常见。

2. 这个病最常或最早会出现哪些异常？这个病最常出现什么症状和体征？

成年型亨廷顿舞蹈病有三个主要表现，分别是精神障碍、舞蹈性运动障碍和痴呆。亨廷顿舞蹈病的症状的个体差异很大，甚至在同一个家系中的患者也表现各异。早期患者是以抑郁、情感反应障碍，协调、决策能力下降为主，精神行为异常经常先于运动症状出现，在明显的舞蹈症状出现之前 10 年就可以发生。多数发病在 30～40 岁，仅少数在 60 岁之后出现，包括幻觉、易激惹，情绪化，烦躁不安和偏执等精神症状。精神症状导致患者不能继续以往的工作。疾病中期以运动障碍最为突出并影响生活，舞蹈性运动障碍是最主要的症状，表现为不自主眨眼，面部、四肢或者躯干突然、快速、剧烈的猛拉动作，类似舞蹈，伴随步态不稳、言语和吞咽障碍。同时也出现言语减少，认知和思维能力下降等问题。痴呆进行性加重，逐步表现为定向力障碍、记忆力减退、执行力下降和人格改变，伴随抑郁、焦虑。

青少年型亨廷顿舞蹈病与成人型存在差别，主要表现为强直、动作迟缓、肌阵挛和癫痫等。

3. 有确诊的方法吗？怎样确诊？

通过基因检查可以确诊该病。亨廷顿舞蹈病的确诊建立在上述运动为主的临床症状和体征伴随认知障碍和精神症状、阳性家族史，并结合基因检查明确诊断。核磁共振和PET－CT结合可提高检出率，突出的改变是大脑靠近中央部位的一对尾状核出现萎缩，该特点可以用于鉴别其他出现类似症状的疾病。

4. 这个病能治疗吗？怎样治疗？

目前尚无治愈亨廷顿舞蹈病的方法。也无法推迟疾病的进展，治疗的主要目的是改善症状和最大程度提高患者的生存质量。多巴胺受体阻滞剂和单胺耗竭剂用于治疗亨廷顿病舞蹈症状。抗抑郁药物可改善抑郁症状，抗精神病药物可改善精神症状，抗惊厥药物可改善双向情感障碍。精神科医师还可提供精神心理治疗，帮助患者对抗疾病状态、加强行为控制和促进与人沟通等。康复医师可帮助喉部肌肉的运动控制和张闭口动作控制等，改善言语状态。通过物理治疗和作业治疗教亨廷顿舞蹈病患者合适的安全运动方式，提高平衡感、运动的协调能力和增加肌肉力量，减少跌倒发生等。

5. 得病后患者需要注意什么？

亨廷顿舞蹈病患者需要注意长期密切看护。应教会亨廷顿舞蹈病患者正确使用拐杖和轮椅等辅助工具，完成起身、如厕、进餐、穿衣等动作。由于患者进食障碍，热量需求增加，多数患者体重下降，为保证营养，建议每日进餐超过三次，使用营养添加剂、特制的进餐饮水工具、切块的易于吞咽咀嚼的食物，以减少对精细动作的需求，最大程度保证进食量。亨廷顿舞蹈病患者临床经常出现抑郁，自杀风险增加，应当预防自杀。晚期患者卧床，运动功能和语言功能受限。但多数患者仍可认识家人和听懂言语。常见的死亡原因包括肺炎和其他感染，跌倒相关的损伤，吞咽相关合并症等。

6. 这个病会影响患者的家人吗?

亨廷顿舞蹈病患者的后代有 50%的遗传率，男女的机会均等。有亨廷顿舞蹈病家族史的患者妊娠前一定要进行遗传咨询。其他无症状家族成员的遗传检查对疾病控制并没有帮助，也无法预测何时发病和首发症状是什么，因此一些成员选择不进行该检查或在妊娠前才进行检查。

7. 这个病对患者今后生活有什么影响?

亨廷顿舞蹈病对患者个体的影响差异很大，不同程度地影响其日常活动和社会生活。鸟嘌呤的重复次数决定了疾病的严重程度，重复次数少的患者运动症状较轻，疾病进展慢，重复次数高者在青年期就出现严重运动障碍。亨廷顿舞蹈病为进展性疾病，无法有效缓解且最终致残，一旦诊断患者就需要长期的医疗支持和看护治疗。亨廷顿舞蹈病患者通常在诊断后 15～20 年死亡，青少年型亨廷顿舞蹈病平均在症状出现后 10 年死亡。

8. 为什么会得这个病?

亨廷顿舞蹈病是单基因常染色体显性遗传病，是由于 4 号染色体缺陷导致鸟嘌呤重复缺陷。正常情况下鸟嘌呤的重复次数为 10～28 次，而亨廷顿舞蹈病患者重复次数为 36～120 次。缺陷基因在家系中逐代传递，重复次数不断增大，重复次数越多，起病越早，家族中的患者发病年龄逐代提前。当鸟嘌呤重复次数大于 41 次，疾病为完全外显，重复次数为 36～40

次时为不完全外显，60%的患者发病，且发病年龄各异。其他的影响因素包括了疾病的修饰基因和环境因素等。

9. 得了这个病应该到医院找哪个科室的医生诊治？

亨廷顿舞蹈病的诊断主要找神经内科医师和遗传专业医师。在长期治疗中还需要精神科专业医生、康复治疗师、专业护士、社区医生、社会工作者和家属的广泛参与。患者父母或其本人再次生育前，应到相关机构进行遗传咨询。女性妊娠时，可在孕早期到有资质的医院产科进行产前诊断。

（张巍　北京大学第一医院神经内科）

48 HHH 综合征

1. 什么是 HHH 综合征？

高鸟氨酸血症－高氨血症－高同型瓜氨酸尿症（Hyperornithinemia-Hyperammonemia-Homoitrullinuria Syndrome）简称 HHH 综合征，是一种罕见的常染色体隐性遗传性尿素循环障碍疾病，致病基因是溶质载体家族 25 成员 15（SLC25A15）。HHH 综合征患者个体差异显著，起病年龄、类型和严重程度明显不同。主要损伤大脑、小脑及肝脏。

2. 这个病最常或最早会出现哪些异常？这个病最常出现什么症状和体征？

新生儿期及婴儿期发病的患儿常见的异常是呕吐、抽搐、呼吸急促、嗜睡、烦躁、昏迷等临床表现。儿童及成人发病的患者最常出现的异常是偏食，厌食高蛋白食物，天然蛋白不耐受，进食高蛋白饮食后烦躁、哭闹、呕吐，伴随智力、运动发育落后或倒退。检查常见肝功能损害、急性或慢性神经系统损害、急性或慢性肝病等。

HHH 综合征患者的急性期表现与其他类型的尿素循环障碍患者类似，常因感染、疲劳、高蛋白饮食、药物等应激刺激诱发，出现急性脑病或肝性脑病样发作，表现为呕吐、惊厥、昏迷，严重者死亡。非急性期的患者表现为病情缓慢发展，表现为厌食高蛋白质食物、智力障碍、呕吐、步态异常、癫痫等。随着脑损害进行性加重，出现痉挛性截瘫。一些患者脑 CT 及 MRI 可见脑水肿、脑白质异常、钙化、基底节损害及弥漫性脑萎缩。一些患者伴肝脏增大、肝功能异常。

3. 有确诊的方法吗？怎样确诊？

HHH 综合征通过基因检查可以确诊。HHH 综合征患者临床及生化表现缺乏特异性，基因分析是诊断的关键，可以发现患者致病基因是溶质载体家族 25 成员 15 基因存在纯合或复合杂合突变。典型患者血氨增高，血清转氨酶增高，血液鸟氨酸、鸟氨酸代谢产物即尿同型瓜氨酸升高，血浆谷氨酰胺、尿乳清酸增高对于诊断具有提示意义。部分患者血氨也可以不高。

4. 这个病能治疗吗？怎样治疗？

HHH 综合征是可治疗的疾病，主要方法是调节饮食结构、口服药物及肝移植治疗。急性期的治疗原则与其他尿素循环障碍相同，限制天然蛋白质摄入，给予精氨酸、苯甲酸钠和苯丁酸钠等排氨药物。严重高氨血症的患者需进行血液透析。病情稳定后长期治疗方法主要为低蛋白、高脂肪高碳水化合物饮食，口服精氨酸、苯甲酸钠和苯丁酸钠等排氨药物，并对症治疗。若饮食及药物干预无效，应考虑肝移植。

5. 得病后患者需要注意什么？

患者需要长期低蛋白饮食治疗及对症治疗，应保证营养，保护大脑及肝脏功能，需监测疾病进展及营养发育状况，检测肝肾功能、血氨、血液氨基酸及酯酰肉碱谱、尿乳清酸水平。日常生活中限制酒精，并注意避免感染性疾病诱发的严重高氨血症。对于运动障碍的患者可给予肢体按摩及物理康复训练，注意避免疲劳及饥饿，以免自身蛋白分解加重病情。对合并癫痫的患者，避免使用丙戊酸钠，以免加重肝损害。合并感染时，应回避红霉素、阿司匹林、对乙酰氨基酚及其他可能损害肝肾的药物，以免诱发瑞氏综合征等严重合并症。

6. 这个病会影响患者的家人吗？

HHH 综合征属于常染色体隐性遗传病，致病基因是溶质载体家族 25 成员 15 基因，致病突变来自父亲和母亲。兄弟姐妹有 1/4 的概率患病，1/2 的概率为与父母相同的健康携带者，1/4 的概率不遗传来自父母的基因突变，与性别无关。

7. 这个病对患者今后生活有什么影响？

多数 HHH 综合征患者预后不良，急性期严重脑水肿危及生命，死亡率很高，存活者常遗留智力和运动障碍等后遗症。早期诊断的患者经过低蛋白饮食、降氨药物等治疗后，大部分可以存活。症状较轻且饮食控制良好的患儿，常可生长发育正常，部分可接受常规教育。HHH 综合征女性患者可以成功受孕。一些患者病情逐渐加重，如不进行肝移植治疗，会导致进行性脑萎缩，痉挛性瘫痪，智力、运动发育倒退。

8. 为什么会得这个病？

HHH 综合征的病因是来自父母的致病基因，即溶质载体家族 25 成员 15 基因致病突变，导致鸟氨酸转运受阻，滞留胞浆中，不能进入线粒体进行尿素循环代谢，血浆中鸟氨酸含量增多，血氨升高，尿中同型瓜氨酸升高。尿素代谢障碍不仅破坏了脑细胞能量转换及传递过程，还引起肝脏损害。

9. 得了这个病应该到医院找哪个科室的医生诊治？

对于疑诊 HHH 综合征的患者，建议到神经内科和儿科找遗传代谢专家就诊，争取及早确诊并治疗。首发表现为厌食、高蛋白食物不耐受及肝功能异常的患者常就诊于消化科；以意识障碍，癫痫，智力、运动发育障碍就诊的患者常于儿科或成人神经内科就诊，需要考虑到该病并转诊给遗传代谢专家。确诊后需要营养科、神经科、消化科、康复科、移植科等多科室指导。在患者及其父母致病基因是溶质载体家族 25 成员 15 基因诊断明确的前提下，患者父母再次生育前，应到有条件的机构进行遗传咨询。母亲再次妊娠时，可在孕早期或中期到有产前诊断资质的医院产科就诊，通过胎盘绒毛或羊水细胞的基因分析对胎儿作出诊断。

（杨艳玲　关函洲　北京大学第一医院儿科）

49 高苯丙氨酸血症

1. 什么是高苯丙氨酸血症?

高苯丙氨酸血症（hyperphenylalaninemia，HPA）是由于苯丙氨酸羟化酶缺乏或其辅酶四氢生物蝶呤缺乏，导致血苯丙氨酸增高的一组最常见的氨基酸代谢病。血苯丙氨酸浓度＞120 μmol/L（＞2 mg/dl）及血苯丙氨酸与酪氨酸比值＞2.0 统称为高苯丙氨酸血症。根据缺陷酶的不同，高苯丙氨酸血症可分为苯丙氨酸羟化酶（PHA）缺乏症（又称苯丙酮尿症）和辅酶四氢生物蝶呤缺乏症两类。

各个国家与地区高苯丙氨酸血症的发病率不同。我国 1985～2011 年 3500 万新生儿筛查资料显示，发病率为 1∶10397。2000～2007 年我国新生儿筛查资料显示，高苯丙氨酸血症中 12.9%为苯丙氨酸羟化酶缺乏症，并存在显著的地域差异，南部地区苯丙氨酸羟化酶缺乏症发病率较高。

根据血苯丙氨酸浓度将苯丙氨酸羟化酶缺乏症分为轻度高苯丙氨酸血症（120～360μmol/L）、轻度苯丙酮尿症（360～1200μmol/L）、经典型苯丙酮尿症（≥1200μmol/L）。

2. 这个病最常或最早会出现哪些异常？这个病最常出现什么症状和体征?

苯丙酮尿症患儿在新生儿期多无临床症状，出生 3～4 个月后逐渐出现典型症状：头发由黑变黄，皮肤颜色浅淡，尿液、汗液鼠臭味。随着年龄增长，逐渐表现出智力发育落后、小头畸形、癫痫发作，也可出现行为、性格、神经认知等异常。如多动、自残、攻击、自闭症、自卑、忧郁等，婴儿期还常出现呕吐、湿疹等。

辅酶四氢生物蝶呤缺乏症患者在新生儿期也多无临床症状，出生 1～3 个月后除表现苯丙酮尿症症状外，主要表现为运动障碍、嗜睡、躯干肌张力低下、四肢肌张力增高或低下、眼震颤、吞咽困难、口水增多、松软、角弓反张，反应迟钝、失眠、智力发育严重障碍等。

3. 有确诊的方法吗？怎样确诊？

高苯丙氨酸血症有确诊的方法。当新生儿筛查血标本血苯丙氨酸浓度＞120μmol/L，或同时伴有苯丙氨酸/ 酪氨酸＞2.0 为阳性，需召回孩子复查，复查仍阳性则可确诊，确诊后需行鉴别诊断。所有诊断高苯丙氨酸血症者，应及时检测尿蝶呤谱分析（在低苯丙氨酸饮食治疗前）、双氢喋啶还原酶活性测定，或四氢生物蝶呤负荷试验来进行鉴别诊断。必要时进行基因检测，以便最终确诊是苯丙酮尿症患者还是四氢生物蝶呤缺乏症患者。

4. 这个病能治疗吗？怎样治疗？

高苯丙氨酸血症可以治疗。苯丙氨酸羟化酶缺乏型：正常蛋白质摄入下血苯丙氨酸浓度＞360μmol/L 的苯丙酮尿症患者均应在完成鉴别诊断试验后立即治疗，越早治疗越好，提倡终生治疗；轻度高苯丙氨酸血症可暂不治疗，但需定期检测血苯丙氨酸浓度，如血苯丙氨酸浓度持续 2 次＞360μmol/L，应给予治疗。低苯丙氨酸饮食是目前苯丙氨酸羟化酶缺乏症的主要治疗方法。对四氢生物蝶呤反应型苯丙酮尿症患儿尤其是饮食治疗依从性差者，国外报道单独口服四氢生物蝶呤或联合低苯丙氨酸饮食，可提高患儿对苯丙氨酸的耐受量，适当增加天然蛋白质摄入，改善生活质量及营养状况。其他治疗方法的研发有大分子中性氨基酸（LNAA）、奶酪乳清提取的无苯丙氨酸的天然蛋白质糖巨肽（GMP）。苯丙氨酸解氨酶（Pegvaliase，PAL）、酶替代疗法、基因治疗等处于试验阶段。四氢生物蝶呤缺乏型：诊断明确后可按不同病因给予四氢生物蝶呤，或无苯丙氨酸特殊饮食及神经递质前体治疗，如左旋多巴、5－羟色氨酸及叶酸，提倡终生治疗。

5. 得病后患者需要注意什么？

（1）血苯丙氨酸浓度：建议在喂奶 2～3 小时（婴儿期）或空腹（婴儿期）后采血测定苯丙氨酸浓度。苯丙酮尿症患儿特殊奶粉治疗开始后每 3 天测定血苯丙氨酸浓度，根据血苯丙氨酸浓度水平及时调整饮食，添加天然食物；代谢控制稳定后，苯丙氨酸测定时间可适当调整：＜1 岁每周 1 次，1～12 岁每 2 周～每月 1 次，12 岁以上每 1～3 个月 1 次。如有感染等应急情况下血苯丙氨酸浓度升高，或血苯丙氨酸波动，或每次添加、更换食谱后 3 天，需密切监测血苯丙氨酸浓度。各年龄段血苯丙氨酸浓度控制的理想范围：1 岁以下 120～240μmol/L，1～12 岁 120～360μmol/L，12 岁以上患儿控制在 120～600μmol/L 为宜。

（2）预防苯丙氨酸缺乏症：苯丙氨酸是一种必需氨基酸，治疗过度或未定期检测血苯丙氨酸浓度，易导致苯丙氨酸缺乏症，表现为严重皮肤损害、嗜睡、厌食、营养不良、腹泻、贫血、低蛋白血症等，甚至死亡。因此，需严格监测血苯丙氨酸浓度，苯丙氨酸浓度过低时应及时添加天然食物。

（3）营养、体格发育、智能发育评估：治疗后每 3～6 个月测量身高、体重及营养评价等，预防发育迟缓及营养不良。1 岁、2 岁、3 岁、6 岁时进行智能发育评估，学龄儿童参照学习成绩等。

（4）药物不良反应：有些患者服用左旋多巴及 5－羟色氨酸后出现胃肠道反应或药物不耐受，如多巴不良反应包括运动障碍、不自主或抽动症样动作、兴奋、失眠等，尤其是儿童患者初始治疗时易发生，减少多巴剂量或总量分多次服用可改善上述症状；5－羟色氨酸不良反应主要为腹泻，减量或暂停药后可改善；四氢生物蝶呤无明显不良反应，少数头痛、咽痛、腹泻。

6. 这个病会影响患者的家人吗？

高苯丙氨酸血症是常染色体隐性遗传方式。患者的父母各携带一个致病变异，无临床症状。每个患者的同胞有 25%的概率患病，50%的概率是无症状的致病基因携带者，25%的概率为正常个体。患者与正常人婚配其后代是携带一个致病性基因的携带者。

7. 这个病对患者今后生活有什么影响？

高苯丙氨酸血症的预后与疾病轻重、胎儿期脑发育、治疗早晚、血苯丙氨酸浓度、营养状况、治疗依从性等多种因素有关。经新生儿筛查诊断、在新生儿期即开始治疗的多数患者，智力及体格发育可以达到或接近正常水平，很多患者能正常上学、就业、结婚、生育。合理的个体化饮食治疗和药物治疗是改善患儿远期预后的关键。但是，少数患者即使早期筛查诊断、早期治疗，智能发育仍落后于正常儿童，成年期存在认知、精神异常或社交能力落后等问题。

8. 为什么会得这个病？

高苯丙氨酸血症的病因分为苯丙氨酸羟化酶缺乏症（又称苯丙酮尿症）和四氢生物蝶呤缺乏症两大类，均为常染色体隐性遗传病。苯丙酮尿症是由于苯丙氨酸羟化酶基因发生致病变异导致苯丙氨酸羟化酶活性下降，苯丙氨酸不能转换为酪氨酸，使得酪氨酸及正常代谢产物合成减少，血苯丙氨酸浓度增高，最终影响中枢神经系统发育。四氢生物蝶呤是三个芳香族氨基酸苯丙氨酸、酪氨酸和色氨酸羟化酶的辅酶。四氢生物蝶呤代谢途径中任何一种酶的缺陷均可导致四氢生物蝶呤缺乏症，不仅阻碍苯丙氨酸代谢，还会影响脑内神经递质的合成，患者出现严重的神经系统损害。

9. 得了这个病应该到医院找哪个科室的医生诊治?

对于疑似高苯丙氨酸血症的患者，建议首先到儿科遗传代谢病门诊找高苯丙氨酸血症专家就诊。其他科室的大夫在初次接诊后，应该把患者推荐给高苯丙氨酸血症专家，进行鉴别诊断，明确分型，以指导下一步治疗。苯丙酮尿症治疗过程中，需请营养科专家会诊，指导饮食，调整患儿苯丙氨酸、蛋白质摄入量等。高苯丙氨酸血症是慢性病，需要长期治疗，并请心理医生心理疏导治疗。

（周忠蜀　沈明　中日友好医院儿科）

50 低碱性磷酸酶血症

1. 什么是低碱性磷酸酶血症?

低碱性磷酸酶血症（hypophosphatasia，HPP）是由 *ALPL* 基因突变引起组织非特异性碱性磷酸酶（tissue－nonspeciic alkaline phosphatase，TNAP）缺乏，从而造成以骨矿化缺陷为病理生理学基础的罕见遗传性疾病。其发病率极低，在活产新生儿中的发病率约为十万分之一。低碱性磷酸酶血症的临床症状轻重不一，并根据发病年龄和临床严重程度分为六种类型，分别为：围产期致死型、围产期良性型、婴儿型、儿童型、成人型和牙型。

2. 这个病最常或最早会出现哪些异常？这个病最常出现什么症状和体征？

低碱性磷酸酶血症因症状及发病时间不同，临床表现亦不尽相同。围产期致死型发生于宫内并且是最严重的类型，患者死产或出生后早期死亡。该类患儿表现为颅骨的低矿化以及妊娠期肢体缩短和变形，该表现可通过孕期超声检查被发现。骨骼低矿化导致出生后的膜性颅骨和颅缝早闭以及肌肉骨骼表现。因肋骨的低矿化，导致生后呼吸衰竭。呼吸道管理不良通常继发呼吸道感染，这也是导致该类疾病患儿死亡的最主要原因。部分患儿还可表现为癫痫发作。围产期良性型是最近报道的形式，虽然症状在妊娠期即被识别，但预后良好且无致死风险。婴儿型在生后 6 个月之内发生，临床表现严重，患者出现佝偻病、肋骨和四肢长骨畸形。同时因肋骨的低矿化而表现出呼吸衰竭。此外，还经常伴有高钙血症以及高钙尿症，导致肾钙质沉着症。

儿童型在生后 6 月龄后发病，其症状较轻微且没有生命危险。患者表现为四肢长骨畸形、肌肉无力、步态蹒跚、行走延迟。有时会出现颅缝早闭和颅内压增高。该类型患者还可因牙骨质形成障碍致使乳牙过早脱落。

成人型通常发生在中年，至今成人型的发病自然过程未被详细描述，但患者可有佝偻病和（或）乳牙过早脱落的病史。在成人型中，骨软化伴随着经常复发的跖骨应力性骨折所致疼痛而被发现。牙型临床症状仅表现在牙齿，例如乳牙过早脱落而不伴随因佝偻病或骨软化引起的骨骼症状。

3. 有确诊的方法吗？怎样确诊？

分子遗传学检测以及特异性血清学检查是确诊低碱性磷酸酶血症的最常见、最有效的检测手段。通过基因检查迄今已发现 335 个 *ALPL* 基因突变类型。此外，该病患儿均存在血清碱性磷酸酶活性减低，骨碱性磷酸酶同工酶减少。因焦磷酸盐（PPi）和吡哆醛 5'–磷酸盐（PLP）被认为是 TNAP 的天然底物，故该类患者的血浆焦磷酸盐和吡哆醛 5'–磷酸盐也普遍升高。低 ALP 活性伴随焦磷酸盐或吡哆醛 5'–磷酸盐的升高是诊断低碱性磷酸酶血症的有力证据。

4. 这个病能治疗吗？怎样治疗？

治疗低碱性磷酸酶血症的主要方式为对症治疗。如针对因肋骨矿化不良导致的呼吸衰竭患者，采取对症呼吸支持治疗。饮食疗法，包括限制钙摄入和补充维生素 D，以及骨折和颅缝早闭的外科手术治疗。2015 年，在日本、欧盟、加拿大和美国获得批准应用 Asfotase alfa 注射治疗低碱性磷酸酶血症，该治疗适用于处于围产期、婴儿期和青少年的低碱性磷酸酶血症患者治疗，但不适用于临床症状轻微的低碱性磷酸酶血症患者。此外，成人型患者可使用特立帕肽治疗，对于临床症状严重的患者可使用骨靶向性重组人 TNSALP（ENB–0040：Asfotase Alfa）进行治疗，必要时可行骨髓细胞移植。

5. 得病后患者需要注意什么？

饮食方面，应限制含钙丰富食物的摄入，如奶制品、豆制品、虾米等，并合理补充维生素 D。如为对骨骼有影响的较严重类型，应避免大幅度的剧烈运动，避免骨折等发生。针对应用 Asfotase alfa 注射治疗的患者，应注意长期随访，动态监测血清 ALP 活性及骨密度，警惕复发。

6. 这个病会影响患者的家人吗？

低碱性磷酸酶血症是一种常染色体隐性或显性遗传病，引起该病的突变基因可以来源于父母任何一方，也可是患者自己的基因突变所致。因所致疾病的基因突变类型不同，该病的遗传类型也略不相同。故 *ALPL* 基因突变检测对一级亲属的早期筛查至关重要，对产前诊断及复发风险的评估也同样重要。

7. 这个病对患者今后生活有什么影响？

低碱性磷酸酶血症根据临床症状及发病时间不同，所致疾病预后也不尽相同。对于临床症状较轻的患者，可仅表现为乳牙过早脱落、良性佝偻病或肌肉骨骼无力、关节病等，预后一般良好；而严重临床表现患者的发病率占总低碱性磷酸酶血症发病率的 1/10，其中以围产期致死型及婴儿型最为严重，死亡率高达 50%以上，常常死于呼吸系统并发症。

8. 为什么会得这个病？

人类有四种碱性磷酸酶（ALP）同工酶：组织非特异性碱性磷酸酶（TNAP）、胎盘碱性磷酸酶（PLAP）、肠碱性磷酸酶（IAP）和生殖细胞碱性磷酸酶。后三种 ALP 是组织特异性的，分别在胎盘、肠和生殖细胞（胚胎和癌细胞）中表达。TNAP 也称为肝/骨/肾（LBK）碱性磷酸酶，在机体多处表达，特别是肝脏、骨骼、肾脏、神经细胞和白细胞中高度表达。人

TNAP 由 *ALPL* 基因编码。在生物学上，矿化作用是胶原纤维中羟基磷灰石晶体的沉积，包括骨在内的硬组织中的生物矿化分为两步。在矿化的第一步中，羟基磷灰石在囊泡中形成。另一方面，钙通过膜联蛋白钙通道并入囊泡中。当磷酸钙的浓度超过磷酸钙的溶解度时，羟基磷灰石晶体形成开始。随后，羟基磷灰石晶体穿透囊泡膜并在细胞外空间中伸长。而磷酸盐主要由囊泡膜上的 TNAP 提供。最终，形成的羟基磷灰石晶体沉积在胶原纤维中，矿化完成。故因基因突变所致的 TNAP 活性减低，可继发磷酸盐进入囊泡膜过程受阻，致使骨组织等矿化不足，从而继发低碱性磷酸酶血症的一系列因矿化不良而出现的临床症状。

9. 得了这个病应该到医院找哪个科室的医生诊治？

对于拟诊为低碱性磷酸酶血症的患者，建议至儿童专科医院的内分泌遗传代谢科或综合医院的内分泌科进行确诊。对于骨骼畸形变短的死胎、死产，或生后囟门早闭、佝偻病，或因牙齿过早脱落等表现于其他科室医师处初诊的，仍应将患者转诊至内分泌遗传代谢医师处就诊，以进一步明确诊断。确诊的患者出现骨骼、神经、口腔等方面问题，或需要手术或康复治疗，内分泌遗传代谢医生可协助与其他相应科室医生进行会诊，共同解决患者问题。

（桑艳梅　张微　首都医科大学附属北京儿童医院内分泌科）

51 低磷性佝偻病

1. 什么是低磷性佝偻病？

低磷性佝偻病（hypophosphatemic rickets）是儿童常见的代谢性骨病，由于遗传性或获得性疾病使肾近曲小管对磷酸盐回吸收障碍，磷从尿中大量丢失，导致血磷降低和骨矿化障碍。获得性疾病主要见于肿瘤性骨软化症，我们这里特指遗传性低磷性佝偻病。临床特征为佝偻病和/或骨软化、生长障碍、低磷血症。遗传方式除了X连锁、常染色体显性遗传（*FGF23*突变）、常染色体隐性遗传（*DMP1*和*ENPP1*突变），还有低磷性佝偻病伴高钙尿症，其中X连锁显性遗传性低磷性佝偻病（hypophosphatemic rickets，X−linked dominant，XLHR）最为常见，后三种罕见。常染色体显性遗传和常染色体隐性遗传相关疾病症状和治疗与X连锁显性遗传性低磷性佝偻病相似，因此我们主要介绍X连锁显性遗传性低磷性佝偻病。此病过去称抗维生素D性佝偻病，男孩和女孩均可发病，发病率为(3.9～5)/100000活产婴儿。

2. 这个病最常或最早会出现哪些异常？这个病最常出现什么症状和体征？

患儿生后即可发现血磷降低，但是往往被忽视，当负重后出现腿畸形，比如腿弯曲且进行性偏离正常生长曲线，才引起家长重视。临床表现轻重不一，通常于幼儿期或儿童期出现进行性的严重骨骼畸形和生长迟缓，有佝偻病的症状和体征，包括串珠肋、颅骨软化、郝氏沟和骨骺肿胀，还有骨软化、骨痛。常见的骨骼畸形包括鸡胸、膝关节内翻或外翻畸形、手镯征及脚镯征等，颅骨结构改变包括前额突出、颅缝早闭和 Chiari 畸形。低磷血症还可以伴有明显的肌肉无力。成年表现为应力性骨折、牙脓肿。也有患者因为到成年身材矮就诊才被诊断。牙齿病变常见牙脓肿，感应神经性耳聋也有报道。多有家族史。

3. 有确诊的方法吗？怎样确诊？

除了低磷血症，经肾小球滤过率校正后肾小管重吸收磷（TmP/GFR）降低，血清钙正常，甲状旁腺激素（PTH）水平正常或轻度升高，碱性磷酸酶升高。大部分可检测到高循环水平的成纤维细胞生长因子 23（FGF23）。大部分患儿有佝偻病的影像学证据，干骺端增宽、杯口状，毛刷样改变，尤其在膝关节的生长板。检测到 *PHEX* 基因半合子（男性）或杂合（女性）致病性变异可确诊本病。57%～78%为此基因的微小突变，22%～43%为此基因的大片段缺失或重复。可以根据所有已知的低磷性佝偻病致病基因设计 Panel，靶向捕获相关基因。而全外显子组测序，除了包含已知的致病基因，还可能发现新的致病基因，如果同时检测父母和两个以上患病的家庭成员，可以有效改进分析结果。

4. 这个病能治疗吗？怎样治疗？

低磷性佝偻病能治疗，治疗目标是纠正或改善患儿骨软化、影像学异常及骨畸形，改善身高和体能，减轻骨痛，同时防止继发性甲状旁腺功能亢进、高钙血症、高钙尿症。过去维持血清磷在正常低限范围内、碱性磷酸酶正常化的治疗目标，通过近年的临床观察，在低磷性佝偻病患儿身上很难达到。治疗上补充磷酸盐和大剂量骨化三醇。2018 年，美国 FDA 批准了人抗 FGF23 单克隆抗体 burosumab 治疗一岁以上患儿，更有效且副作用小。

治疗中应每 3 个月监测血钙和磷、碱性磷酸酶、PTH、尿钙/肌酐，指导药量调节，谨防高钙血症发生，并注意定期随访骨 X 线的改变，警惕维生素 D 过量，每年监测肾脏 B 超，谨防钙盐沉着发生，并且每年进行两次口腔检查。

5. 得病后患者需要注意什么？

注意口腔卫生，定期复查，预防牙脓肿。治疗期间为了使血磷及碱性磷酸酶正常化，患者需过量服用磷酸盐及活性维生素 D 制剂，避免仅服用磷酸盐而不加骨化三醇，这样会导致继发性甲状旁腺功能亢进及肾脏钙化。

6. 这个病会影响患者的家人吗？

这个病是 X 连锁显性遗传，外显率 100%，所有男性患者的女儿均为杂合子，将发病，所有男性患者的儿子不会患病；女性患者子女，无论男女，都有 50%的概率遗传母亲的致病性变异而患病。在先证者基因诊断明确的基础上，母亲再次妊娠时，可通过胎盘绒毛或羊水细胞基因突变分析，进行胎儿产前诊断，供家庭做进一步决策。

7. 这个病对患者今后生活有什么影响？

通过补充磷酸盐、骨化三醇，部分患者的骨畸形可有明显改善。尽管从儿童期就开始补充磷酸盐和骨化三醇，但是大部分到成年期终身高还是会受影响。骨关节炎常见，成年后肌腱端炎（肌腱、韧带和关节囊钙化）和/或骨赘也很常见。有些停止磷酸盐和骨化三醇治疗的成年患者可有亚临床的慢性肌无力、疲劳、骨痛和步态异常。

8. 为什么会得这个病？

这是因为调控肾脏磷酸盐重吸收的基因发生了突变，最常见的是 X 连锁遗传，也有常染色体显性、常染色体隐性和伴高钙尿症的遗传性佝偻病。

获得性低磷性佝偻病有范可尼综合征和肿瘤相关性低磷性骨软化症。X 连锁低磷性佝偻病是最常见的遗传性佝偻病，男女均可受累，是由位于 X 染色体短臂 22.1 的 *PHEX*（phosphate－regulating endopeptidase on the X chromosome，X 染色体上磷酸盐调节肽链内切酶）基因失功能性突变所致，该基因编码细胞表面结合蛋白裂解酶（肽链内切酶），在骨组织和牙齿表达。正常情况下可降解 FGF23（成纤维细胞生长因子 23），突变后循环 FGF23 水平升高，减少肾脏对磷的重吸收，促进尿磷排泄，FGF23 还导致 1, 25$(OH)_2$ 维生素 D 合成障碍，降解增加，从而导致骨矿化异常和骨折。

9. 得了这个病应该到医院找哪个科室的医生诊治？

建议首先到遗传代谢内分泌科就诊，还需要营养科、康复科支持。如果出现骨骼畸形需要矫形外科手术治疗，应该共同会诊。

（熊晖　北京大学第一医院儿科）

52 特发性心肌病

特发性心肌病（idiopathic cardiomyopathy）是原因不明或遗传相关性心肌病，其诊断需除外先天性心脏病、风湿性心脏病、代谢性或继发性心肌病等。特发性心肌病主要包括扩张型心肌病、肥厚型心肌病和限制型心肌病，以前两者多见。

52-1 扩张型心肌病

1. 什么是扩张型心肌病？

扩张型心肌病（dialated cardiomyopathy）是原因不明的以心脏扩大、心力衰竭为主要特征的心肌病，部分与遗传因素有关。抽样调查结果显示扩张型心肌病在中国的患病率为19/10万，病死率较高。

2. 这个病最常或最早会出现哪些异常？这个病最常出现什么症状和体征？

扩张型心肌病最常见的症状是呼吸困难，最初在活动后出现，逐渐进展，可以出现夜间睡觉时憋醒，需坐起一会儿才能减轻，甚至不活动也可以有端坐位呼吸困难的症状。心脏扩大明显、心腔内血流缓慢可以形成血栓，脱落后随血流栓塞至外周血管。扩张型心肌病最容易发现的体征是水肿，主要在足踝部和双小腿，一般为对称性，按压后凹陷。在疾病进展的过程中可以出现心慌、心率快、“漏跳”或“乱跳”等心律不齐，听诊可以听到早搏或房颤，肺内可以听到湿啰音。

3. 有确诊的方法吗？怎样确诊？

超声心动图是确诊扩张型心肌病最为可靠的检查方法，可以发现以左心室为主的左右心房、心室扩大，同时左心室射血分数减低至50%以下。

4. 这个病能治疗吗？怎样治疗？

药物治疗对扩张型心肌病有较好的治疗效果。最佳药物组合即“金三角”，包括血管紧张素转化酶抑制剂或血管紧张素受体拮抗剂、β受体拮抗剂、醛固酮受体拮抗剂三类药物。根据每个患者的具体情况，逐渐调整药物剂量，使其达到最佳状态。“金三角”药物的使用可以使扩张型心肌病患者长期维持病情稳定，甚至改善心脏的结构和功能，降低死亡率。但在治疗早期，尤其对于水肿比较明显的患者，应首先使用利尿剂将多余的水分排出体外，再逐步加入“金三角”药物。否则，过早、过快地使用β受体拮抗剂可能使心功能恶化。血管紧张素转化酶抑制剂或血管紧张素受体拮抗剂、β受体拮抗剂可以降低血压，扩张型心肌病患者自身的血压一般不高，药物剂量过大会引起乏力、头晕等血压低的症状。因此，“金三角”药物需要在有经验的医生指导下根据患者的个体差别合理使用。

除了药物治疗外，针对心肌不协调运动的患者，可以采用心脏再同步化治疗；针对有可能发生恶性心律失常或猝死的患者，可植入自动复律除颤器；部分患者可考虑进行心脏移植。

5. 得病后患者需要注意什么？

确诊的患者需要每日控制饮水量，同时少吃盐。在疾病不稳定期要记录每日尿量，量出为入，以免因入量太多导致呼吸困难或水肿加重。每日空腹、排尿便后测体重有助于监测体内水负荷。若短短几天内体重增加明显，往往提示体内水负荷量增多。一旦出现上述情况，需要严格控制水、盐的摄入量，同时适当增加利尿剂剂量排出体内多余的水分。另外，扩张型心肌病患者要注意预防感冒，避免因感冒加重心衰。同时，要规律监测血压、脉搏，在门诊随诊时将记录结果提供给医生，以便医生调整药物。

扩张型心肌病患者在病情稳定的前提下，可适当进行有氧运动。可以先选择慢走，保证活动时间，再逐渐增加活动强度达到快走。每周保证 3～4 次，每次活动 40 分钟左右，逐渐提高活动耐力，增加心脏储备。

6. 这个病会影响患者的家人吗?

扩张型心肌病仅有少部分与遗传有关。对于患者的父母、兄弟姐妹及子女，应注意询问相关病史，并通过超声心动图进行筛查。

7. 这个病对患者今后生活有什么影响?

扩张型心肌病患者活动耐力不及常人，在感染、水负荷量过多时会因心衰加重而出现呼吸困难，对日常生活及工作均会带来影响。患者平时要规律吃药，药物漏服或中断后会导致疾病反复或恶化，并因此需要多次入院治疗。确诊扩张型心肌病的患者的 5 年病死率为 15%～50%，最常见的死因为顽固性心力衰竭或恶性室性心律失常。

8. 为什么会得这个病?

扩张型心肌病大部分无明确原因，可能是遗传和环境综合作用的结果。少部分扩张型心肌病与家族遗传有关，主要为常染色体遗传。目前有约 60 个基因与扩张型心肌病有关。

9. 得了这个病应该到医院找哪个科室的医生诊治?

对于疑诊扩张型心肌病的患者，建议选择心内科就诊。

（刘震宇　朱燕林　中国医学科学院北京协和医院心内科）

52-2 肥厚型心肌病

1. 什么是肥厚型心肌病?

肥厚型心肌病（hypertrophic cardiomyopathy）是以左心室室壁肥厚为特征的心肌疾病，其诊断需要排除高血压、主动脉狭窄及先天性主动脉瓣下隔膜等引起的左心室室壁增厚。其中，以左室流出道梗阻为突出表现的肥厚型心肌病被称为肥厚型梗阻性心肌病。在中国，肥厚型心肌病的患病率约为80/10万。

2. 这个病最常或最早会出现哪些异常？这个病最常出现什么症状和体征?

肥厚型心肌病的主要症状有呼吸困难、胸痛、心悸和晕厥。呼吸困难及胸痛多出现于活动时，也可以有发生于休息时或餐后的不典型胸痛；心悸与心力衰竭和心律失常有关，其中房颤是肥厚型心肌病最常见的心律失常；晕厥则缘于左室流出道梗阻或心律失常。心力衰竭和心源性猝死是肥厚型心肌病的主要死亡原因。猝死多与室性心律失常包括持续性室速、室颤有关。

肥厚型心肌病的典型体征与左室流出道梗阻有关。心脏听诊的杂音缘于左室流出道梗阻和二尖瓣反流，前者在患者从蹲、坐、卧位变为直立位时或使用硝酸甘油后增强。

3. 有确诊的方法吗？怎样确诊?

肥厚型心肌病可以通过超声心动图检查确诊。对于心肌肥厚不明显者，可借助心脏核磁检查发现。心电图可出现左心室肥厚的表现。对于特殊的心尖肥厚型心肌病，心电图 V2-V4 导联可出现深而倒置的 T 波，此心电图表现对诊断心尖肥厚型心肌病的敏感性及特异性较高。超声心动图的典型表现为左室壁非对称性肥厚，对于表现为对称性左室壁肥厚者，需除外因后负荷增高等继发因素所致的左室壁肥厚。推荐对所有临床诊断为肥厚型心肌病的患者进行基因筛查。基因诊断是确诊和鉴别诊断的主要和重要手段。

4. 这个病能治疗吗？怎样治疗？

肥厚型心肌病患者首先需接受充分的药物治疗，包括 β 受体拮抗剂或非二氢吡啶类钙离子阻滞剂。这两类药物可以改善患者的活动耐力，减轻左室流出道梗阻。用药期间需监测心率、血压，并根据患者的个体情况调整药物剂量，使其达到最大耐受剂量。

除药物治疗外，对于发生恶性心律失常或心源性猝死风险高的患者，应植入自动复律除颤器。对于左室流出道梗阻明显者，药物充分治疗不能改善症状，或合并二尖瓣重度反流者，可以进行外科手术治疗，切除部分心肌、进行二尖瓣瓣膜修复或置换。

5. 得病后患者需要注意什么？

确诊为肥厚型心肌病的患者应避免剧烈运动，并根据自身的活动耐力决定活动强度。患者应坚持药物治疗并规律进行门诊随诊，监测血压、心率，及时把平时的不适反馈给医生。强降压药物及硝酸甘油类药物可加重左室流出道梗阻，需在医生建议下慎重使用。

6. 这个病会影响患者的家人吗？

肥厚型心肌病的家族遗传倾向很明确，绝大部分呈常染色体显性遗传，约 60%的成年患者可检测到致病基因突变。因此，建议患者的子女、父母及兄弟姐妹通过超声心动图和心电图进行疾病的筛查，同时进行基因检测。

有些肥厚型心肌病患者可因年轻或遗传外显延迟而导致临床表现不明显。因此，对于肥厚型心肌病患者的年轻亲属，需间隔半年至一年再次进行筛查，之后按照医生的建议确定随诊观察的时间。

7. 这个病对患者今后生活有什么影响?

肥厚型心肌病患者的活动耐力下降，并有活动相关症状，影响正常的工作和生活。更为严重的是，部分患者可因发生恶性室性心律失常而导致心源性猝死。

8. 为什么会得这个病?

约 1/3 的肥厚型心肌病患者病因不明确，其余则为心肌细胞的肌小节蛋白基因突变所致。主要突变基因集中在肌球蛋白结合蛋白 C、肌球蛋白重链 7 和肌钙蛋白 I/T 的编码基因。基因突变可能导致肌纤维收缩功能受损，从而出现代偿性心肌肥厚；也可能因钙离子功能异常、能量代谢受影响等导致心肌肥厚、纤维化、心肌排列紊乱。

9. 得了这个病应该到医院找哪个科室的医生诊治?

对于疑诊肥厚型心肌病的患者，建议选择心内科就诊。

（刘震宇　朱燕林　中国医学科学院北京协和医院心内科）

52－3　限制型心肌病

1. 什么是限制型心肌病?

限制型心肌病（restrictive cardiomyopathy）是以心室室壁僵硬、心室舒张功能异常为特征的心肌病，是一种持续进展且病死率很高的疾病。

2. 这个病最常或最早会出现哪些异常？这个病最常出现什么症状和体征？

限制型心肌病的主要表现为活动耐力下降、呼吸困难，有些患者会出现劳累后胸痛，病情严重者可以出现下肢水肿。体格检查可发现颈静脉明显充盈、显露或怒张，以及胸水、腹水等表现。限制型心肌病患者也可发生各种类型的心律失常，早期最常见的是心房纤颤，因心肌病变严重可以发生传导阻滞甚至室速、室颤等。心源性猝死是限制型心肌病的主要死亡原因，多与室性心律失常包括持续性室速、室颤有关。

3. 有确诊的方法吗？怎样确诊？

限制型心肌病可以通过超声心动图结合心脏核磁共振检查进行诊断。限制型心肌病需要与缩窄性心包炎进行鉴别，对于有些难于鉴别的患者，需要做 CT 甚至有创伤的右心导管检查。超声心动图检查常提示左心室或左、右心室室壁增厚，因心室壁僵硬、运动受限制而导致心房扩大，伴有瓣膜反流。心脏核磁对于发现心肌病变的特异性较好，有助于限制型心肌病的诊断。

4. 这个病能治疗吗？怎样治疗？

限制型心肌病无特殊的药物治疗，仅能对症处理，如针对水肿使用利尿剂治疗；针对各种类型的心律失常进行不同的处理。对于合并房颤者，需控制心室率，进行抗凝治疗。对于发生室速、室颤等恶性心律失常者，需植入自动复律除颤器。对于发生传导阻滞等缓慢心律失常者，则需要安装起搏器。

5. 得病后患者需要注意什么？

限制型心肌病患者需要定期到医院就诊，进行心电图、超声心动图检查。动态心电图检查有助于发现是否存在心律失常，包括房颤、非持续性室速及传导阻滞等。

确诊的患者需要每日控制饮水量，同时少吃盐。要记录每日尿量，量出为入，以免因入量太多导致水肿加重。每日空腹、排尿便后测体重有助于监测体内水负荷。若短短几天内体重增加明显，往往提示体内水负荷量增多。一旦出现上述情况，需要严格控制水、盐的摄入量，同时适当增加利尿剂剂量排出体内多余的水分。

6. 这个病会影响患者的家人吗?

部分限制型心肌病患者有家族遗传倾向，因此建议患者的子女、父母及兄弟姐妹通过超声心动图进行筛查，家族遗传倾向比较明确的家庭成员需进行基因诊断。

7. 这个病对患者今后生活有什么影响?

限制型心肌病患者可因乏力、呼吸困难而影响日常活动；因腹水、胃肠道淤血而食欲差、进食少。

终末期心力衰竭及恶性心律失常所致的心源性猝死是限制型心肌病患者的主要死亡原因。

8. 为什么会得这个病?

限制型心肌病患者的病因不明确，仅部分患者的发病与遗传因素有关。

9. 得了这个病应该到医院找哪个科室的医生诊治?

对于疑诊限制型心肌病的患者，建议选择心内科就诊。

（刘震宇　朱燕林　中国医学科学院北京协和医院心内科）

53 特发性低促性腺激素性性腺功能减退症

1. 什么是特发性低促性腺激素性性腺功能减退症?

特发性低促性腺激素性性腺功能减退症（idiopathic hypogonadotropic hypogonadism，IHH）又称先天性低促性腺激素性性腺功能减退症（congenital hypogonadotropic hypogonadism，CHH），是由于先天性下丘脑促性腺激素释放激素（GnRH）神经元功能受损，促性腺激素释放激素合成或分泌障碍，或 GnRH 神经元迁移异常导致垂体分泌促性腺激素减少，进而引起性腺功能不足，出现以青春期发育部分或全部缺失为特征的一种先天性遗传病。国外数据显示，特发性低促性腺激素性性腺功能减退症总体发病率为（1～10）/100000，男女比例为 5∶1。国内数据尚缺乏。临床根据患者是否合并嗅觉障碍，一般将特发性低促性腺激素性性腺功能减退症分为两大类：伴有嗅觉障碍者称为卡尔曼综合征（Kallmann syndrome，KS）；嗅觉正常者，称为嗅觉正常的特发性低促性腺激素性性腺功能减退症（normosmic IHH，nIHH）。

2. 这个病最常或最早会出现哪些异常? 这个病最常出现什么症状和体征?

由于胎儿期就存在促性腺激素不足，所以男婴出生时就可出现小阴茎、隐睾症，但女婴没有特异性表现。多数患者因青春期无性发育就诊，少数患者有过青春期启动，但中途停止导致性成熟过程未能如期完成。女性主要表现为乳房不发育、无月经初潮、不孕。男性主要表现为无变声、喉结小、小阴茎、无阴毛生长，小睾丸或隐睾、少精、无精或不育。

其他临床表现还包括：骨骺闭合延迟、指间距＞身高、上部量/下部量＜1，易患骨质疏松症。部分患者合并嗅觉功能障碍。少数有躯体或器官异常：面中线发育异常（唇裂、颚裂、额弓高尖和舌系带短）；神经系统异常（神经性耳聋、眼球运动或视力异常、红绿色盲、小脑共济失调、手足连带运动和癫痫）；骨骼系统异常（并指/趾畸形、肋骨融合、第4掌骨短、牙齿发育不良、指骨过长和弓形足）；肾发育不全或畸形；先天性心血管病等。

3. 有确诊的方法吗？怎样确诊？

特发性低促性腺激素性性腺功能减退症目前仍以临床诊断为主，以病史、临床表现、实验室检查、影像学检查等为诊断依据。当有性腺功能发育不良的临床表现，除外营养不良等功能性因素，无颅脑、垂体肿瘤史，无相关部位的放射性物质接触史，无类固醇激素及化疗药物使用史等，需考虑本病。合并外周血黄体生成素（LH）、卵泡刺激素（FSH）和性激素水平低于正常值，头颅磁共振检查可发现部分患者嗅球和嗅束缺乏或发育不良。

采血进行基因测序检测有助于明确诊断，目前已明确20余种基因突变可导致特发性低促性腺激素性性腺功能减退症，如*KALl*、*FGFRl*、*FGF8*、*GnRH*、*GNRHR*、*PROK2*、*PROKR2*、*TAC3*、*TACR3*、*DAXl*、*NELF*、*CHD7*、*SEMA3A*、*SOX2*、*FEZFI*等。近年来，每年发现1～2种特发性低促性腺激素性性腺功能减退症新致病基因，但仍仅1/3患者可发现基因突变。

4. 这个病能治疗吗？怎样治疗？

特发性低促性腺激素性性腺功能减退症目前暂无根治方法。治疗的目的是促进并维持第二性征的发育，改善性欲，恢复生育能力，提高骨密度，预防骨质疏松，降低心血管事件发生风险的可能，提高生活质量。根据治疗目的分为恢复生育功能和维持第二性征的不同治疗方案。对于有生育需要的患者，男性予促性腺激素释放激素泵治疗，或 hCG（绒毛膜促性腺激素）与 hMG（人绝经期促性腺激素）联合治疗，女性予行促性腺激素促排卵治疗或脉冲式促性腺激素释放激素治疗。对于没有生育需求的患者可以直接给予靶腺激素替代治疗，男性给予睾酮替代维持第二性征，女性给予雌/孕激素人工月经周期。

5. 得病后患者需要注意什么?

由于治疗是长期过程，需要患者有良好的依从性，用药期间要监测性发育的情况、代谢水平（血糖、血脂），常规补充钙和维生素 D 改善骨密度，诊治过程中要及时进行心理调整，保持良好的生活方式、维持理想体重。

6. 这个病会影响患者的家人吗?

本病遗传方式包括 X 连锁隐性遗传、常染色体显性遗传和常染色体隐性遗传。一旦患者致病基因诊断明确，可根据其遗传方式粗略推测子代患病风险，如：*KAL1* 为 X 染色体连锁隐性遗传，女性后代 50%携带致病基因，男性则 50%发病。*FGFR1* 和 *PROKR2* 为常染色体显性遗传，散发多见；理论上其子代 50%发病。但是约仅 1/3 患者可发现已知基因突变，且即使相同基因突变，性腺轴功能也可存在很大差异。由于基因型和临床表型之间的复杂关系，目前尚难以非常准确地评估子代致病的风险。

7. 这个病对患者今后生活有什么影响?

本病患者性腺发育不良，无青春期或青春发育不良，患有性功能异常，不孕不育，严重影响生活质量。患者缺乏性激素引起骨密度减低，易患骨质疏松症。同时长期性腺轴功能减退和第二性征发育差可导致患者自卑、焦虑等心理疾病，影响社会活动。随着适当的激素替代治疗的应用，大部分患者可恢复生育功能和维持第二性征，预后得到明显改善；但部分不能生育。

8. 为什么会得这个病？

特发性低促性腺激素性性腺功能减退症的主要发病机制是下丘脑产生促性腺激素释放激素神经细胞（即促性腺激素释放激素神经元）的脉冲性释放缺如或频幅异常。在促性腺激素释放激素神经元的分化、迁移或促性腺激素释放激素合成释放过程中所涉及到的任何基因突变，都有可能导致特发性低促性腺激素性性腺功能减退症的发生。目前，有20余种与特发性低促性腺激素性性腺功能减退症发生相关的致病基因，然而这些基因突变只能解释约1/3的特发性低促性腺激素性性腺功能减退症。既往认为特发性低促性腺激素性性腺功能减退症是一种单基因遗传病，近年来，更多研究表明特发性低促性腺激素性性腺功能减退症可能是一种寡基因疾病。本病具体的遗传学机制十分复杂，仍需进一步的大量研究。

9. 得了这个病应该到医院找哪个科室的医生诊治？

对疑似特发性低促性腺激素性性腺功能减退症患者，建议首先到内分泌科就诊。其他科室医生在初次接诊后应当把患者推荐给内分泌科专科医生，进一步明确诊断。因患者生育、维持第二性征的要求，可能存在的其他畸形以及心理疾病，确诊的患者在诊治过程中需要心理科、妇产科、辅助生育科等相关科室医生会诊，共同解决问题。

（邹朝春　朱铭强　浙江大学医学院附属儿童医院内分泌科）

54 特发性肺动脉高压

1. 什么是特发性肺动脉高压?

特发性肺动脉高压（idiopathic pulmonary hypertension）是原因不明的肺动脉高压，需要除外各种已知原因，如遗传性、药物相关、先天性心脏病、结缔组织病或其他疾病相关的肺动脉高压，还需要除外心脏疾病、肺病、低氧相关疾病或血栓栓塞性肺动脉高压。其发生率较低，大约每百万人口有 6 人。

人体血液循环除了大家熟悉的体循环外，还有肺循环，承担气体交换的重要功能。肺循环有容量大、压力低的特点。肺动脉平均压生理状态下在 14±3mmHg，高限是 17mmHg。肺动脉平均压达到或超过 25mmHg 就被认为是疾病状态。

2. 这个病最常或最早会出现哪些异常？这个病最常出现什么症状和体征？

特发性肺动脉高压最早的症状常是不经意间发现的气短，尤其是活动后气短、疲乏，还可以出现少量的咳血。有些患者还会出现一过性眼前发黑或晕厥。最初症状轻微，随着频繁发生或病情加重，症状才逐渐明显。很多轻症患者是在偶然检查身体时发现的。例如，在做胸部 X 片、CT 或心脏彩超时发现肺动脉段的增宽或肺动脉高压，而引起医生的注意。

3. 有确诊的方法吗？怎样确诊？

特发性肺动脉高压需要在除外其他原因后诊断。肺动脉高压的确诊是通过右心导管测定肺动脉压力。检查时，医生会通过静脉放置一根导管，送到右心和肺动脉部位，直接测定肺动脉压力。肺动脉高压的诊断标准是肺动脉平均压达到 25mmHg 或更多。通过右心导管检查，医生还会进行急性肺血管扩张试验，以确定患者是否可以采用钙拮抗剂类药物来治疗，只有不到 10%的患者可以使用钙拮抗剂治疗。

由于右心导管检查需要一定的检查条件和技术，临床上经常采用超声心动图来估测肺动脉高压。如果三尖瓣反流速达到 2.8m/s 或估测的肺动脉收缩压（不是平均压）达到 37mmHg 则提示可能有肺动脉高压。在超声心动图诊断肺动脉高压后是否需要通过右心导管来确诊，可咨询医生的建议。

4. 这个病能治疗吗？怎样治疗？

特发性肺动脉高压的治疗药物主要分为三大类：第一类是前列环素类；第二类是内皮素受体拮抗剂；第三类是磷酸二酯酶 5 抑制剂或鸟苷酸环化酶激动剂。上述药物可以单独或联合使用。对急性肺血管扩张试验阳性的患者可以使用高剂量钙通道阻滞剂。

除了降低肺动脉压力的药物，一般性治疗也不容忽视，如抗凝治疗、地高辛、利尿剂和氧疗等。此外，还要对患者进行疾病知识的教育，让患者具有自我管理的能力，有助于疾病的长期有效控制。

对于病情严重、药物无法控制的特发性肺动脉高压，可考虑肺移植治疗。

5. 得病后患者需要注意什么？

患者需要了解肺动脉高压是一种什么疾病、可能出现的问题、药物治疗的可能疗效和不良反应等。患者可以在医生的指导下做康复训练，但不要做过度的体力活动或锻炼。如果平时的氧饱和度低于 90%，需要进行家庭氧疗。女性患者需要注意避免妊娠，因为其会给患者带来很大的疾病加重和妊娠风险。为了减少呼吸道感染的风险，推荐患者注射流感病毒疫苗和多价肺炎球菌疫苗。患者需要定期到医院就诊评估，调整治疗。

6. 这个病会影响患者的家人吗?

特发性肺动脉高压没有遗传性。有遗传特征的肺动脉高压现在归类为遗传性肺动脉高压。

7. 这个病对患者今后生活有什么影响?

特发性肺动脉高压对生活会产生不同程度的影响。在没有有效药物治疗的时候，只有 50%的患者平均生存时间超过 3 年。如今得益于肺动脉高压有效的药物治疗，其预后已经有了极大的改观，3 年和 5 年的生存率分别为 74%和 65%。

尽管如此，由于治疗药物的昂贵，很多患者和家庭有巨大的支付困难，治疗不充分的情况非常普遍。

8. 为什么会得这个病?

导致肺动脉高压的原因很多，但特发性肺动脉高压是一组原因不明的肺动脉高压。目前了解到，特发性肺动脉高压患者的肺动脉发生不同程度的病变，从轻度血管壁的增生到丛状增生和纤维化，导致血管狭窄、闭塞和肺动脉压力增高。

9. 得了这个病应该到医院找哪个科室的医生诊治?

特发性肺动脉高压一般在呼吸科、心脏科或肺循环科就诊。由于肺动脉高压原因诸多，几乎所有科室都会碰到肺动脉高压的患者。根据基础疾病的不同，患者也会在风湿免疫科、血液科、内分泌科等科室就诊。

（徐凯峰　中国医学科学院北京协和医院呼吸与危重症医学科）

55　特发性肺纤维化

1. 什么是特发性肺纤维化？

特发性肺纤维化（idiopathic pulmonary fibrosis）是原因不明的纤维化性肺间质疾病，其病理学基础是普通型间质性肺炎。特发性肺纤维化常发生在中老年人群，以逐渐加重的呼吸困难为特征，高分辨胸部 CT 可显示以中下肺和胸膜下分布为主的蜂窝状改变。

2. 这个病最常或最早会出现哪些异常？这个病最常出现什么症状和体征？

特发性肺纤维化发生于中老年人，年龄越大，发生的概率越高。早期可以没有症状或轻微的劳力后呼吸困难，随着疾病的进展，呼吸困难症状也逐渐加重。咳嗽症状很常见，以干咳为主，有时会很严重。在查体时，常出现两个特征性的表现，肺部听诊可以听到爆裂音，类似尼龙搭扣撕开时的声音（velcro 音）；手指可出现棒槌样的末节指节增大，称为杵状指。

3. 有确诊的方法吗？怎样确诊？

特发性肺纤维化可以通过典型的临床表现来确定诊断，如：中老年人，咳嗽和呼吸困难，肺部爆裂音和杵状指，肺部 CT 以中下肺和胸膜下分布为主的蜂窝肺样改变。但临床上看到的患者经常没有如此典型，需要临床医生、放射科医生和病理科医生一起分析讨论。有一些患者需要通过手术肺活检在病理上进一步帮助诊断。特发性肺纤维化的病理特征是普通型间质性肺炎。

诊断特发性肺纤维化需要除外其他原因导致的肺纤维化或间质性肺炎，这个过程是比较复杂的，常常比较困难。但总之，临床上肺纤维化的原因是多样的，只有原因不明的以普通型间质性肺炎为特征的才属于特发性肺纤维化。

4. 这个病能治疗吗？怎样治疗？

特发性肺纤维化的患者可以根据患者的情况考虑使用抗肺纤维化药物。目前有两种抗纤维化药物可供选择，即吡非尼酮和尼达尼布。其他治疗方法主要用于缓解咳嗽、咳痰和呼吸困难等症状。吸烟者必须戒烟。严重低氧的患者可以考虑家庭氧疗。病情严重、活动显著受限的患者需要评估肺移植治疗。

5. 得病后患者需要注意什么？

特发性肺纤维化患者需要重视预防肺部感染。建议患者注射流感病毒疫苗和多价肺炎球菌疫苗。

6. 这个病会影响患者的家人吗？

特发性肺纤维化不是遗传病，但研究发现，有多个疾病相关基因，如*MUC5B*、*TERT/TERC* 和 *SPC* 等。家族性聚集的现象也时有发现，但目前并不推荐无症状家族成员筛查特发性肺纤维化。

7. 这个病对患者今后生活有什么影响？

特发性肺纤维化的预后较差，在抗纤维化药物使用之前，中位生存时间只有 3～5 年。抗纤维化药物可以有效降低肺功能的下降速度，改善患者的预后。对于终末期患者，肺移植是唯一有效的治疗手段。

8. 为什么会得这个病?

特发性肺纤维化是一种原因与机制不明确的疾病。高危因素包括年龄、吸烟、粉尘吸入、某些病毒感染（如巨细胞病毒和 EB 病毒）、或胃食管反流等。在多种导致肺纤维化的细胞因子的作用下，肺部的成纤维细胞异常活化，形成成纤维细胞灶，分泌导致肺纤维化形成的多种细胞因子。

9. 得了这个病应该到医院找哪个科室的医生诊治?

特发性肺纤维化患者主要在呼吸科就诊。

（徐凯峰　中国医学科学院北京协和医院呼吸与危重症医学科）

56 IgG4 相关性疾病

1. 什么是 IgG4 相关性疾病?

IgG4 相关性疾病（IgG4 – related disease，IgG4 – RD）是一种由免疫介导、多器官受累的慢性炎症伴纤维化疾病，好发于中老年男性，男女比例为 2∶1～4∶1。主要特征为弥漫性或局灶性器官肿大，血清 IgG4 水平升高，受累组织中大量淋巴细胞和 IgG4 阳性浆细胞浸润，伴席纹状纤维化。

2. 这个病最常或最早会出现哪些异常？这个病最常出现什么症状和体征?

IgG4 相关性疾病可累及几乎全身所有器官和组织，多数患者为多个器官相继或同时受累，少数为单一器官损伤。临床症状多样，其中，泪腺、唾液腺、淋巴结、胰腺及胆道病变最常见。最早出现的症状取决于受累的器官，如泪腺和唾液腺受累主要表现为对称性、无痛性的泪腺、颌下腺或腮腺肿大或硬结；消化系统受累包括自身免疫性胰腺炎、硬化性胆管炎、炎性假瘤、硬化性肠系膜炎等，可出现腹痛、腹胀、黄疸等；腹膜后组织受累表现为腹主动脉周围炎/腹膜后纤维化，可出现腰腹痛，继发性阻塞性肾病、肾盂积水；呼吸系统如鼻/鼻窦、支气管、肺、胸膜等受累可出现鼻塞、失嗅、咳嗽、哮喘、气短等；少见临床表现包括自身免疫性垂体炎、硬化性甲状腺炎、硬化性纵隔炎，等。此外，IgG4 相关性疾病患者常有哮喘、过敏性鼻炎、湿疹等过敏性疾病的表现。

3. 有确诊的方法吗？怎样确诊？

目前尚缺乏 IgG4 相关性疾病诊断的金标准。

IgG4 相关性疾病的诊断包括临床表现、血清学 IgG4 水平和病理改变。临床表现为受累器官或组织肿胀伴硬化，血化验检查发现血清 IgG4 水平升高是本病的显著特征（常＞135mg/dl），另外多数患者还存在外周血嗜酸性粒细胞和红细胞沉降率（ESR）、C 反应蛋白（CRP）等炎性指标升高，以及 IgG 和总 IgE 升高；合并胰腺、胆道或肾脏病变还可有相应的肝肾功能指标异常。影像学特征性改变也有助于诊断，如超声、CT、MRI 和 PET－CT 等有助于发现病变部位、特点和病变活动性，也有助于与肿瘤相鉴别。组织病理学是诊断 IgG4 相关性疾病必不可少的要素，病理特征为大量淋巴细胞、浆细胞，特别是 IgG4 阳性细胞浸润，伴席纹状纤维化、闭塞性静脉炎以及嗜酸细胞浸润等；病理组化中 IgG4/IgG 阳性浆细胞比例大于 40%对 IgG4 相关性疾病的诊断也至关重要。对于临床表现不典型或单一器官肿大，如胰腺、肾脏、肺及前列腺等部位难与肿瘤性疾病区别时，进行病理活检非常重要。临床诊断可参考 2011 年日本公布的 IgG4 相关性疾病综合诊断标准或器官特异性诊断标准。

值得注意的是，血清 IgG4 水平升高和组织中 IgG4 阳性细胞浸润可见于多种其他疾病，如恶性肿瘤、系统性血管炎、慢性感染、过敏性疾病、罗道病等，需要进行鉴别。

4. 这个病能治疗吗？怎样治疗？

IgG4 相关性疾病是可以有效治疗的疾病；但该病为慢性疾病，需要长期规律治疗。目前用于治疗该病的主要药物包括糖皮质激素和免疫抑制剂，难治性患者可使用生物靶向药物。糖皮质激素是 IgG4 相关性疾病治疗的一线药物，无禁忌的情况下，对于病情活动和进展的患者可作为治疗首选。免疫抑制剂能起到辅助激素减量、维持疾病稳定、防止复发的作用。生物制剂目前疗效肯定的药物主要是抗 CD20 单克隆抗体（利妥昔单抗），可有效控制 IgG4 相关性疾病病情进展，减轻受累器官损伤。对于症状轻、仅有浅表器官受累且疾病无明显进展的患者，可暂不治疗，采取“观察等待”的策略。对于长期的高度纤维化的病灶，当前药物反应均较差，可考虑外科手术干预，减轻压迫或梗阻症状。

总之，IgG4 相关性疾病强调个体化治疗，根据受累器官、严重程度、疾病进展情况等给予相应治疗。

5. 得病后患者需要注意什么？

确诊的患者应定期到医院遵医嘱做下列检查并进行病情监测和药物不良反应的评估，包括血常规、肝肾功、血沉、CRP、IgG4、总 IgE、肿瘤标志物等，以及相应器官的 B 超、CT、MRI 等。另外，长期使用激素应注意补钙及定期检测骨密度。

日常生活中，没有心肺功能障碍的患者可以适当进行体育锻炼，保持良好心态均对免疫系统自稳有利。吸烟是 IgG4 相关性疾病合并恶性肿瘤的高危因素，吸烟者应戒烟。应避免接触过敏原，减少高糖高脂饮食，并注意个人口腔卫生如饭后漱口。外出公共场合注意自我防护，避免发生感冒或其他感染。疫苗注射应避免使用活疫苗。

6. 这个病会影响患者的家人吗？

IgG4 相关性疾病不属于遗传性疾病，但少数患者存在基因易感性。该病是非传染性疾病，不会传染接触者和家人。

7. 这个病对患者今后生活有什么影响？

该病可导致受累器官功能异常或压迫症状，如口眼干、肝肾功能异常、消化不良、哮喘等，影响患者的健康状况。激素和免疫抑制剂治疗也可能发生相应的不良反应，如骨质疏松、肝功能损伤、血糖、血脂异常等。早期治疗可以防止不可逆的内脏损伤，大多数 IgG4 相关性疾病患者的疗效好。激素减量或停用后容易复发，因此需定期随诊，密切关注维持期的治疗和监测。长期预后还需观察。

8. 为什么会得这个病？

IgG4 相关性疾病病因尚不清楚，可能与遗传易感性、环境因素、感染、过敏等因素相关。目前许多研究团队在进行 IgG4 相关性疾病遗传易感性、疾病促发因素和相关因素以及炎症和纤维化机制方面的研究。发现 T 淋巴细胞，如 Th2 细胞、滤泡辅助 T 细胞和 $CD4^+$细胞毒性 T 细胞，以及浆母细胞在 IgG4 相关性疾病发病中均起到重要作用。该病发病机制的认识正在不断更新中。

9. 得了这个病应该到医院找哪个科室的医生诊治？

由于 IgG4 相关性疾病的起病症状多种多样，患者可能就诊于多种不同的专科，需要各相关专业医生进行识别。疑似患有 IgG4 相关性疾病的人群，建议首先到风湿免疫科找专家就诊。其他科室大夫在初次接诊后应当把患者推荐给风湿免疫科专家，进一步完善相关检查或请病理科会诊以明确诊断。

（张文　李洁琼　中国医学科学院北京协和医院风湿免疫科）

57 先天性胆汁酸合成障碍

1. 什么是先天性胆汁酸合成障碍?

先天性胆汁酸合成障碍（inborn errors of bile acid synthesis）是一类由于胆固醇合成胆汁酸的酶先天缺陷引起的胆汁酸合成障碍性疾病，大多属于常染色体隐性遗传病，也可以是自己的基因自发突变导致。目前没有确切发病率的报道，估计占婴儿胆汁淤积性疾病的 1%～2%，不同酶缺陷病发病率也不同。由于胆固醇合成胆汁酸需经过一系列复杂的酶促反应，该过程中任何一种酶的缺陷都会导致胆汁酸合成障碍。

2. 这个病最常或最早会出现哪些异常? 这个病最常出现什么症状和体征?

先天性胆汁酸合成障碍的症状和体征通常首发于新生儿或婴儿时期，也可成年期发病，但病情较轻。本病最早出现的症状常常是黄疸，伴有发育迟缓、脂肪泻等。随着病情的发展，淤胆性肝病逐渐加重，出现肝脏肿大，甚至肝硬化、肝衰竭，脾脏也可能肿大。

由于吸收脂溶性维生素障碍，会导致各种脂溶性维生素缺乏的相应症状：与维生素 A 缺乏相关的视力问题；维生素 D 缺乏导致的佝偻病、骨软化；与维生素 E 缺乏相关的发育迟缓；与维生素 K 缺乏相关的凝血功能异常，表现为易出血和皮肤瘀斑等。有些病例还会出现进行性神经疾病。如果治疗不及时，在儿童时期就会出现肝硬化、门脉高压，最终导致肝功能衰竭，甚至死亡。

与普通胆汁淤积性肝病患儿不同的是，胆汁酸合成障碍患儿的血总胆汁酸浓度降低。由于缺陷的酶不同，除共同表现为婴儿期的淤胆性肝病表现外，先天性胆汁酸合成障碍 3 型和固醇 27－羟化酶缺乏引起的先天性胆汁酸合成障碍在成人期会出现遗传性痉挛性瘫痪；固醇 27－羟化酶缺乏还可以引起脑腱黄瘤病（cerebrotendinous xanthomatosis，CTX）；先天性胆汁酸合成障碍 4 型至成人期可以出现感觉神经病变。

3. 有确诊的方法吗？怎样确诊？

诊断先天性胆汁酸合成障碍最简单的方法就是串联质谱法分析尿胆汁酸（包括胆汁酸及胆汁醇）。由于不同酶缺陷导致的先天性胆汁酸合成障碍的临床及尿胆汁酸分析常常相似，因此，明确何种酶缺陷需在尿胆汁酸分析的基础上结合基因检测最终确诊。

4. 这个病能治疗吗？怎样治疗？

多数先天性胆汁酸合成障碍经口服初级未结合胆汁酸，如胆酸鹅脱氧胆酸、熊去氧胆酸等治疗后其临床症状和生化指标可得到明显改善，但需在肝功能严重障碍前给予口服胆汁酸治疗，有可能避免肝移植。对氧固醇 7a－羟化酶缺陷和酰化作用缺陷的患者，口服初级胆汁酸治疗无效，目前的治疗方法只有肝移植。酰化作用缺陷的患者需要口服初级结合型胆汁酸。明确 2－甲酰 CoA 消旋酶缺陷的患者饮食中还必须限制支链脂肪酸的摄入。

5. 得病后患者需要注意什么？

确诊的患者应定期到医院随诊，监测生长发育，包括神经系统发育情况，监测肝脏功能，监测脂溶性维生素 A、维生素 D、维生素 E、维生素 K 等缺乏的临床表现和营养状况，如定期检测血中维生素 A、25 羟维生素 D、维生素 K 水平，维生素 K 依赖凝血因子相关的凝血功能检测。

6. 这个病会影响患者的家人吗?

先天性胆汁酸合成障碍患者大多具有常染色体隐性遗传规律，父亲和母亲均是致病基因的携带者，患者生育的子女有 1/4 的可能仍然罹患此病，在他们表型正常（即未患病）的子女中，有 2/3 的可能是携带者，不分男性和女性。也有可能父亲和母亲完全正常，是患者自己的基因自发突变导致，因此自发突变所致先天性胆汁酸合成障碍患者不会影响后代。

7. 这个病对患者今后生活有什么影响?

如果及时早期明确酶缺陷的诊断，并给予及时恰当的治疗，多数患者预后良好。如果明确诊断时已发生严重的肝功能损伤，甚至是肝衰竭，就需要接受肝移植，甚至会导致死亡。

8. 为什么会得这个病?

先天性胆汁酸合成障碍大多为常染色体隐性遗传，是由于父亲和母亲携带了致病基因，也可以是自己的基因自发突变导致。

已报道的胆汁酸合成酶缺陷（或基因异常）主要有：①合成胆汁酸母核修饰酶缺陷：位于 16 号染色体的 *HSD3B7* 基因突变引起 3β－脱氢酶缺陷，导致先天性胆汁酸合成障碍 1 型（CBAS1）；位于 7 号染色体的 *AKR1D1* 基因异常导致 5β－还原酶缺陷，为先天性胆汁酸合成障碍 2 型（CBAS2）；位于 8 号染色体的 *CYP7B1* 基因突变引起氧固醇 7α－羟化酶缺陷，为先天性胆汁酸合成障碍 3 型（CBAS3）。②侧链氧化不全：位于 5 号染色体编码α－甲酰辅酶 A 消旋酶的 *AMACR* 基因突变引起先天性胆汁酸合成障碍 4 型（CBAS4）；位于 2 号染色体的 *CYP27A1* 基因异常导致固醇 27－羟化酶缺陷，可以引起脑腱黄瘤病（CTX）；③催化胆汁酸酰化障碍：位于 9 号染色体的 BAAT 基因突变导致胆汁酸－CoA：氨基酸 N－乙酰转移酶缺陷。

9. 得了这个病应该到医院找哪个科室的医生诊治？

由于本病大多在新生儿或婴儿时期发病，所以首先就诊的科室一定是儿科。如果高度怀疑是先天性胆汁酸合成障碍，最好选择有诊治遗传代谢病经验的大型医院或专科医院的儿科、消化专科。如果晚期出现肝衰竭等严重情况应转至重症监护病房，并请肝移植科会诊考虑是否需要接受肝移植治疗。

（崔红　首都医科大学附属北京友谊医院儿科）

58 异戊酸血症

1. 什么是异戊酸血症?

异戊酸血症（isovaleric acidemia）是一种罕见的隐性遗传性有机酸代谢病，由于异戊酰辅酶 A 脱氢酶缺乏导致亮氨酸的中间代谢障碍，体内异戊酸及其代谢毒物蓄积，线粒体能量合成障碍，损害大脑、骨髓等多个系统。

2. 这个病最常或最早会出现哪些异常? 这个病最常出现什么症状和体征?

异戊酸血症患者临床表现轻重不一，可以在新生儿至成年发病，急缓不同，多于婴幼儿及儿童早期出现异常。经典型为早发型，出生时无明显异常，半数患儿在新生儿期发病，最早出现的异常是喂养困难、呕吐、呼吸困难、嗜睡和惊厥，汗脚样体臭是最常出现的体征，常伴代谢性酸中毒、酮症、低血糖、高氨血症、低钙血症等严重代谢紊乱。早发型患儿新生儿期病死率很高，存活者常有脑损害后遗症。非经典型为晚发型，多在婴幼儿时期发病，常表现为间歇性发作形式，常因感染、腹泻、高蛋白食物、疲劳、预防接种、药物等应激刺激诱发急性发病，最常见的症状是周期性呕吐、昏睡、昏迷、惊厥，发作期常见的化验异常是酮症、代谢性酸中毒，部分患儿智力、运动发育落后。异戊酸血症脑损害常见苍白球和中脑髓质损伤，脑萎缩亦较为常见。由于有机酸代谢物的骨髓毒性，患儿急性期常伴中性粒细胞减少、血小板减少或全血细胞减少。

3. 有确诊的方法吗？怎样确诊？

异戊酸血症可以采用血液、尿液代谢物检测及基因分析确诊。患者血液异戊酰肉碱明显增高，游离肉碱降低，尿液异戊酸、3－羟基异戊酸、异戊酰甘氨酸明显增高。通过基因分析检测患儿及其父母 *IVD* 基因，确定基因型及致病突变，可以做到基因诊断。需要注意的是，一些轻症患者间歇期血液及尿液代谢谱可能正常，需要在急性发作期留取血液及尿液进行检测。

通过血液氨基酸及酯酰肉碱谱检测，可以进行异戊酸血症的新生儿筛查及高危筛查，争取在无症状时期或疾病早期诊断。

4. 这个病能治疗吗？怎样治疗？

异戊酸血症能通过饮食及药物治疗，多数患者可以获得良好的控制。急性发作时以生命支持、保护脏器为目的，静脉补充葡萄糖、左卡尼汀、碳酸氢钠等药物，尽快纠正酸中毒、高氨血症等代谢异常。对严重代谢紊乱的患者需要血液透析，以清除代谢毒物。针对惊厥、感染等合并症，应对症治疗。长期治疗以左卡尼汀、甘氨酸及低亮氨酸饮食为主，根据患者的营养代谢状况给予其他营养素。

5. 得病后患者需要注意什么？

异戊酸血症患者需终生治疗，以保护脏器功能，需监测营养发育状况，检测血常规、肝肾功能、血氨、血液氨基酸及酯酰肉碱谱、尿液有机酸。日常生活中应限制高蛋白食物，注意避免感染性疾病诱发的代谢紊乱。对于智力、运动发育障碍的患者可给予进行肢体按摩及认知和物理康复训练，注意避免疲劳及饥饿，以免自身蛋白分解加重病情。对癫痫的患者，避免使用丙戊酸钠，以免加重肝损害。合并感染时，应回避红霉素、阿司匹林、对乙酰氨基酚及其他可能损害肝肾的药物，以免诱发瑞氏综合征等严重合并症。在病情稳定期，可遵循免疫接种计划完成免疫接种。

6. 这个病会影响患者的家人吗?

异戊酸血症遵循常染色体隐性遗传规律，致病基因突变多遗传于父亲及母亲，极少数患者因自发突变导致，男女发病机会均等。父母虽然是携带者，但不是异戊酸血症患者。兄弟姐妹有 1/4 的概率患病，1/2 的概率为与父母相同的健康携带者，1/4 的概率不遗传来自父母的致病基因突变，与性别无关。建议患者的同胞及其他家庭成员进行 *IVD* 基因突变携带者检测，对遗传咨询十分重要。

7. 这个病对患者今后生活有什么影响?

异戊酸血症患者容易在感染、高蛋白饮食、疲劳等应激状态下发生急性代谢危象，严重酸中毒、高氨血症、脑病、骨髓抑制等合并症危及生命，致死率及致残率很高。如果疾病控制不良或营养不良，患者智力、运动发育落后，体格生长缓慢，部分患者合并癫痫及精神行为异常。如能早期诊断、正确治疗，患者可以长期存活，智力、运动及体格发育正常，预后良好。患者的预后取决于疾病导致的脑损害严重性、发现早晚、开始治疗时间、依从性与治疗效果等多种因素。

8. 为什么会得这个病?

异戊酸血症属于单基因病，由 *IVD* 基因变异导致。正常代谢状态下，体内的异戊酰辅酶 A 在异戊酰辅酶 A 脱氢酶的作用下，转变为 3－甲基巴豆酰辅酶 A。患者异戊酰辅酶 A 脱氢酶缺陷，异戊酰辅酶 A 及其毒性代谢产物异戊酰甘氨酸、异戊酰肉碱、3－羟基异戊酸及 4－羟基异戊酸在体内蓄积，能量生成受阻，引起脑损害及多脏器损害。

9. 得了这个病应该到医院找哪个科室的医生诊治？

对于疑似异戊酸血症的急性代谢危象患者，需急诊入院治疗，严重者需要血液透析。对于新生儿筛查及临床发现的异戊酸血症患者，如果病情稳定，建议到儿童遗传代谢科或神经内科就诊，进行饮食与药物干预。如果合并神经、消化、血液等方面合并症，需要到相关科室就诊，对症治疗。在患者及其父母 *IVD* 基因诊断明确的前提下，患者父母再次生育前，应到有条件的机构进行遗传咨询。母亲再次妊娠时，可在孕早期或中期到有产前诊断资质的医院产科就诊，通过胎盘绒毛或羊水细胞基因分析对胎儿作出诊断。

（杨艳玲　李溪远　北京大学第一医院儿科）

59 卡尔曼综合征

1. 什么是卡尔曼综合征?

卡尔曼综合征（Kallmann syndrome，KS）又称性幼稚嗅觉丧失综合征，是特发性低促性腺激素性性腺功能减退症临床最为多见的类型。1944 年美国精神病遗传学家 Kallmann 首先报道了性腺功能减退伴嗅觉缺失的 3 个家系，并提出这是一种遗传病，故而得名。其遗传方式包括 X 连锁隐性遗传、常染色体显性遗传和常染色体隐性遗传。男性发病率约为 1/30000，女性发病率为男性的 1/5～1/3。本病的临床特点是青春期缺失、不能生育及嗅觉受损。

2. 这个病最常或最早会出现哪些异常？这个病最常出现什么症状和体征？

由于胎儿期就存在促性腺激素不足，所以男婴出生时就可出现小阴茎、隐睾（睾丸在腹腔或腹股沟，没有降入到阴囊)，而女婴没有特异性表现。大多数卡尔曼综合征患者进入青春期后性征不出现才被发现患有该病。患者无第二性征发育：无腋毛和阴毛，内外生殖器均呈幼稚型，双鼻嗅觉减退或丧失。男性无变声、阴茎短小、睾丸小、少精或无精；女性乳房不发育，无月经初潮。

少部分患者合并唇裂、腭裂、隐睾、耳聋、色盲；少数患者伴有先天性心脏病；极少数患者伴有银屑病、癫痫或智力不全。

3. 有确诊的方法吗？怎样确诊？

卡尔曼综合征的诊断目前仍以临床诊断为主。当有性腺功能发育不良及嗅觉功能障碍的临床表现，除外营养不良等功能性因素、无颅脑或垂体肿瘤史、无相关部位的放射性物质接触史、无类固醇激素及化疗药物使用史，需考虑本病。血液促黄体生成素（LH）、促卵泡刺激素（FSH）和性激素（雌激素或雄激素）水平一直处于青春发育前水平，头颅磁共振检查可发现部分患者嗅球和嗅束缺乏或发育不良。

采血进行基因测序检测有助于明确诊断，已知与本病相关的基因主要包括 *KAL1*、*FGFR1*、*PROKR2*、*PROK2*、*CHD7*、*FGF8* 及 *NELF*。该病致病基因众多，且仍有 35%～45%病例不能检测到上述基因突变，故基因诊断存在一定的局限性。

4. 这个病能治疗吗？怎样治疗？

卡尔曼综合征目前暂无根治方法。根据治疗目的分为恢复生育功能和维持第二性征的不同治疗方案。对于有生育需要的患者，常用的治疗方案有 hCG（绒毛膜促性腺激素）治疗、GnRH（促性腺激素释放激素）泵治疗，以及绒毛膜促性腺激素和 hMG（人绝经期促性腺激素）联合治疗。对于没有生育需求的患者可以直接给予靶腺激素替代治疗，男性给予睾酮替代维持第二性征，女性给予雌/孕激素人工月经周期。对于患者嗅觉障碍问题临床上尚无有效治疗方法，有学者认为随着激素替代治疗，嗅觉障碍也会有不同程度的改善。

5. 得病后患者需要注意什么？

由于治疗是长期过程，需要患者有良好的依从性，用药期间要监测性发育的情况、代谢水平（血糖、血脂），常规补充钙和维生素 D 改善骨密度，诊治过程中要及时调整心理，保持良好的生活方式、维持理想体重。

6. 这个病会影响患者的家人吗？

卡尔曼综合征的遗传方式包括 X 连锁隐性遗传、常染色体显性遗传和常染色体隐性遗传。一旦患者致病基因诊断明确，可依据遗传方式粗略推测子代患病风险，如：*KAL1* 为 X 染色体连锁隐性遗传，女性后代 50%携带致病基因，男性则 50%发病。*FGFR1* 和 *PROKR2* 为常染色体显性遗传，散发多见；理论上其子代 50%发病。因此，对患儿父母进行基因检测非常有必要，有助于其父母了解再生育时子代患病风险。不过，由于有不全显性等因素，即使相同基因突变，性腺轴功能也可存在很大差异。由于基因型和临床表型之间的复杂关系，目前尚难以准确评估子代致病的风险。

7. 这个病对患者今后生活有什么影响?

卡尔曼综合征患者性腺发育不良，无青春期或青春发育不良，患有性功能异常，不孕不育，严重影响生活质量。患者缺乏性激素引起骨密度减低，易患骨质疏松症。同时患者性发育异常易有自卑、焦虑等心理疾病，影响社会活动。随着适当的激素替代治疗的应用，大部分患者可恢复生育功能和维持第二性征，预后得到明显改善，但仍有小部分没有生育功能。

8. 为什么会得这个病?

促性腺激素释放激素神经元和嗅神经细胞在发育过程中共同起源于嗅基板，两者在胚胎时期存在一条共同的迁移途径。卡尔曼综合征患者促性腺激素释放激素功能缺陷可能是胚胎时期促性腺激素释放激素神经元由嗅基板向下丘脑迁移失败所致，同时患者的嗅球和嗅束的形成也出现了异常，从而引起促卵泡刺激素和促黄体生成素分泌不足，最终发生性腺功能减退，同时常伴有嗅觉障碍或缺失。既往认为卡尔曼综合征是一种单基因病，近年来发现有些患者身上存在两种或以上的基因突变，认为它可能是一种寡基因病。

9. 得了这个病应该到医院找哪个科室的医生诊治?

对疑似卡尔曼综合征的患者，建议首先到内分泌科就诊。其他科室医生在初次接诊后应当把患者推荐给内分泌科医生，进一步明确诊断。确诊的患者在诊治过程中需要心理科、妇产科、辅助生育科等相关科室医生会诊，共同解决问题。

（邹朝春　朱铭强　浙江大学医学院附属儿童医院内分泌科）

60　朗格汉斯组织细胞增生症

1. 什么是朗格汉斯组织细胞增生症？

朗格汉斯组织细胞增生症，又名郎格罕细胞组织细胞增生症（Langenhans cell histıocytosis，LCH），原称组织细胞增生症，是一组原因未明的组织细胞增殖性疾患。该病传统上分为三种临床类型，即莱特勒－西韦综合征（Litterer-Siwe 病，简称 L－S 病）；汉－薛－柯综合征（Hand-Schuller-Christian 病，简称 H－S－C 病）及骨嗜酸肉芽肿（eosinphilic granulomaof bone，EGB）。

朗格汉斯组织细胞增生症属于罕见病，可发生于各年龄阶段。其流行病学尚无统一的证据，有报道 0～15 岁的发病率为每年 0.54/10 万例，其中 0～2 岁为 1.64/10 万例。男性发病比例略高。

2. 这个病最常或最早会出现哪些异常？这个病最常出现什么症状和体征？

朗格汉斯组织细胞增生症起病情况不一，临床表现多样，1～3 岁是朗格汉斯组织细胞增生症的高发年龄段，最常见的受累器官是骨骼，小年龄组患儿更易出现多脏器受累。特征性皮疹通常为朗格汉斯组织细胞增生症的首要症状，一般先有头皮的湿疹、脂溢性皮炎继而出现脱屑结痂，最后遗留色素白斑，三期皮疹同时存在为其特征性病变。单骨或多骨损害起病者可伴有骨痛，影像学提示局灶或者多发的溶骨性或者虫蚀样骨破坏；还有的患儿多饮多尿，因“尿床”就诊，相关检查提示尿崩症；患儿还会有严重腹胀或者气促、贫血等表现，会有突眼、中耳炎等表现，相关检查提示肝、脾、肺、颅脑、颞部骨破坏及造血系统等脏器损害。另外，耳、胸腺、胃肠道、女性生殖系统、内分泌系统等全身各部位受累均有报道，甚至还会有学习和情感障碍。朗格汉斯组织细胞增生症发展过程常难以预测，可表现为自发性消退、数年慢性反复发作或迅速恶化导致死亡。

3. 有确诊的方法吗？怎样确诊？

典型患者的临床表现、影像学表现可以初步临床诊断朗格汉斯组织细胞增生症，但要经病理检查发现病灶内有组织细胞浸润才可确诊，病理电镜下 Birbeck 颗粒为朗格汉斯组织细胞增生症特征性结构，是诊断的金标准。因此确诊的关键在于病理检查发现朗格汉细胞的组织浸润，治疗前还应做皮肤或者骨骼等病变部位的病理检查。

4. 这个病能治疗吗？怎样治疗？

自 1991 年国际组织细胞协会开始探讨针对本病的最佳联合化疗方案及疗程。目前国际组织细胞协会强调综合考虑各种危险因素，结合临床分级及预后等，采取个体化的治疗措施。

目前认为单系统疾病多数预后良好，单纯局灶性骨骼病变可单纯病灶刮除，无须全身化疗。其他无危险器官累及的低危患者无致死性危险，但为了控制疾病活动，防止复发及后遗症，需要系统化疗；多系统疾病则多主张全身联合化疗。而对于存在危险器官累及或对初始治疗无反应的高危患者，复发或致死性风险较大，需积极联合化疗甚至进行造血干细胞移植。

5. 得病后患者需要注意什么？

儿童朗格汉斯组织细胞增生症中骨骼累及最常见，其次是皮肤，然后依次为肺、肝、脾、垂体、淋巴结、耳鼻喉、血液系统，还有胃肠道、甲状腺、心脏、纵隔等少见的部位。这证实朗格汉斯组织细胞增生症可发生于身体的任何部位。患儿及其家长需定期监测受累部位的各种变化，有骨破坏者注意预防病理性骨折，合并尿崩症者需在内分泌科随诊治疗中枢性尿崩，肺脏受累者需注意监测低氧血症及继发严重感染。

6. 这个病会影响患者的家人吗?

朗格汉斯组织细胞增生症的遗传特征尚不清楚，部分有一定的家族性，在同胞兄弟姐妹中的发病率比普通儿童高得多。也有人认为朗格汉斯组织细胞增生症具有肿瘤的性质。

7. 这个病对患者今后生活有什么影响?

朗格汉斯组织细胞增生症预后与发病年龄、受累部位、病理性朗格汉细胞（pLCs）的数量及有无器官功能损害直接相关。多系统病变且伴有功能障碍者预后最差，即使进行系统性化疗其死亡率仍居高不下，约半数患者伴有影响生活质量的后遗症，也有转变为恶性疾病的报道。朗格汉斯组织细胞增生症相关的后遗症为中枢性尿崩症（16.1%），患儿最常见的受累部位为神经垂体。

8. 为什么会得这个病?

朗格汉斯组织细胞增生症的病因尚不明确，目前有以下几种看法：朗格汉细胞单克隆性增生所致克隆增殖性疾病；细胞因子介导紊乱；染色体或染色单体的断裂等染色体异常；病理性朗格汉细胞的凋亡相关蛋白及抗凋亡蛋白和存活素的水平明显提高；还可能与病毒感染、接触石棉、免疫调节功能紊乱等因素有关，成人肺朗格汉斯组织细胞增生症几乎均与吸烟有联系。

9. 得了这个病应该到医院找哪个科室的医生诊治?

朗格汉斯组织细胞增生症罕见，但病例在部分中心性的大的专科医院会相对集中，部分医院儿童血液内科已经对朗格汉斯组织细胞增生症的诊断、分组、治疗、评估已经规范化，建立起了完整的治疗及随访体系。因此怀疑朗格汉斯组织细胞增生症需尽快赴儿童血液内科就诊。

（段彦龙　首都医科大学附属北京儿童医院血液科）

61 莱伦氏综合征

1. 什么是莱伦氏综合征？

莱伦氏综合征（Laron syndrome）又称拉伦侏儒、生长激素不敏感综合征（growth hormone insensitivity syndrome，GHIS），是由于靶细胞对生长激素（GH）不敏感而引起的一种矮小症。本病是一种常染色体隐性遗传性疾病，偶见常染色体显性遗传方式，其发病率极低，主要临床特征为出生后严重的生长落后伴特殊面容，血生化特征为高生长激素（GH），而胰岛素样生长因子－1（IGF－1）和 IGF 结合蛋白－3（IGFBP－3）水平显著降低。生长激素受体（growth hormone receptor，GHR）基因缺陷是导致莱伦氏综合征的主要病因。生长激素受体（*GHR*）基因位于 5p12－13.1，由 10 个外显子组成。迄今，国内外报道莱伦氏综合征患者生长激素受体（*GHR*）基因突变已有 70 多种。

2. 这个病最常或最早会出现哪些异常？这个病最常出现什么症状和体征？

患儿出生时身长、体重与正常婴儿无差异，自生后开始出现生长落后。多数患者手或足较短，上身长于下身，上、下身长比值均大于 1∶1。且随着年龄的增长，体重增长快于身高增长，患者有肥胖倾向，且为均匀性肥胖。同时骨骼发育延迟，骨龄落后于实际年龄。在儿童期，表现前额突出，脸部短，下颌小，头部较大，呈“脑积水”外观。所有患者均有性发育延迟，但均有青春期发育。男性患儿有外生殖器及睾丸偏小，女性患儿有月经初潮推迟，但男女患者性功能及生育功能均正常。患者智力发育均正常。只要患者能与正常儿童享有相同的环境和教育，患者智力并不比正常儿童差。其他临床表现：婴儿、儿童时期多见低血糖、鞍鼻、“蓝巩膜”、肘关节伸展受限、髋关节发育不良、股骨头无菌性坏死，关节退行性变和骨质疏松等。

3. 有确诊的方法吗？怎样确诊？

经典的莱伦氏综合征多由生长激素受体（*GHR*）基因突变所致，一般患者存在严重的生长激素受体功能障碍，但无生长激素缺乏，血浆生长激素（GH）水平升高或正常，约 80%以上有生长激素结合蛋白（growthhormonebindingprotein，GHBP）水平降低或缺失，血中胰岛素样生长因子－1（IGF－1）和 IGF 结合蛋白－3（IGFBP－3）水平均显著降低。多数患儿婴儿期即表现出严重的生长障碍，出生后前 3 年中，与正常同龄儿相比，每年身高平均落后 2～3 SD。据 Laron 统计，未治疗者最终成人身高男性为 116～142 cm，女性为 108～136cm。通过基因测序技术可检出生长激素受体基因突变，或其他候选基因 *IGFALS*、*STATSb* 和 *GHl* 的变异。

4. 这个病能治疗吗？怎样治疗？

研究资料显示：基因重组人生长激素（rhGH）对莱伦氏综合征治疗无效。胰岛素样生长因子－I（IGF－I）是唯一有效的治疗药物。目前已证实：胰岛素样生长因子－I 可明显促进患者的线性增长，尤其第一年增长速度最快。治疗过程中须注意定期监测患儿的身高、体重、血糖水平等。

5. 得病后患者需要注意什么？

因为莱伦氏综合征具有典型的临床特征和血生化改变，因而临床诊断一般比较容易。发现患儿身高生长落后要及时到儿科、内分泌科就诊，以期使患儿得到及时、正确的诊断和治疗。另外，在日常生活中，还要注意预防低血糖发作。注意监测患儿的性发育情况。

6. 这个病会影响患者的家人吗？

莱伦氏综合征为常染色体隐性遗传病，迄今已发现的突变中，既有新生突变，也有纯合突变。患儿后代存在发病的可能性。因此，细致的产前诊断和遗传咨询是当前防治莱伦氏综合征的首选方法。

7. 这个病对患者今后生活有什么影响？

莱伦氏综合征的主要临床表现是患者的身材明显低于正常同龄人水平，同时伴有四肢短小及肥胖，很多患儿还有特殊面容，很容易影响患者的心理状态、就业范围及生活质量。莱伦氏综合征患儿幼年期可有低血糖发作，易因低血糖导致抽搐，从而影响脑部发育，因此，及时、正确的诊断及治疗可以极大改善莱伦氏综合征对患儿身体造成的影响及预后。

8. 为什么会得这个病？

莱伦氏综合征是由于生长激素受体基因出现异常导致的。生长激素受体基因突变中，位于细胞外区的突变多影响生长激素受体与生长激素（GH）的结合；而位于细胞内区的突变则使信息传递发生障碍。生长激素受体数目减少或结构异常可导致生长激素受体与生长激素亲和力下降或信息传递发生障碍，使靶细胞对生长激素不敏感，从而导致生长缓慢引起的侏儒症。

9. 得了这个病应该到医院找哪个科室的医生诊治？

对于临床上不明原因、显著矮小的患儿，家长应及时带患儿到儿童专科医院的内分泌遗传代谢科或综合医院的内分泌科就诊，从而使患儿尽早得到及时、正确的诊治。合并骨骼系统异常的患儿，须请骨科医师会诊，协助制订治疗方案。

（桑艳梅　张迪　首都医科大学附属北京儿童医院内分泌科）

62 Leber 遗传性视神经病变

1. 什么是 Leber 遗传性视神经病变?

Leber 遗传性视神经病变（Leber hereditary optic neuropathy，LHON）是由于线粒体环基因点突变所致的急性或亚急性视力减退性疾病。Leber 遗传性视神经病变常见发病年龄为青年期（18～23 岁），男性发病明显多于女性，为（4～5）:1。患病率在欧洲高加索人群中为 1/30000～1/50000，东亚人群也较高。我国尚缺乏流行病学数据。同为东亚人种的日本，流行病学调查显示 2014 年新发患者约为 120 人。估算我国每年新发患者在 2300 人以上。

2. 这个病最常或最早会出现哪些异常？这个病最常出现什么症状和体征?

Leber 遗传性视神经病变常呈急性或亚急性起病，出现单眼视力快速下降，中心盲点扩大，2～3 月后对侧眼也出现类似症状；也可双眼同时起病。视力受损明显，常快速进展至光感的视力甚至更差接近失明。眼科检查可发现中心盲点扩大，急性期后出现视神经萎缩。

部分患者除视力损害外，还会出现周围神经病、肌病、震颤和共济失调等神经系统损害，需在神经内科随诊治疗。

3. 有确诊的方法吗？怎样确诊?

通过抽血或留取尿液进行线粒体环基因全测序或特定区域测序，发现致病点突变就可确诊。Leber 遗传性视神经病变属于线粒体病，90%以上患者的病变位点位于 m.11778G＞A、m.3460G＞A、m.14484T＞C，中国人最常见的致病位点是 m.11778G＞A。

4. 这个病能治疗吗？怎样治疗？

针对线粒体病有多种促进能量代谢药物，同时应用的“鸡尾酒”疗法推荐用于 Leber 遗传性视神经病变的治疗。特别是口服大剂量艾迪苯醌，已有Ⅲ期临床试验证实疗效，被批准用于 Leber 遗传性视神经病变的治疗。治疗上应尽早确诊，尽早治疗。

急性期视力稳定后，建议患者根据视力状况进行职业复健，工作生活方面均需做出较大调整。

5. 得病后患者需要注意什么？

视力受损对工作生活影响很大，在出现症状后应及时就医，尽快治疗。确诊为 Leber 遗传性视神经病变应避免饮酒、吸烟等影响视力的不良生活习惯，同时避免接触影响线粒体能量代谢的食物、药物。

眼压升高可能触发 Leber 遗传性视神经病变，建议定期眼科随诊，监测眼压，必要时通过药物降低眼压。合并预激综合征的患者，需在心内科随诊治疗。

6. 这个病会影响患者的家人吗？

Leber 遗传性视神经病变为母系遗传。携带高比例致病突变的母亲（本人可能从未发病）生育的后代，无论男女，均有较大风险遗传相应致病突变。但携带致病突变的后代不一定发病，其中男性后代发病风险明显高于女性后代。男性患者生育的后代，因为不继承父亲的线粒体，通常不会患病。

7. 这个病对患者今后生活有什么影响?

Leber 遗传性视神经病变虽不直接危及生命，但视力受损对工作生活影响很大，特别是双眼视力严重受损患者。根据具体致盲情况，可申领残疾证，获得社会大家庭的帮助。

8. 为什么会得这个病?

Leber 遗传性视神经病变是由于线粒体环基因位于 MT－ND1、MT－ND4、MT－ND4L 或 MT－ND6 区段的点突变造成线粒体编码的 NADH 脱氢酶功能异常。在某些诱因或环境因素影响下，线粒体呼吸链、氧化磷酸化过程出现严重障碍，出现线粒体内能量代谢危机，氧自由基堆积，继而造成视网膜神经节细胞凋亡，最终引起视神经病变，视力丧失。

9. 得了这个病应该到医院找哪个科室的医生诊治?

出现急性或亚急性视力下降的患者，建议在眼科就诊。有时患者合并震颤、肌病、共济失调等症状，也会在神经内科首诊。确诊后的患者，通常需眼科、神经科、心内科、康复科、心理科、遗传咨询门诊等多科协作，共同随诊治疗。

（戴毅　中国医学科学院北京协和医院神经科）

63　长链 L-3 羟酰基辅酶 A 脱氢酶缺乏症

1. 什么是长链 L-3 羟酰基辅酶 A 脱氢酶缺乏症？

长链 L-3 羟酰基辅酶 A 脱氢酶缺乏症（long-chain 3-hydroxyacyl-CoA dehydrogenase deficiency）是一种 *HADHA* 基因突变导致的常染色体隐性遗传性线粒体脂肪酸代谢病，患者个体差异显著，多在新生儿至婴幼儿时期发病，缺乏特异性症状与体征，诊断困难，是引起婴儿猝死和肝病、心肌病的遗传病之一。

2. 这个病最常或最早会出现哪些异常？这个病最常出现什么症状和体征？

长链 L-3 羟酰基辅酶 A 脱氢酶缺乏症严重发病的患儿病情危重，死亡率很高。最常见的异常是无力、喂养困难、呕吐及饥饿时昏睡、昏迷，最常见的体征是深大呼吸、肌张力降低、四肢松软、肝肿大、黄疸，常见的化验异常是空腹低血糖、严重酸中毒、肝功能损害、肌酶增高，一些患儿因致死性心肌病猝死，类似暴发性心肌炎。

长链 L-3 羟酰基辅酶 A 脱氢酶缺乏症轻型患者在学龄期至成年后发病，常因剧烈运动诱发肌痛和横纹肌溶解症，化验发现血清肌酶及肌红蛋白水平增高，伴肌红蛋白尿（酱油色尿），引起重视。部分患者伴外周神经病和色素性视网膜病。

3. 有确诊的方法吗？怎样确诊？

长链 L－3 羟酰基辅酶 A 脱氢酶缺乏症可以通过血液酯酰肉碱谱分析及基因分析确诊。典型患者血液长链羟基酯酰肉碱增高，一些患者伴游离肉碱减低。急性期患者尿液二羧酸增高。通过基因分析可以检测 *HADHA* 基因，确定致病突变，做到基因诊断。

通过血液氨基酸及酯酰肉碱谱检测，可能进行长链 L－3 羟酰基辅酶 A 脱氢酶缺乏症的新生儿筛查或高危筛查，争取在无症状时期或疾病早期诊断，并开始治疗。

4. 这个病能治疗吗？怎样治疗？

长链 L－3 羟酰基辅酶 A 脱氢酶缺乏症是可以治疗的疾病，最重要是早期识别，早期治疗。主要治疗原则是避免饥饿及疲劳，维持能量代谢稳定，预防急性代谢危象及脏器损害。急性期以生命支持为原则，静脉滴注葡萄糖，纠正代谢性酸中毒，降血氨，保护大脑、心脏、肝脏，减少猝死及后遗症。对于血液游离肉碱显著降低的患者，可以补充小剂量左卡尼汀。稳定期规律进食，婴儿期应频繁喂养，避免长时间空腹，预防感染，尤其需注意防止夜间睡眠中低血糖。饮食管理的原则是高碳水化合物低脂肪饮食，补充中链脂肪酸或生玉米淀粉，避免长时间空腹导致的低血糖。

5. 得病后患者需要注意什么？

患者长期治疗中需注意监测营养发育状况，监测血糖、肝脏、心脏功能，及时发现隐患，调整治疗。病情稳定后，患者可以正常上学和就业，日常生活中须禁酒，避免剧烈运动、暴饮暴食及饥饿，以免自身脂肪分解加重病情。伴随癫痫的患者，避免使用丙戊酸，以免加重肝损害。合并感染时，应回避阿司匹林、对乙酰氨基酚、红霉素及其他可能损害肝脏的药物，以免诱发瑞氏综合征及代谢危象。在病情稳定期，可遵循免疫接种计划完成免疫接种。在腹泻、呕吐、外伤、感染、进食困难或因手术需要禁食时，及早静脉点滴葡萄糖。

6. 这个病会影响患者的家人吗？

长链 L–3 羟酰基辅酶 A 脱氢酶缺乏症是一种常染色体隐性遗传病，致病基因突变多遗传于父亲及母亲，极少数患者因自发突变导致疾病。长链 L–3 羟酰基辅酶 A 脱氢酶缺乏症患者家族中常有猝死或心肌病、心律失常病史，应避免饥饿、疲劳、发热、药物、饮酒及高脂肪食物导致心源性猝死。

7. 这个病对患者今后生活有什么影响？

长链 L–3 羟酰基辅酶 A 脱氢酶缺乏症可导致致死性心肌病，患者易疲劳，对感染、运动及饥饿耐受能力差，一些患者在运动中猝死，或因感染、长时间空腹、暴饮暴食、药物等诱发急性代谢危象、暴发性心肌炎死亡。如能坚持治疗，保护心脏及肝脏功能，预后尚好。

8. 为什么会得这个病？

线粒体脂肪酸 β 氧化反应是机体能量的主要来源，长链 L–3 羟酰基辅酶 A 脱氢酶是参与脂肪酸 β 氧化反应的重要蛋白之一。由于 *HADHA* 基因突变，长链 L–3 羟酰基辅酶 A 脱氢酶功能缺陷，长链脂肪酸在线粒体内的代谢通路障碍，长链羟酰基辅酶 A 异常堆积，抑制丙酮酸脱氢酶复合体代谢，干扰电子传递和线粒体氧化磷酸化过程，线粒体能量合成障碍，导致脑、心脏、肝脏、骨骼肌等耗能较多的重要脏器受损。

9. 得了这个病应该到医院找哪个科室的医生诊治?

疑似长链 L－3 羟酰基辅酶 A 脱氢酶缺乏症的危重新生儿患者，需在新生儿重症监护室密切监护心肺功能及代谢状况。病情稳定的患者可到儿科、神经科和心脏专科找遗传代谢病专家就诊。此外，还需到眼科就诊，进行眼底检查，了解是否存在色素沉着性视网膜病。在患者及其父母 *HADHA* 基因诊断明确的前提下，母亲再次妊娠时可以进行产前诊断，通过胎盘绒毛或羊水细胞基因分析对胎儿作出诊断。

（杨艳玲　陆妹　北京大学第一医院儿科）

64 淋巴管肌瘤病

1. 什么是淋巴管肌瘤病?

淋巴管肌瘤病（lymphangioleiomyomatosis，LAM），又称淋巴管平滑肌瘤病，是一种罕见的仅发生于女性的弥漫性肺部囊性疾病，并可出现肾或腹膜后肿瘤。淋巴管肌瘤病可以是散发的，也可以发生在遗传性疾病结节性硬化症的成年女性患者。

2. 这个病最常或最早会出现哪些异常? 这个病最常出现什么症状和体征?

淋巴管肌瘤病早期可以没有任何症状或出现活动后气短症状。主要受累人群是成年女性，平均诊断年龄约 40 岁。由于肺部弥漫性囊性改变，超过一半的患者会发生气胸，不少患者因为气胸首次就诊。另外一个突出的症状是乳糜胸，约 1/5 的患者会出现。还有约 1/5 的患者会出现肾脏血管平滑肌脂肪瘤。有些患者并没有注意到临床症状，在因为各种原因行肺部 CT 时发现。

3. 有确诊的方法吗? 怎样确诊?

淋巴管肌瘤病的诊断首先需要有符合淋巴管肌瘤病的临床表现和肺部影像特征。在胸部高分辨 CT 上，淋巴管肌瘤病的主要特征是肺部弥漫性薄壁囊状改变，从散在的囊状病灶到遍布全肺的囊性改变程度不一。由于导致肺部弥漫性囊性病变的原因很多，需要注意鉴别诊断。淋巴管肌瘤病的确诊方法首先需要有符合淋巴管肌瘤病的临床和影像改变，并需要满足以下条件之一：有结节性硬化症，或乳糜胸/乳糜腹水，或肾血管平滑肌脂肪瘤，或腹膜后淋巴管肌瘤，或血清血管内皮细胞增长因子－D 超过 800pg/ml，或病理学证实。可以看到，病理虽然是金标准，但并非确诊所必需。

4. 这个病能治疗吗？怎样治疗？

淋巴管肌瘤病的有效药物治疗是西罗莫司（雷帕霉素）。西罗莫司可以有效稳定患者的肺功能，改善活动能力和生活质量，并对淋巴管肌瘤病相关的并发症如乳糜胸、肾血管平滑肌脂肪瘤和肺动脉高压有效。西罗莫司对结节性硬化症同样也有效。

淋巴管肌瘤病在出现各种并发症，如气胸、乳糜胸、肾血管平滑肌脂肪瘤时，需要分别给予治疗。

如出现明显低氧，可考虑家庭氧疗。对于活动严重受损的患者，可评估肺移植治疗。

5. 得病后患者需要注意什么？

由于淋巴管肌瘤病患者容易发生气胸，需要对气胸发生时的症状和处理方法有所了解。患者通常可以安全乘飞机旅行，但在气胸发生后尚未完全愈合前，应该避免乘飞机旅行。淋巴管肌瘤病患者妊娠前需要进行详细的评估，需要慎重决定是否妊娠并充分了解可能出现的问题，因为妊娠有加重病情的风险，并增加了妊娠和胎儿并发症的风险。另外，推荐使用流感病毒疫苗和多价肺炎球菌疫苗来预防肺部感染。

6. 这个病会影响患者的家人吗？

散发的淋巴管肌瘤病不是遗传性疾病，不会遗传。结节性硬化症是遗传病。如果不能确定是否有结节性硬化症，可以通过血液基因检查来帮助诊断。

7. 这个病对患者今后生活有什么影响？

淋巴管肌瘤病对患者生活的影响主要与肺功能受损的程度有关。肺功能轻度受损者对生活的影响比较小。随着肺功能受损的程度加重，会出现程度不一的呼吸困难。严重患者需要长期氧疗。淋巴管肌瘤病患者的中位生存时间可达 29 年。

8. 为什么会得这个病？

由于淋巴管肌瘤病仅发生于女性，推测疾病与雌激素有关，研究证实雌激素与淋巴管肌瘤病细胞的增殖和转移有关。但淋巴管肌瘤病的主要发病机制是病变组织发生了 *TSC2* 基因突变，并导致下游蛋白雷帕霉素靶蛋白的过度活化，最终导致了病变细胞的过度增殖。正是因为这个重要发现，西罗莫司因特异性阻断雷帕霉素靶蛋白的作用而成功应用于淋巴管肌瘤病的治疗。

9. 得了这个病应该到医院找哪个科室的医生诊治？

淋巴管肌瘤病主要在呼吸科就诊。在出现乳糜胸、肾脏肿瘤时，需要胸外科、淋巴外科和泌尿科等科室一起诊治。另外，如果有结节性硬化症，还会有更多的科室参与诊疗，如神经科、皮肤科、眼科、口腔科等。肺移植时还需要肺移植中心的加入。

（徐凯峰　中国医学科学院北京协和医院呼吸与危重症医学科）

65　赖氨酸尿蛋白不耐受症

1. 什么是赖氨酸尿蛋白不耐受症?

赖氨酸尿蛋白不耐受症（lysinuric protein intolerance）是一种罕见的常染色体隐性遗传病，由于 *SLC7A7* 基因突变导致肠道和肾小管上皮细胞侧膜阳离子氨基酸转运缺陷，患者尿中赖氨酸、精氨酸以及鸟氨酸丢失增加，引起高氨血症，也可累及肺、肾、血液等多个系统。

2. 这个病最常或最早会出现哪些异常? 这个病最常出现什么症状和体征?

赖氨酸尿蛋白不耐受症最早出现的异常是蛋白不耐受，最常见的症状是婴幼儿断乳后出现发作性呕吐和腹泻。母乳中蛋白含量较低，所以母乳喂养期婴儿多无异常，停母乳，改配方奶粉喂养或添加高蛋白食物后，由于患儿肠道和肾脏氨基酸转运缺陷，血氨浓度上升，出现喂养困难、抵触高蛋白食物、生长迟缓、烦躁、呕吐，严重患儿精神错乱、昏迷。常见的体征是营养不良、无力、肝脾肿大、肌力减退。年长儿常自行规避高蛋白食物，常因营养不良、发育落后、精神行为异常及并发症就诊。赖氨酸尿蛋白不耐受症可导致多系统损害，随着疾病进展，不同患者发生不同的脏器损害，如肾小管功能障碍、肾性高血压、Fanconi 综合征、肺泡蛋白沉积症、肺间质性病变、肺出血、噬血细胞综合征、肌肉萎缩、骨质疏松、矮小、自身免疫性疾病等。

3. 有确诊的方法吗? 怎样确诊?

赖氨酸尿蛋白不耐受症可以通过临床检查、尿氨基酸、尿有机酸及基因分析确诊。对于婴儿期断奶后出现厌食、腹泻、呕吐、生长发育迟缓的患者及厌食高蛋白食物的年长患者，需考虑本病可能。患者空腹血氨正常，但服用高蛋白食物后血氨升高；血清赖氨酸、精氨酸、鸟氨酸水平降低，尿赖氨酸、精氨酸及乳清酸升高。口服赖氨酸负荷试验可以发现赖氨酸于肠道和肾小管吸收障碍。

确诊需要依靠基因分析，如果患者 *SLC7A7* 等位基因存在纯合或复合杂合致病突变，则可以确诊赖氨酸尿蛋白不耐受症。

4. 这个病能治疗吗？怎样治疗？

赖氨酸尿蛋白不耐受症是可以治疗的疾病。主要原则是减少高氨血症，保证相对足够的蛋白和必需氨基酸，维持生长发育及代谢，针对并发症进行治疗。患者需限制食用天然蛋白质，增加淀粉和脂肪的摄入，减少氮的分解代谢。补充瓜氨酸可改善患者代谢，控制高氨血症。如发生过高氨血症急性重症发作，需静脉补充葡萄糖和脂肪乳，口服无蛋白食物，补充精氨酸、苯甲酸钠或苯丁酸钠，阻断氨的产生。对于并发症的治疗则需要个体化干预。由于长期蛋白质不足，患者常有骨质疏松症，容易发生骨折，需注意补充维生素 D 和钙剂。

5. 得病后患者需要注意什么？

赖氨酸尿蛋白不耐受症患者需要终身低蛋白饮食，饮食中增加碳水化合物和脂肪的比例，以减少氨基酸代谢，预防高氨血症。本病需要在遗传代谢和营养专家的指导下治疗，根据病情的严重程度进行干预。治疗中需监测血液氨基酸浓度，明确是否存在因限制蛋白而导致的必需氨基酸缺乏，监测血氨，避免高氨血症脑病。注意患者营养状态、体格发育及心理行为，评估肝肾功能、肺功能及骨骼，避免疲劳及交叉感染，接种流感、水痘等疫苗。

6. 这个病会影响患者的家人吗?

赖氨酸尿蛋白不耐受症符合常染色体隐性遗传规律，绝大多数患者发病的 *SLC7A7* 基因两个致病突变来自父母，极少数患者因新发突变导致疾病。*SLC7A7* 基因分析对患者同胞兄弟姐妹及其他家族成员的遗传咨询及健康指导十分重要。父母都是无症状的致病基因突变携带者，父母再生育的子女有 25%的概率患病，不分男性和女性。患者兄弟姐妹有 25%的概率患病，50%的概率为与父母相同的基因携带者，25%的概率不遗传来自父母的致病基因突变。在患者及其父母基因诊断明确的前提下，母亲再次妊娠时可以进行产前诊断，通过胎盘绒毛或羊水细胞 *SLC7A7* 基因分析对胎儿作出诊断。患者成年后婚育时，如果配偶正常，其下一代 50%为无症状携带者。如果配偶为无症状携带者，下一代有 50%的概率为患者，在生育前可进行产前诊断。

7. 这个病对患者今后生活有什么影响?

赖氨酸尿蛋白不耐受症患者如能早期诊断、合理干预，大多数患者智力正常，但如反复高氨血症发作，可引起智力运动发育延迟，影响患者生活质量。赖氨酸尿蛋白不耐受患儿多有身材矮小、骨质疏松以及骨骼发育畸形，在日常生活中需要注意避免磕碰，避免出现骨折。在赖氨酸尿蛋白不耐受症并发症中，呼吸系统并发症最危险，即使患者接受了常规治疗数月或数年后，呼吸道症状仍可进行性加重，最终可出现呼吸衰竭，甚至进展为多器官功能障碍，危及生命。

8. 为什么会得这个病?

赖氨酸尿蛋白不耐受症是由 *SLC7A7* 基因发生突变所导致的遗传病。*SLC7A7* 基因突变导致阳离子氨基酸转运障碍，在小肠的吸收及肾脏的重吸收障碍，血液精氨酸、鸟氨酸及赖氨酸缺乏，引起蛋白质营养不良。而精氨酸及鸟氨酸是尿素循环的必需物质，患者由于精氨酸及鸟氨酸缺乏，继发尿素循环障碍，触发高氨血症。

9. 得了这个病应该到医院找哪个科室的医生诊治?

赖氨酸尿蛋白不耐受症的患者应及早到遗传代谢科或消化科就诊，监测血氨，必要时进行降氨治疗，进行长期的饮食与营养干预。对于合并营养不良、智力、运动发育障碍、精神异常、肝肾损害、肺功能损害的患者，需到营养科、神经科、精神科、消化科、呼吸科就诊，综合治疗。患者父母再次生育前，应到有条件的机构进行遗传咨询。母亲再次妊娠时，可在孕早期或中期到有产前诊断资质的医院产科就诊，争取胎儿诊断。

（杨艳玲　许蓓　北京大学第一医院儿科）

66 溶酶体酸性脂肪酶缺乏症

1. 什么是溶酶体酸性脂肪酶缺乏症？

溶酶体酸性脂肪酶缺乏症（lysosomal acid lipase deficiency）是一种脂肪酶基因突变导致的常染色体隐性遗传性脂肪代谢性疾病。脂肪酶基因突变使溶酶体酸性脂肪酶缺乏，导致胆固醇酯和三酰甘油在肝、脾、肾上腺及心血管系统等组织贮积。该病根据发病年龄和临床表现，分为婴儿期起病的 Wolman 病和儿童及成人期起病的胆固醇酯贮积病。溶酶体酸性脂肪酶缺乏症的发病率尚不明确，发病率为1/300000～1/40000。

2. 这个病最常或最早会出现哪些异常？这个病最常出现什么症状和体征？

Wolman 病通常在生后 1 周内起病，胃肠道症状为首发表现，出现反复呕吐、腹泻、腹胀、肝脾大和生长发育障碍；神经系统受累表现为活动少、腱反射亢进、踝阵挛和角弓反张。巨噬细胞内胆固醇酯和三酰甘油贮积导致肝脾肿大，进行性加重甚至肝衰竭，数月内出现转氨酶、胆红素升高、低蛋白血症和凝血异常等。60%～70%的患者影像学检查发现肾上腺增大伴钙化，导致肾上腺皮质功能不全。随着病情进展出现其他器官功能障碍，导致贫血、消化道出血、败血症、昏迷等。

胆固醇酯贮积病患者表现不具有特异性，可出现黄色瘤、肝酶升高、高脂血症、腹泻和体重减轻等。早发性动脉粥样硬化、冠心病、脑血管事件风险增加。多数患者肝酶升高伴或不伴黄疸，肝大伴/不伴脾大。

3. 有确诊的方法吗？怎样确诊？

溶酶体酸性脂肪酶缺乏症可以通过脂肪酶基因检查确诊。婴儿呕吐、腹泻、肝大伴营养不良，如果有肾上腺钙化，高度提示 Wolman 病。其他年龄高胆固醇血症伴肝脏增大的患者，尤其影像学检查显示双侧肾上腺增大伴钙化时，也应当在疾病鉴别诊断中考虑到该病。脂肪酶基因变异分析或干血片、外周血白细胞等溶酶体酸性脂肪酶活性检测有确诊意义。

4. 这个病能治疗吗？怎样治疗？

溶酶体酸性脂肪酶缺乏症可以治疗。该病是一种多系统受累的疾病，存在多种代谢紊乱，治疗需要多学科团队参与。病因治疗包括造血干细胞移植和酶替代治疗。对症支持治疗包括低脂饮食、胃肠外营养、糖皮质激素和盐皮质激素替代等。由于酶缺乏程度不同，溶酶体酸性脂肪酶缺乏症预后差异明显。

（1）低脂饮食及营养支持：血脂异常是溶酶体酸性脂肪酶缺乏症的突出特点，故推荐低脂饮食，对于 Wolman 病营养支持尤为重要，低脂配方奶或者补充中链三酰甘油。

（2）降脂药物：他汀类药物通常用于降低高脂血症患者心血管病风险，单药或者联合用于溶酶体酸性脂肪酶缺乏症，部分患者出现低密度脂蛋白水平下降，但不能改善肝脏功能及组织学改变，包括转氨酶、肝纤维化等。

（3）酶替代治疗：重组人溶酶体酸性脂肪酶，静脉途径给药，改善血脂异常、肝功异常，减轻肝脏组织学变化，改善胃肠道症状和生长发育，延长生存时间和提高生活质量，副作用小。Wolman 病患者平均生存期可提高至 1 年以上，肝纤维化、心血管事件减少。

（4）造血干细胞移植：异体造血干细胞移植可延长生存期，是一种可选择的治愈方法，但异体造血干细胞移植风险大，Wolman 病异体造血干细胞移植死亡率＞50%。

（5）肝移植：多数为儿童患者，长期随访资料有限。

5. 得病后患者需要注意什么？

溶酶体酸性脂肪酶缺乏症患者应及早接受多学科联合治疗，定期随访。儿童患者注意随访生长发育情况。进行低脂肪饮食，注意预防心脑血管病。

6. 这个病会影响患者的家人吗？

溶酶体酸性脂肪酶缺乏症为常染色体隐性遗传病，具有隔代遗传的特点，患者父母再次生育再发风险为 25%。应对所有患者及其家庭成员提供必要的遗传咨询和基因检查。

7. 这个病对患者今后生活有什么影响？

典型 Wolman 病如未及时行造血干细胞移植，存活期一般不超过 1 年，平均死亡年龄为 3.7 月龄。进行造血干细胞或肝移植，平均存活期延长至 8.6 月龄。胆固醇酯贮积病患者早发性动脉粥样硬化、冠心病、脑血管事件风险增加。多数患者有肝病表现，肝硬化时可致食管下段胃底静脉曲张；肝硬化还可致脾大、脾功能亢进等。晚期患者会出现肝衰竭及继发于肝硬化的肝细胞癌。轻症胆固醇酯贮积病患者可有正常寿命。

8. 为什么会得这个病？

脂肪酶基因定位于 10q23.2－q23.3，由 10 个外显子组成，全长 38.47 kb。*LIPA* 基因错义突变、无义突变、插入/缺失、剪接位点突变、复杂重组等，导致溶酶体酸性脂肪酶功能缺失或降低，进而使溶酶体酸性脂肪酶在溶酶体中降解低密度脂蛋白、胆固醇酯和三酰甘油的功能丧失或降低，胆固醇酯和三酰甘油在机体组织细胞内贮积，血浆胆固醇水平升高，导致血管和不同内脏的损害。

9. 得了这个病应该到医院找哪个科室的医生诊治?

对于疑似溶酶体酸性脂肪酶缺乏症患者，建议找儿科或成人科室的遗传代谢病专家就诊。其他科室大夫在初次接诊后考虑到该病的可能性，应当把患者推荐给遗传代谢病专家明确诊断。确诊的患者存在多种代谢紊乱，治疗需要多学科团队参与，包括遗传代谢、内分泌、营养科、心血管、血液科、肝外科等科室，共同解决问题。患者父母再次生育前，应到有条件的机构进行遗传咨询。母亲再次妊娠时，可在孕早期到有产前诊断资质的医院产科就诊。

（邱正庆　中国医学科学院北京协和医院儿科）

67　枫糖尿症

1. 什么是枫糖尿症?

枫糖尿症（maple syrup urine disease）是支链酮酸脱氢酶复合体基因变异导致的一种常染色体隐性遗传性神经系统疾病，因患儿尿液中含有大量的支链酮酸衍生物具有香甜的枫糖气味而得名。新生儿筛查资料显示，枫糖尿症患病率在中国为 1/139000。根据临床症状出现时间、疾病严重程度、生化表现、残留酶活性剂及对维生素 B_1 治疗反应性，枫糖尿症可分为经典型、中间型、间歇型、硫胺反应型和脂酰胺脱氢酶缺陷型五种类型，其中以经典型和中间型最常见，脂酰胺脱氢酶缺陷型很罕见。

2. 这个病最常或最早会出现哪些异常? 这个病最常出现什么症状和体征?

（1）经典型：通常患儿出生 12 小时后在耵聍中即出现枫糖浆气味；生后 12～24 小时在尿液和汗液中有特殊的枫糖味；2～3 天出现酮尿、易激惹和喂养困难；4～5 天开始出现严重的代谢紊乱和脑病症状，表现为哺乳困难、阵发性呕吐、拒食、嗜睡、间歇性呼吸暂停、惊厥发作、肌张力增高，以及“击剑”样和“蹬车”样刻板动作等症状；生后 7～10 天可出现昏迷和中枢性呼吸衰竭，若不及时治疗，大多数患儿会在出生后数天死于严重的代谢紊乱。

（2）中间型：在任何年龄阶段均可发病，症状较经典型轻，表现为生长缓慢、发育落后、喂养困难、易激惹、在耵聍中有枫糖浆气味，应激情况下可以出现严重的代谢紊乱和脑病。

（3）间歇型：早期生长发育均正常，多在感染和手术等应激情况下发作，表现为发作性共济失调和酮症酸中毒，极少数严重者死亡。

（4）硫胺反应型：类似于中间型，智力发育轻度落后，无明显的神经系统症状，用维生素 B_1 治疗后可以明显改善临床表现和生化指标。

（5）脂酰胺脱氢酶缺陷型：很罕见，类似轻型，常伴有严重的乳酸血症，也可有神经系统受损，如生长发育延迟及肌张力低下等。

除神经系统损伤表现外，枫糖尿症还可表现为贫血、四肢皮炎、脱发、厌食、骨质疏松等。少数患者出现多动、抑郁和焦虑。

3. 有确诊的方法吗？怎样确诊？

根据典型的神经系统损伤和尿枫糖气味等临床表现，尿有机酸分析提示支链氨基酸及其酮酸衍生物增多，血亮氨酸、异亮氨酸、缬氨酸等支链氨基酸增高，尤其血浆氨基酸分析仪检测异亮氨酸＞5μmol/L 即可临床诊断为枫糖尿症。支链酮酸脱氢酶复合体活性测定及该酶复合体 4 种基因的变异分析，有助于明确诊断。

枫糖尿症新生儿筛查技术成熟，应用串联质谱技术进行血氨基酸谱分析，以亮氨酸（含异亮氨酸）、缬氨酸水平为主要指标，亮氨酸/苯丙氨酸、缬氨酸/苯丙氨酸比值为次要指标，筛查阳性者进一步进行尿有机酸、血浆氨基酸及基因分析确诊。

4. 这个病能治疗吗？怎样治疗？

枫糖尿症治疗主要包括急性期处理、饮食管理及维生素 B_1 治疗。治疗原则为去除诱因、降低血浆亮氨酸毒性作用、纠正急性代谢紊乱，保证良好的营养及生长发育。治疗目标是血浆支链氨基酸浓度在理想范围。

（1）急性期处理：①去除诱因，供给足够热量，通过持续高浓度葡萄糖输注、脂肪乳静脉营养、小剂量胰岛素静脉滴注、控制感染等措施，抑制机体蛋白分解。②避免低渗静脉液体，预防脑水肿，维持血清正常电解质浓度和尿渗透压，监测尿量。已经发生脑水肿者要及时脱水治疗。③降低血浆亮氨酸浓度，严重患者建议血液透析或腹膜透析治疗，以便快速降低血浆亮氨酸浓度。异亮氨酸和缬氨酸是必要氨基酸，急性代谢危险期间给予不含亮氨酸、异亮氨酸及缬氨酸特殊配方奶粉喂养，而后逐渐增加天然蛋白质量，避免缺乏。④试用大剂量维生素 B_1 和左旋肉碱。

（2）慢性期治疗：主要基于合理饮食治疗及维生素 B_1 治疗，保证热量及营养供应，定期监测血支链氨基酸水平，调整天然蛋白质量，维持血浆支链氨基酸在理想范围内。饮食以补充不含亮氨酸、异亮氨酸和缬氨酸特殊配方奶粉或氨基酸粉为主，定期监测血浆氨基酸水平。长期大剂量维生素 B_1 治疗。活体肝移植是治疗经典枫糖尿症的一种有效方法，可放松饮食限制，纠正代谢紊乱，防止进一步脑损伤。少数患者需要抗抑郁或抗焦虑药物治疗。

5. 得病后患者需要注意什么？

在急性期需及时入院治疗，在长期治疗过程中，需限制亮氨酸摄入，高热卡饮食，尽量避免感染、手术等应激状态，定期门诊随诊，监测血浆支链氨基酸浓度，评估有无血液、骨骼等其他系统受累情况，有无神经精神症状，及时调整治疗方案、对症治疗。

6. 这个病会影响患者的家人吗？

枫糖尿症为常染色体隐性遗传。先证者的同胞有 25%的概率为患者，有 50%的概率为无症状的携带者，25%的概率为正常个体。先证者检测到致病性变异，患者的家庭成员可进行携带者筛查。

7. 这个病对患者今后生活有什么影响?

枫糖尿症主要累及神经系统，可遗留生长发育落后、智力低下、运动异常、皮炎、贫血、骨质疏松及神经精神症状等并发症。经典型枫糖尿症常于数周内死于严重的代谢紊乱。早期诊断、早期治疗可以预防严重的脑病和代谢危象，降低死亡率。

8. 为什么会得这个病?

支链酮酸脱氢酶复合体由四种蛋白组成，分别是支链 α 酮酸脱羧酶 E1α、支链 α 酮酸脱羧酶 E1β、二氢硫辛胺支链转酰基酶 E2 和硫辛酰胺脱氢酶 E3。当任何一个蛋白基因发生致病变异使得其编码的蛋白缺陷，都会引起支链酮酸脱氢酶复合体的功能障碍，体内支链氨基酸及其酮酸衍生物蓄积，亮氨酸及 α-酮异己酸干扰脑的氨基酸转运、脑苷酯合成缺乏，髓鞘形成障碍，继而出现脑萎缩、脑发育障碍等一系列神经系统毒性损害。

9. 得了这个病应该到医院找哪个科室的医生诊治?

对疑似枫糖尿症患者，建议首先到儿科找遗传代谢专家就诊。其他科室医生在初次接诊后应当把患者推荐给遗传代谢专家。确诊的患者无论何时出现皮肤、血液、内分泌、神经精神等方面问题，需要请相关科室医生会诊。对于携带变异的孕妇可以对胎儿进行产前诊断。如果患者得到临床确诊但只检测出一种致病变异时，家系成员可以通过测定酶活性进行产前诊断。

（邱正庆　王伟　中国医学科学院北京协和医院儿科）

68　马方综合征

1. 什么是马方综合征?

马方综合征（Marfan syndrome，MFS），又称为马凡综合征、先天性中胚层发育不良、蜘蛛指（趾）综合征、肢体细长症、Marchesani 综合征。它是一种遗传性结缔组织疾病，为常染色体显性遗传，主要由于原纤维蛋白（fibrillin，FBN）基因家族突变导致，发病率为 1/3000～1/5000。马方综合征临床表现多样，严重程度变化较大，临床上主要累及眼部、心血管和肌肉骨骼系统。严重的心血管并发症，如主动脉根部扩张、主动脉夹层、瓣膜脱垂等，是导致患者死亡的主要原因。

2. 这个病最常或最早会出现哪些异常? 这个病最常出现什么症状和体征?

马方综合征临床表型多样，骨骼肌肉系统的异常会导致患者外观异常，但是主动脉根部扩张和晶状体异位是该病特征性的临床表现。此外，还可累及硬脊膜、肺脏等器官。

（1）骨骼肌肉系统：由于过度的长骨线性生长和关节松弛，身高常常高于一般人群；而且四肢细长，双臂平伸指距离大于身高，双手下垂过膝，上部量/下部量比值升高；蜘蛛指（趾），关节过度伸展，拇指征（患者独立完成最大程度拇指内收动作时，拇指整个远节指骨超出了紧握的拳头的尺侧缘）阳性，腕征（环绕对侧腕关节时，拇指末端覆盖到小指的整个指甲）阳性。常有长头畸形、颧骨发育不良、面窄、耳大且低位、眼球下陷、睑裂下斜及颌后缩，有时见鸡胸、漏斗胸、胸部不对称、足后段外翻、扁平足、脊柱侧凸和脊柱后凸。

（2）心血管系统：约 80%患者伴有先天性心血管畸形，发生率随年龄增加，这是导致马方综合征并发症和死亡的主要原因。常见进行性主动脉根部扩张、主动脉瓣关闭不全、主动脉窦瘤、主动脉夹层及破裂。其他包括二尖瓣脱垂、二尖瓣关闭不全、三尖瓣脱垂并关闭不全等非特异性表现。

（3）眼部异常：50%～80%患者存在晶状体脱位或半脱位、高度近视、扁平角膜、瞳孔缩小、视网膜脱离、青光眼和白内障等。

（4）其他：包括硬脊膜扩张，由于肺大疱容易自发性气胸，肺气肿改变，与体重明显改变或妊娠无关的萎缩皮纹，复发性疝或切口疝等。

3. 有确诊的方法吗？怎样确诊？

通常来讲，根据典型的心脏改变（主动脉根部扩张）、眼部特征（晶状体脱位）、骨骼改变，结合家族史，可明确诊断。基因检测对于诊断也很有益。

目前比较公认采用 2010 年修订版 Ghent 标准来诊断马方综合征，此标准更重视主动脉根部扩张/主动脉夹层和晶状体脱位作为马方综合征的主要临床特征，以及重视对 *FBN1* 基因突变的检测。但需注意，对于 20 岁以下人群，尤其是散发病例，应用此诊断标准需要谨慎，因为部分临床特征可能尚未出现，必要时需要定期随诊以明确诊断。

（1）无家族史的情况下，存在以下任何标准即可诊断马方综合征。

① 主动脉直径 Z 评分≥2/主动脉根部夹层＋晶状体脱位。

② 主动脉直径 Z 评分≥2/主动脉根部夹层＋致病 *FBN1* 突变。

③ 主动脉直径 Z 评分≥2/主动脉根部夹层＋系统评分≥7（附：系统评分）。

④ 晶状体脱位＋主动脉瘤（Z 评分＜2）＋致病 *FBN1* 突变。

（2）有家族史的情况下，存在下列任何标准即可诊断马方综合征。

① 晶状体异位。

② 系统评分≥7分（附：系统评分）。

③ 主动脉标准（20岁以上者的主动脉直径Z评分≥2，20岁以下者的主动脉直径Z评分≥3，或主动脉根部夹层）。

［附］马方综合征2010年修订版Ghent标准中的系统评分

（1）腕征加拇指征：3分（腕征或拇指征：1分）

（2）鸡胸畸形：2分（漏斗胸或胸部不对称：1分）

（3）足后段畸形：2分（普通扁平足：1分）

（4）气胸：2分

（5）硬脊膜扩张：2分

（6）髋臼内陷症：2分

（7）上部量/下部量的比例减小，且臂展/身高的比值增加，且无严重脊柱侧凸：1分

（8）脊柱侧凸或胸腰段脊柱后凸：1分

（9）肘关节外展减小（完全外展时≤170度）：1分

（10）面部特征［以下5项特征中至少3项：长头畸形（头指数降低或头部宽/长比降低）、眼球下陷、睑裂下斜、颧骨发育不良、颌后缩］：1分

（11）皮纹：1分

（12）近视大于3屈光度：1分

（13）所有类型的二尖瓣脱垂：1分

4. 这个病能治疗吗？怎样治疗？

虽然马方综合征不能根治，但是通过限制剧烈体力运动、使用β受体拮抗剂、定期监测主动脉情况以及选择性手术修复主动脉，患者的预后可

大为改善。妊娠期发生的生理改变可导致主动脉扩张和夹层的风险增加，因此需要更为严密的监测。

（1）一般治疗：限制剧烈活动，避免锻炼至精疲力竭，避免高强度运动，避免涉及爆发性动作（例如短跑）的运动或可能导致血压显著升高（例如举重或负重训练）的活动。可考虑低、中等强度的休闲运动，包括保龄球、高尔夫球、健步走、跑步机运动等。

（2）药物治疗：推荐对所有存在主动脉瘤的马方综合征患者，只要不存在禁忌证，应使用 β 受体拮抗剂治疗，以降低主动脉扩大的速度。目前甚至有专家认为只要诊断马方综合征，不管主动脉是否受累，均可应用 β 受体拮抗剂治疗。可选择普奈洛尔或者更长效的药物（如阿替洛尔或美托洛尔）。对于妊娠女性，拉贝洛尔或美托洛尔首选。不耐受 β 受体拮抗剂的患者可以考虑应用血管紧张素受体拮抗剂或血管紧张素转换酶抑制剂。

（3）心血管手术治疗：相比于紧急或急诊修复手术，择期预防性主动脉修复术可降低死亡率。当成人的主动脉根部直径≥50mm，儿童主动脉直径相对于体表面积的增加速率呈不成比例地快速增加时，应考虑择期手术干预。

（4）眼部治疗：矫正近视，对视网膜撕裂和脱落进行光凝。儿童患者注意早期监测并积极矫正屈光，以预防弱视。以下情况可以考虑手术摘除晶状体：晶状体浑浊且视觉功能差；通过光学矫正无法修正的屈光不正；晶状体即将完全脱位；晶状体诱发的青光眼或葡萄膜炎。

5. 得病后患者需要注意什么？

首先，患者应正确认识疾病，日常生活中最重要的是避免剧烈、高强度运动；其次，根据病情坚持使用 β 受体拮抗剂，必要时预防性手术修复主动脉；最后，需定期随诊，监测主动脉及眼部病变情况，大多数情况下，需每年随诊 1 次。

（1）初始诊断和诊断后 6 个月需完善超声心动图检查，以评估主动脉内径的稳定性，确定主动脉根部和升主动脉的直径及其增大的速率。必要时选用 CT 或 MRI 进行主动脉横断面成像检查，以确认超声心动图下的升主动脉测量值，并识别超声心动图未检出的主动脉远端或血管疾病。

（2）对于成人，如果主动脉直径随时间一直保持稳定且＜45mm，则推荐一年进行 1 次影像学检查。如果主动脉直径≥45mm 或随时间进行性增宽，可增加检查频次。如果主动脉复测结果一直正常且稳定，且没有明确的主动脉扩大的遗传易感性，可每隔 2～3 年随诊 1 次。

（3）对于儿童，即使主动脉直径随时间一直保持稳定，且没有明显扩大，也推荐一年进行 1 次影像学检查。此外，20 岁以下患者有全身表现但无心血管受累者，也应该一年进行 1 次超声心动图检查，因为这些个体有发生主动脉疾病的潜在风险。

（4）所有患者每年接受眼科评估，视力突然改变的患者需紧急评估。

6. 这个病会影响患者的家人吗?

马方综合征患者具有常染色体显性遗传规律，导致发病的基因多遗传自其父亲或母亲，患者生育的子女有 50%的概率仍然罹患此病，不分男性和女性。因此一旦确诊，建议其一级亲属行主动脉影像学及眼科检查以识别无症状疾病者，并接受基因检测和咨询。

马方综合征个体的同胞发生马方综合征的风险取决于父亲或母亲是否患马方综合征。如果父亲或母亲存在马方综合征，则患者的同胞发生马方综合征的概率为 50%。如果父母双方均无马方综合征，则患者的同胞发生马方综合征的概率远低于 50%（先证者的突变可能是新生突变），但其概率高于一般人群。

7. 这个病对患者今后生活有什么影响?

20 世纪 70 年代，未治疗的典型马方综合征患者的生存期约为 32 年。

然而，治疗方法的改善已使期望寿命明显延长，1996 年有研究显示正规治疗的患者寿命可达到 72 岁。β受体拮抗剂、无创性主动脉成像与择期预防性主动脉根部修复术都促进了生存期的改善。

8. 为什么会得这个病?

至今已发现 8 种与马方综合征发病相关的基因，最主要的突变基因家族是原纤维蛋白（*FBN*）基因家族和转化生长因子β受体（transforming growth factor beta receptor，TGFBR）基因家族。

90%左右的马方综合征由位于染色体 15q 21.1 的 *FBN1* 基因突变导致，为常染色体显性遗传，虽然大多数马方综合征个体的父亲或母亲受累，但 25%左右的马方综合征是新生突变所致。原纤维蛋白－1 是细胞外基质微原纤维的主要构成蛋白，对于结缔组织（尤其弹力纤维）的形成和结构维持起重要作用。*FBN1* 的突变导致微原纤维蛋白系统的异常，骨骼、眼睛、血管壁等人体组织中弹性纤维断裂等结缔组织结构改变，从而引起多组织器官的病变。

转化生长因子β受体基因家族的突变，可导致转化生长因子β信号传导系统异常，从而导致组成结缔组织的细胞繁殖、分化和凋亡等多种程序异常，使结缔组织发生改变，从而发病。

9. 得了这个病应该到医院找哪个科室的医生诊治?

马方综合征的主要临床特征为心血管系统和眼科表现，尤其是心血管合并症为影响其预后的主要因素，建议所有怀疑本病的患者均应到心血管科就诊。确诊的患者应定期到心血管、眼科门诊随诊复查，如出现骨骼、肺部等其他系统严重问题，需要请相关科室医生会诊，共同解决问题。

（齐建光　北京大学第一医院儿科）

69 McCune–Albright综合征

1. 什么是McCune–Albright综合征？

McCune–Albright综合征（McCune–Albright syndrome，简称MAS），又称Albright综合征、多发性骨纤维结构不良症、多发性骨纤维发育不良、多骨性纤维异常增生症等。该病最早由McCune（1936）和Albright（1937）描述，是一种由*GNAS1*基因突变引起的罕见遗传病，主要表现为皮肤咖啡斑、多发性骨纤维发育不良和性早熟，是造成女性周围性性早熟的原因之一。该病多为散发性，发病率为1∶100000～1∶1000000。男女均可发病。

2. 这个病最常或最早会出现哪些异常？这个病最常出现什么症状和体征？

McCune–Albright综合征的临床表现不一，典型患者可同时或逐个发生三联征：①皮肤色素沉着。多在出生时即有，但常出现在4月～2岁内，面积可能随年龄而扩大，常在骨病变同侧发生，一般不超过躯体中线，主要分布在躯干、臀部、股部，有时出现在面颈部，多呈局限性小片状，边缘不规则，不高出皮面，类似于咖啡、牛奶混合后的颜色（牛奶咖啡斑），组织病理学示表皮棘层细胞内黑色素增多。②多发性骨纤维发育不良。常呈偏侧性，以灶性病变为主，常在10岁以前出现，表现为固定性疼痛甚至出现病理性骨折及畸形。典型部位为股骨近端、骨盆和颅面骨，而手、腕、足、踝、椎骨较少累及。约半数患者有颅面骨病灶，可导致面容不对称，颅底骨质增生常压迫颅神经引起失聪、失明，压迫脑组织干扰下丘脑功能影响激素分泌，颞骨病损可引起外耳道狭窄及听力减退。③一个或多个内分泌腺增生或腺瘤引起的自主性功能亢进。多数患儿会发生非促性腺激素（GnRH）依赖性性早熟，卵巢出现自主性的功能滤泡囊肿，从而出现性激素活动，但无促性腺活动，无排卵（周围性性早熟）。患儿表现为第二性征早出现、生长加速、卵泡发育和随卵泡退化出现的阴道出血，如滤泡形成之间间隔足够长，则其第二性征可出现消退，临床呈“消 – 长”表现。男孩出现性早熟比女孩要少，表现为对称性睾丸增大，随后出现阴茎增大和阴毛。血雌激素水平增高而促性腺激素水平低下，促性腺激素激发试验反应低下，但长期的高性激素状态可诱发促性腺激素依赖性性早熟（真性性早熟）。其他内分泌腺病变还可表现为甲状腺功能亢进、皮质醇增多症、巨人症（生长激素分泌过多）等。患者也可有非内分泌症状，如慢性肝胆疾病、胸腺过度增生、胃肠息肉、心肺疾病、高磷酸盐尿症、心肌肥大、心律失常和猝死等。

3. 有确诊的方法吗？怎样确诊？

McCune – Albright 综合征多为临床诊断，不典型病例可行基因检测，但由于绝大多数患者是胚胎期体细胞突变所引起（体细胞突变），采血检测阳性率比较低，病变部位组织检测阳性率相对高。目前遵循的 McCune – Albright 综合征诊断标准为：具有多发性骨纤维发育不良，加上至少一种典型的内分泌功能亢进（女孩性早熟多见）和（或）特异性皮肤色素沉着。

4. 这个病能治疗吗？怎样治疗？

目前尚无有效根治的方法，主要是对症治疗：①骨骼异常：可试用抑制骨吸收药物抑制骨吸收，改善 McCune – Albright 综合征骨异样增殖所致骨痛及骨骼变形造成的压迫症状，减少骨折发生。骨病灶可采用刮除术，并植骨与内固定。骨骼畸形严重，影响外观及功能时需行手术矫形。②内分泌腺体功能亢进的治疗：可用芳香化酶抑制剂抗雌激素效应，短期应用有一定疗效。也可考虑手术切除增生的内分泌组织和腺体。

5. 得病后患者需要注意什么?

所有 McCune－Albright 综合征患儿要关注身高增长速度及其他性早熟症状，定期影像学检查监测骨病灶，监测血磷及维生素 D 水平。对于颅骨发育不良的患儿，每年行视力及听力检查，并定期行头颅 CT 检查。脊柱发育不良的患儿，严格监测脊柱侧弯。有明显骨发育不良的患儿，应避免可能会与人发生撞击的运动如足球等高风险的活动。有甲状腺功能亢进的患儿要适当控制碘摄入和抗甲状腺药物治疗。

6. 这个病会影响患者的家人吗?

McCune－Albright 综合征属于遗传病，但绝大多数散发，患者是胚胎期体细胞突变所引起，其父母 *GNAS1* 基因正常。也有极个别家族性病例报告。患儿父母 *GNAS1* 基因正常，其兄弟姐妹患 McCune－Albright 综合征的概率和普通人群一样。患者后代也有患该病的报道，但发生风险比较低，可能与患者生殖细胞 *GNAS1* 基因不一定突变、*GNAS1* 基因突变的胚胎易流产等有关。

7. 这个病对患者今后生活有什么影响?

McCune－Albright 综合征患儿的预后一般较好，基本不会缩短正常的生存寿命。McCune－Albright 综合征性早熟可引起家长及患儿心理负担，因骨骺提前闭合可影响最终身高，需积极治疗。有些女性患者成年后仍可能有月经不规律，可能和卵巢自主功能亢进有关。其他内分泌腺体功能亢进控制的好坏直接影响患者的健康状态。骨纤维异样增殖可以导致骨骼变形、功能异常或骨折，影响患者的日常活动。不仅如此，异样增殖的骨骼发生恶变的机会增加，已有发生骨肉瘤的报道。

8. 为什么会得这个病?

McCune-Albright 综合征的发病基础是在胚胎形成过程中鸟嘌呤核苷酸结合蛋白（G 蛋白）α 亚基（Gsα）的 *GNAS1* 基因活化突变。该突变使细胞内 cAMP 堆积，刺激病灶周围破骨细胞骨吸收，病灶内血小板衍生生长因子（PDF）也可升高，促进成纤维细胞增生，同时依赖 cAMP 作用的受体（如 ACTH、TSH、LH、FSH 受体）被激活使相关激素作用于靶组织，使其功能增强。

绝大多数患者是由胚胎期体细胞突变所引起，突变细胞呈嵌合式分布，体内既有发生 *GNAS1* 基因突变的细胞又有未发生突变的正常细胞，发生突变细胞数目的比例、突变发生在胚胎发育的哪一期以及突变细胞发生部位的不同等造成了该病临床表现的多样化，突变发生早且范围广，可有典型的三联征，突变发生晚且范围小，可只有两种表现，甚至会表现为孤立的病变。

9. 得了这个病应该到医院找哪个科室的医生诊治?

如果以骨症状为首发症状，第一就诊科室多为骨科，如果骨科医师怀疑 McCune-Albright 综合征，此后建议内分泌科医师接诊。如果以内分泌如性早熟为首发症状，第一就诊科室为内分泌科，内分泌科再根据骨骼情况请骨科医师联合诊治。如果累积胰腺、心脏等其他脏器，需消化和心血管等相关科室医师会诊，共同解决问题。

（邹朝春　戴阳丽　浙江大学医学院附属儿童医院内分泌科）

70 中链酰基辅酶 A 脱氢酶缺乏症

1. 什么是中链酰基辅酶 A 脱氢酶缺乏症?

中链酰基辅酶 A 脱氢酶缺乏症(medium–chain acyl–CoA dehydrogenase deficiency)是中链酰基辅酶 A 脱氢酶基因突变导致的一种罕见的遗传性脂肪酸代谢病，是脂肪酸氧化缺陷中最常见的类型。中链酰基辅酶 A 脱氢酶基因突变导致中链酰基辅酶 A 脱氢酶功能缺陷，出现中链脂肪酸代谢障碍，能量生成不足，引起低血糖、脑病、心肌病、脂肪肝等多脏器损害。中链酰基辅酶 A 脱氢酶缺乏症多在婴幼儿时期发病，临床表现轻重不一，从无症状到猝死，急缓不同，个体差异很大。一些患者急性发病，类似瑞氏综合征。

2. 这个病最常或最早会出现哪些异常? 这个病最常出现什么症状和体征?

多在婴幼儿时期发病，最常见的症状是无力、呕吐、抽搐、嗜睡、昏迷，最常见的体征是肝肿大、肌张力低下，低酮性低血糖、高氨血症、肝损害、肌酶增高、代谢性酸中毒、高尿酸血症是较常见的化验异常。部分患儿急性期发生室性心动过速、肺出血、黄疸。一些患儿死于第一次代谢危象发作，存活者可能遗留癫痫、智力、运动发育落后等神经系统后遗症。患者急性发作前常有一些诱因，如劳累、饥饿、感染、疫苗接种、外伤等耗能状态。非急性发病的患儿以肌源性损害较常见，运动落后，易疲劳，肌张力低下。

3. 有确诊的方法吗？怎样确诊？

中链酰基辅酶A脱氢酶缺乏症可以通过血液酯酰肉碱谱检测及基因分析确诊。患者血液中链酰基肉碱明显增高，游离肉碱降低，常见脂肪肝及脂肪累积性肌肉病，一些患者急性期发生低酮性低血糖、代谢性酸中毒、高氨血症等代谢紊乱。通过基因分析可以检测中链酰基辅酶A脱氢酶基因是否存在致病变异，做到基因诊断。

通过血液氨基酸及酯酰肉碱谱检测，可以进行中链酰基辅酶A脱氢酶缺乏症的新生儿筛查或高危筛查，争取在无症状时期或疾病早期诊断。

4. 这个病能治疗吗？怎样治疗？

中链酰基辅酶A脱氢酶缺乏症能通过药物及饮食治疗，预后较好。主要原则是避免饥饿，维持能量代谢稳定，预防急性发作。急性期以生命支持为原则，静脉滴注葡萄糖，纠正代谢性酸中毒，保护大脑、心脏、肝脏，减少猝死及后遗症。对于血液游离肉碱降低的患者，需补充小剂量左卡尼汀，改善线粒体能量代谢。饮食管理的原则是高碳水化合物饮食，避免长时间空腹，限制高脂肪食物，婴儿期应频繁喂养。

5. 得病后患者需要注意什么？

中链酰基辅酶A脱氢酶缺乏症需要终生治疗，日常生活中应按时进食，需监测营养发育状况，检测血氨、血糖、血脂、肝肾及心肌功能、血液氨基酸及酯酰肉碱谱。患者可以正常上学、就业，避免剧烈运动及饥饿，以免自身脂肪分解加重病情。对癫痫患者，避免使用丙戊酸，以免加重肝损害。合并感染时，应回避红霉素、阿司匹林、对乙酰氨基酚及其他可能损害肝脏的药物，以免诱发瑞氏综合征及代谢危象。在病情稳定期，可遵循免疫接种计划完成免疫接种。在腹泻、呕吐、外伤、感染、进食困难或因手术需要禁食时，及早静脉点滴葡萄糖。

6. 这个病会影响患者的家人吗?

中链酰基辅酶 A 脱氢酶缺乏症为常染色体隐性遗传病，致病基因突变多遗传于父亲及母亲，极少数患者因自发突变导致。兄弟姐妹有 1/4 的概率患病，1/2 的概率为与父母相同的健康携带者，1/4 的概率不遗传来自父母的致病基因突变，与性别无关。建议患者的同胞及其他家庭成员进行基因突变携带者检测。

7. 这个病对患者今后生活有什么影响?

中链酰基辅酶 A 脱氢酶缺乏症患者容易在感染、疲劳、腹泻、饮酒、高脂肪饮食、药物等应激状态下发生急性代谢危象，引起低血糖、严重酸中毒、高氨血症、脑病、肝病、心肌病，严重者猝死。如果疾病控制不良或营养不良，患者智力、运动发育落后，体格生长缓慢，部分患者合并癫痫及精神行为异常。如能早期诊断、正确治疗，患者可以长期存活，智力运动及体格发育正常，预后良好。

8. 为什么会得这个病?

中链酰基辅酶 A 脱氢酶缺乏症属于单基因病，由于基因变异导致中链酰基辅酶 A 脱氢酶功能缺陷，中链脂肪酸氧化障碍，引起代谢性脑病、肝病、心肌病及骨骼肌脂肪变性。同时，患者体内积聚的中链酰基辅酶 A 转运至微粒体，发生 ω 氧化，产生具有肝毒性的双羧酸，加重肝损害。

9. 得了这个病应该到医院找哪个科室的医生诊治?

对于疑似中链酰基辅酶 A 脱氢酶缺乏症的急性代谢危象患者，需急诊治疗，静脉点滴含葡萄糖的电解质溶液，尽快纠正代谢紊乱，严重者需要血液透析。对于新生儿筛查及临床发现的病情稳定的患者，建议到儿童遗传代谢科或神经内科就诊，进行饮食与药物干预。患者父母再次生育前，应到有条件的机构进行遗传咨询。母亲再次妊娠时，可在孕早期或中期到有产前诊断资质的医院产科就诊，争取胎儿诊断。

（杨艳玲　李溪远　北京大学第一医院儿科）

71　甲基丙二酸血症

1. 什么是甲基丙二酸血症?

甲基丙二酸血症（methylmalonic acideria）又称甲基丙二酸尿症，是我国最常见的一组先天性有机酸代谢病，根据患者是否合并同型半胱氨酸血症，分为单纯型甲基丙二酸血症及甲基丙二酸血症合并同型半胱氨酸血症两大类，已知十种不同的基因缺陷可以导致甲基丙二酸血症。

2. 这个病最常或最早会出现哪些异常？这个病最常出现什么症状和体征?

甲基丙二酸血症病情复杂，个体差异很大，轻重不等，可以在胎儿至老年发病，急性或慢性起病，常导致多系统损伤，最早及最常受损害的是大脑，一些患者心血管、肾、血液、胃肠道、眼、骨骼等脏器受损。

甲基丙二酸血症患者发病年龄越早病情越重。早发型在1岁内发病，严重患儿在新生儿期出现异常甚至死亡。初发症状多为嗜睡、喂养困难、呕吐、营养不良、发育落后、抽搐、肌张力低下、贫血等，常因感染、饥饿、高蛋白饮食、预防接种等诱因引发急性代谢危象，出现呼吸困难、代谢性酸中毒、高氨血症、昏迷。严重者死亡；存活者常遗留癫痫，智力、运动发育落后，脑积水等严重神经系统损害。晚发型患者在一岁以后发病，常因疲劳、发热、高蛋白饮食、药物等诱发急性或亚急性发作，最常出现的异常是智力、运动发育倒退，癫痫，贫血，一些患者表现为精神行为异常，类似精神分裂症、早发性老年性痴呆。

3. 有确诊的方法吗？怎样确诊？

甲基丙二酸血症可以通过血液、尿液代谢物分析及基因分析确诊。患者血液丙酰肉碱明显增高，游离肉碱降低，尿液甲基丙二酸、3–羟基丙酸、甲基枸橼酸明显增高。甲基丙二酸血症合并同型半胱氨酸血症的患者血液总同型半胱氨酸显著增高，常有蛋氨酸降低。通过基因分析可以检测 *MUT*、*MMAA*、*MMAB*、*MMACHC*、*HCFC1* 等基因，确定基因型及致病突变，做到基因诊断。

通过新生儿足跟血氨基酸及酯酰肉碱谱检测，可以进行甲基丙二酸血症的筛查，争取在无症状时期或疾病早期诊断。

4. 这个病能治疗吗？怎样治疗？

甲基丙二酸血症能通过饮食、药物及肝移植治疗，多数患者可以获得良好的控制。急性发作时以生命支持、保护脏器为目的，肌内注射或静脉注射维生素 B_{12}，静脉补充左卡尼汀、葡萄糖、碳酸氢钠等药物，纠正酸中毒、高氨血症、贫血等异常。对严重代谢紊乱的患者需要血液透析，以清除代谢毒物。针对惊厥、感染等合并症，对症治疗。长期治疗需根据患者的疾病亚型选择不同的方法，维生素 B_{12} 反应型单纯型甲基丙二酸血症，需肌内注射维生素 B_{12}、口服左卡尼汀。维生素 B_{12} 无反应型单纯型甲基丙二酸血症则需要严格的饮食治疗，限制天然蛋白质，补充不含异亮氨酸、苏氨酸、蛋氨酸和缬氨酸的特殊配方奶粉，同时给予左卡尼汀及其他营养素。如果饮食及药物控制不良，反复发生酸中毒和高氨血症，建议尽早进行肝移植。如果患者合并严重肾损害出现肾衰竭，则需肝肾联合移植。甲基丙二酸血症合并同型半胱氨酸血症患儿无须限制蛋白质，需要维生素 B_{12}、甜菜碱、亚叶酸钙等药物治疗。

5. 得病后患者需要注意什么?

患者需要长期进行饮食及药物治疗，保证营养摄入，保护脏器功能，监测血液氨基酸酯酰肉碱谱、尿液有机酸，甲基丙二酸血症合并同型半胱氨酸血症的患者需监测血总同型半胱氨酸浓度，注意营养发育情况，评估重要脏器功能，及时发现合并症。日常生活中需避免感染、劳累、饥饿、高蛋白饮食，避免诱发代谢危象。对于智力、运动发育损害的患者可给予肢体按摩及物理康复训练，注意避免疲劳，以免自身蛋白分解加重病情。癫痫患者应避免使用丙戊酸钠，以免加重肝损害。合并感染时，应回避红霉素、阿司匹林、对乙酰氨基酚及其他可能损害肝肾的药物，以免诱发瑞氏综合征等严重合并症。

6. 这个病会影响患者的家人吗?

甲基丙二酸血症绝大多数类型为常染色体隐性遗传病，致病基因突变分别来自父亲和母亲。父母虽然是致病基因的携带者，但不是患者，代谢正常。在患儿及其父母基因诊断明确的前提下，母亲再次妊娠时可以进行产前诊断，通过胎盘绒毛或羊水细胞甲基丙二酸血症相关基因分析对胎儿作出诊断。如果胎儿患甲基丙二酸血症，母亲羊水中甲基丙二酸、丙酰肉碱浓度增高，一些母亲妊娠中晚期尿液甲基丙二酸增高。患者兄弟姐妹有1/4 的概率患病，1/2 的概率为与父母相同的健康携带者，1/4 的概率不遗传来自父母的基因突变，与性别无关。仅 *HCFC1* 基因为 X 连锁遗传，患儿为男孩，遗传了来自母亲的致病基因。因此，基因分析对家族其他成员的遗传咨询十分重要。

7. 这个病对患者今后生活有什么影响?

如能早期诊断、正确治疗，多数甲基丙二酸血症患者可以长期存活，神经功能和生长发育正常。甲基丙二酸血症患儿的预后取决于疾病导致的脏器损害严重性、发现早晚、开始治疗时间、依从性与治疗效果等多种因素，经过合理饮食与药物治疗，患儿症状可得到缓解。目前已有许多患儿经积极治疗后健康成长。但是，如果诊断过晚，确诊时已经存在严重不可逆的脑损害，致死率及致残率很高。

8. 为什么会得这个病？

由于甲基丙二酸代谢通路中相关基因缺陷，甲基丙二酸代谢相关酶活性缺乏，导致机体内甲基丙二酸大量蓄积，引起多脏器损害。

9. 得了这个病应该到医院找哪个科室的医生诊治？

对于合并急症代谢危象的患者，需急诊入院治疗，如果高氨血症或酸中毒严重，需要血液透析。如果病情稳定，建议到遗传代谢科或神经内科就诊，进行饮食与药物干预。患者父母再次生育前，应到有条件的机构进行遗传咨询。母亲再次妊娠时，可在孕早期或中期到有产前诊断资质的医院产科就诊，争取胎儿诊断。

（杨艳玲　刘玉鹏　北京大学第一医院儿科）

72　线粒体脑肌病

1. 什么是线粒体脑肌病?

线粒体脑肌病（mitochondrial encephalomyopathy）是一类因基因突变引起线粒体氧化磷酸化功能障碍而导致的一组疾病。可以出现全身多个器官系统受影响，其中以脑、心肌、骨骼肌等能量需求高的组织病变更常见，根据症状的组合，分为不同的亚型，包括线粒体脑肌病伴乳酸血症和卒中样发作、肌阵挛性癫痫伴破碎红纤维、Kearns－Sayre 综合征、线粒体神经胃肠脑肌病等。上述类型以线粒体脑肌病伴乳酸血症和卒中样发作最常见，携带该病基因的最低患病率为 16.5/10 万，其他类型均非常罕见。其发病年龄为从儿童到成年各个阶段。

2. 这个病最常或最早会出现哪些异常? 这个病最常出现什么症状和体征?

（1）线粒体脑肌病伴乳酸血症和卒中样发作：多在儿童至青少年起病。脑卒中样发作、癫痫、头痛是该病的突出表现和就诊原因。卒中样发作主要表现为急性起病的视物不清、言语障碍、癫痫发作、肢体力弱、头痛等，可以伴随发热，发作后一般有不同程度的恢复，但容易反复出现，每次发作都遗留不同程度的神经系统功能缺损，伴随智力下降。大部分患者还存在身材矮小、活动易疲劳、听力下降、糖尿病、胃肠道症状。

（2）肌阵挛性癫痫伴破碎红纤维综合征：儿童或青少年起病，肢体抽搐、乏力和行走不稳是该病的常见早期症状，随疾病进展出现听力下降、智力减退、言语不清、饮水呛咳、四肢肌无力和肌萎缩。

（3）Kearns－Sayre 综合征：在 20 岁前发病，早期表现为眼睑下垂、眼球活动不灵活，常伴随心脏传导阻滞和视力下降，其次是出现乏力、行走不稳、肢体震颤和耳聋。心脏损害常导致患者出现头晕、胸闷、晕厥，严重者出现心源性猝死。

（4）线粒体神经胃肠脑肌病综合征：多在 30 岁前发病。先出现胃肠神经病，表现为腹泻、便秘或周期性的假性肠梗阻或胃瘫，导致消瘦、恶病质，同时或随后出现眼外肌瘫痪，表现为眼睑下垂和眼球活动障碍，也可以出现周围神经病和感音神经性耳聋。

3. 有确诊的方法吗？怎样确诊？

当患者的临床表现疑诊线粒体脑肌病时，可以发现血液乳酸、乳酸：丙酮酸比值增高。脑 CT、MRI 可以发现大脑存在特征性改变。从新鲜的肌肉标本或培养的成纤维细胞分离线粒体，测定线粒体呼吸链酶复合体的活性，也是协助诊断本病的重要依据。骨骼肌病理检查可以发现线粒体异常的肌纤维，是诊断线粒体脑肌病的金标准。基因检测发现线粒体基因或核基因有致病性的基因突变也是确诊线粒体脑肌病的金标准。

4. 这个病能治疗吗？怎样治疗？

目前没有治愈线粒体脑肌病的方法。但已有措施延缓疾病发展，常用药物包括多种代谢辅酶、抗氧化剂及能量替代药物，通过清除氧自由基、加强呼吸链的电子转运、增加旁路电子传递、减少毒性代谢产物，从而增加线粒体氧化磷酸化的能力，促进 ATP 的生成、减少自由基和阻止细胞的凋亡。其他对症治疗同样重要，包括控制癫痫、手术矫正上睑下垂、重度房室传导阻滞者安装心脏起搏器等。

5. 得病后患者需要注意什么？

在日常生活中，线粒体脑肌病患者应避免精神刺激、过度劳累、饮酒、感染等。饮食规律，避免饥饿。有癫痫的患者需规律服用抗癫痫药。生酮饮食对线粒体脑肌病相关癫痫可能有效。应保证充足的睡眠。可在非饥饿状态下进行规律适量的锻炼和康复治疗。

患者应定期到医院做以下检查：包括血糖监测、心电图和超声心动图检查、听力和眼科检查、呼吸功能检测等，以确定是否出现糖尿病、心脏病、神经性耳聋、视神经和眼底疾病、呼吸肌力弱等多系统损害，以便早期管理。

6. 这个病会影响患者的家人吗？

携带核基因突变患者，如果是常染色体隐性遗传，其兄弟姐妹的患病概率为25%；如果是常染色体显性遗传，其兄弟姐妹以及其儿女有50%的概率罹患线粒体脑肌病，可以通过产前诊断加以预测子代的遗传规律。

携带线粒体基因突变患者分为两种情况：一种是线粒体基因的点突变导致的线粒体脑肌病，具有母系遗传规律，即母亲家族成员发病；另一种是mtDNA单一大片段缺失通常散发，一般不遗传。

7. 这个病对患者今后生活有什么影响？

不同亚型的线粒体脑肌病对患者生活的影响程度不同。慢性进行性眼外肌瘫痪的患者因为症状主要局限在眼睑下垂和眼外肌，除了影响美观外，日常生活和工作基本不受影响。随着年龄增大，可能出现轻度的肢体力弱。线粒体脑肌病伴乳酸血症和卒中样发作、肌阵挛性癫痫伴破碎红纤维以及Kearns－Sayre综合征对患者生活影响很大。发病年龄越早，临床症状越严重，预后越差。心脏传导阻滞常可导致心源性猝死，脑损伤症状较多的患者可致残，甚至导致死亡。

8. 为什么会得这个病?

线粒体是位于细胞质中的一种细胞器，是细胞的能量加工厂，主要功能之一是通过氧化磷酸化生成三磷酸腺苷，为细胞的活动提供能量。不同基因突变导致组成线粒体磷酸化功能的蛋白质功能发生障碍，导致线粒体产生能量不够，从而导致依赖能量的细胞内结构功能障碍以及整个细胞的功能障碍，进一步引起不同器官功能衰竭而发病。

9. 得了这个病应该到医院找哪个科室的医生诊治?

当疑诊线粒体脑肌病时，建议到神经内科和儿科找遗传学专家或肌肉病专家就诊。如果患者存在心脏、眼、耳、内分泌、消化系统等方面的症状，需要请相关科室医生会诊。需要康复治疗时，请康复科医生会诊。

常染色体遗传患者父母再次生育前，应到有条件的机构进行遗传咨询。女性患者或母亲再次妊娠时，可在孕早期到有产前诊断资质的医院产科就诊。由于线粒体基因突变的异质性、突变传递的可变性，目前尚缺乏预估其子代发病风险的手段。

（王朝霞　北京大学第一医院神经内科）

73 黏多糖贮积症

1. 什么是黏多糖贮积症?

黏多糖贮积症（mucopolysaccharidosis，MPS）是溶酶体贮积症中的最常见的一类疾病，分为Ⅰ、Ⅱ、Ⅲ、Ⅳ、Ⅵ、Ⅶ、Ⅸ七型，每种类型又有不同的亚型。其中Ⅱ型为最常见的类型，占 50%左右。除Ⅱ型为 X 连锁隐性遗传病外，其他类型均为常染色体隐性遗传病。黏多糖贮积症是罕见的遗传病，各型的发病率在 5 万～10 万分之一或更低。

2. 这个病最常或最早会出现哪些异常？这个病最常出现什么症状和体征?

所有类型黏多糖贮积症患者在出生时一般都无明显异常，之后有一段正常或相对正常的发育过程，随年龄增长逐渐出现症状，并且进行性加重。各型均有轻型或重型患者，典型患儿发病早，症状重，多在 1～2 岁发病。轻型患者发病稍晚，多在学龄前发病。

（1）Ⅰ型：根据病情轻重分重（ⅠH）、中（ⅠH–ⅠS）、轻（ⅠS）三种亚型，ⅠS 型患者智力正常，症状轻，寿命接近常人，ⅠH–ⅠS 型介于二者之间，智力受损较轻或正常。重型典型患者的临床表现如下所示。

①生长发育落后：多在 3 岁后生长缓慢，身材矮小，语言及认知能力明显落后于同龄儿童；

②面容粗陋：1 岁后逐渐出现面容改变，前额突出，两颞侧隆起；鼻梁低平，鼻腔分泌物多，唇厚外翻，舌大；耳大，耳廓厚；毛发及眉毛浓密；

③角膜浑浊、青光眼；

④骨骼畸形、关节僵硬屈曲：脊柱后凸或腰椎前凸、胸廓畸形、脚短宽呈扁平足；手指屈曲伸不直，呈爪型，腕、肘、肩、髋、膝等关节僵硬挛缩，屈曲伸不直，活动受限；

⑤腹部膨隆，肝脾肿大，可见脐疝和/或腹股沟斜疝；

⑥呼吸道易感染，呼吸粗重，睡眠打鼾，严重时发生呼吸睡眠综合征；

⑦其他：皮肤增厚、粗糙；常发生中耳炎、呼吸道感染；耳聋常见；腹泻。

（2）Ⅱ型：也分轻重两型，重型患儿占2/3。典型重症患者与Ⅰ型表现极为类似，但角膜始终清亮无浑浊；多动症、孤独症表现较常见；此外，Ⅱ型为X连锁隐性遗传病，患者几乎均为男性，其舅舅、姨表兄弟中可能有患病的现象。

（3）Ⅲ型：分为A、B、C、D四个亚型，虽由不同的酶缺乏引起，但临床表现相似。患者的面容和骨骼改变较Ⅰ型和Ⅱ型轻，身高接近正常同龄儿童，无明显关节活动障碍，角膜清亮。但神经系统症状突出，智力语言发育严重落后，多动，睡眠障碍，可伴癫痫发作。10岁左右出现迅速的神经系统功能倒退，饮食、大小便不能自理，走路不稳、肢体僵硬至不能行走。

（4）Ⅳ型：ⅣA型常见，ⅣB型罕见。患者智力正常，角膜浑浊，面容改变轻（多为面中部发育不良，鼻梁低平）；主要表现为严重的多发性骨发育不良如短躯干侏儒，短颈，严重胸廓畸形（鸡胸、肋骨外翻），腕关节松弛，肘、膝关节膨大、外翻，严重时影响行走。

（5）Ⅵ型：Ⅵ型患者外观、角膜浑浊和骨骼改变与ⅠH型相似，但智力正常。

（6）Ⅶ型：极罕见，可见面容粗陋、肝脾肿大，骨骼及关节症状突出，但重者可表现为胎儿水肿或新生儿非免疫性水肿至早期死亡，轻者黏多糖贮积症症状较轻，可活至成年。

（7）Ⅸ型：极罕见，与其他黏多糖贮积症的症状差异较大。患者仅有轻度的面容改变（鼻梁低平、悬雍垂裂）、身高略矮，智力正常，无骨骼畸形，自幼出现关节附近囊肿，随年龄增长逐渐增多。

3. 有确诊的方法吗？怎样确诊？

黏多糖贮积症确诊的金标准是外周血白细胞、血浆或经培养的皮肤成纤维细胞中缺陷酶的活性测定，患者缺陷酶的活性显著降低（低于正常对照的 10%）。致病基因突变检测也是确诊疾病的方法，但有 5%～10%的患者可能检测不到明确的致病突变。

尿黏多糖的定性或定量实验可以作为早期筛查的指标。心脏超声心动图检查常见心瓣膜增厚，关闭不全；严重时可出现心内膜增厚、冠状动脉狭窄等病变。骨骼 X 线检查呈多发性骨发育不良表现，如颅骨板增厚，蝶鞍底部呈 J 型；锁骨近端增厚；肋骨近端变细呈船桨样或飘带状；椎体前缘上部缺损，下部突出呈鸟嘴状；脊柱后凸；髋关节外翻，髋臼浅，股骨头骨发育不良；掌指骨远端增宽呈“子弹头”样改变。头颅 MRI 检查可见脑室增大，血管间隙影增多，白质发育不良、脑萎缩等改变。

4. 这个病能治疗吗？怎样治疗？

黏多糖贮积症目前的主要治疗方法是酶替代治疗、骨髓或造血干细胞移植和对症治疗。

目前黏多糖贮积症Ⅰ、Ⅱ、ⅣA、Ⅵ、Ⅶ型在国际上具有酶替代疗法，能改善患者的呼吸道梗阻、减少呼吸道感染，增加关节韧带活动性，肝脾缩小，身高增长，但不能改善角膜浑浊、智力受损、心脏瓣膜病变和骨骼畸形，而且治疗费用昂贵。

骨髓或造血干细胞移植如在疾病早期进行（2 岁前），能改善疾病的自然病程、身高增长和脏器肿大，对神经系统损伤也有一定程度的改善。

对症治疗包括腺样体扁桃体切除术、疝气修补术、中耳积液的治疗、听力下降的干预、心瓣膜置换等针对黏多糖病造成的器官损害所进行的治疗。

5. 得病后患者需要注意什么？

黏多糖贮积症患者确诊后，首先要到专科医生那里做病情的综合评估，定期复诊，以便根据患者的病情及时干预。生活中，应注意患者的日常护理，如呼吸道护理，避免感染，及时做呼吸睡眠评估，防止呼吸暂停，还要注意肢体的适当活动和训练，饮食以营养丰富、易消化为主。

6. 这个病会影响患者的家人吗？

黏多糖贮积症Ⅱ型为X连锁隐性遗传病，患者确诊后，因其母亲、母亲的姐妹、姨表姐妹可能为携带者，如生育后代有患病风险，所以需要做遗传咨询和携带者检测。生育过黏多糖贮积症患儿的家庭，母亲再次妊娠时，需做产前诊断，避免再次生育相同疾病患儿。较患者年龄小的无症状婴幼儿弟弟妹妹建议做酶活性检测以了解是否为症状前患者。

7. 这个病对患者今后生活有什么影响？

黏多糖病为多脏器损伤疾病，是高度致死致残性疾病。患者的呼吸道、消化器官、骨骼韧带、生长、视力、听力、神经系统、心脏等均可能受到影响，对生活质量影响较大。重型黏多糖病患者多在10～12岁死亡。

8. 为什么会得这个病？

各型黏多糖贮积症都是由于不同的基因缺陷造成糖胺聚糖类（glycosaminoglycans，GAGs）如硫酸皮肤素、硫酸类肝素、硫酸角质素及硫酸软骨素在分步降解过程中所需要的不同的水解酶活性出现缺陷，使不能完全降解的 GAG 在细胞溶酶体内逐渐累积，导致机体多器官、多系统损害。

9. 得了这个病应该到医院找哪个科室的医生诊治?

黏多糖贮积症是罕见病，患者确诊后建议到有黏多糖贮积症诊治经验的医生（儿科医生）处就诊，需要多学科医生参与评估和综合治疗，如耳鼻喉科（呼吸道梗阻、耳聋）、小儿外科（疝气修补）、眼科（青光眼、角膜浑浊）、神经内外科（智力落后、癫痫、脑积水、脊髓受压）、骨科（骨骼畸形、脊柱畸形）、骨髓移植科、麻醉科医生（由于黏多糖病气道特点造成其麻醉插管的难度极大）等。

（孟岩　中国人民解放军总医院儿科）

74 多灶性运动神经病

1. 什么是多灶性运动神经病?

多灶性运动神经病（multifocal motor neuropathy，MMN）是一种自身免疫介导、以运动神经受累为主的慢性多发性单神经病变，电生理上表现为多灶性传导阻滞，其发病机制目前尚不清楚，可能与抗神经节苷酯抗体阻滞钠通道导致的周围神经郎飞结处传导功能异常有关，但是 30%～80% 患者神经节苷酯抗体（+）。目前国内外尚缺乏发病率和患病率方面的报告，估计患病率为（0.3～3）/10 万人，发病年龄为 20～70 岁，平均发病年龄小于 50 岁，男女比例为 3∶1，儿童少见。

2. 这个病最常或最早会出现哪些异常？这个病最常出现什么症状和体征?

多灶性运动神经病起病隐袭，病程进展缓慢，或有阶段性加重。大多数从手部小肌肉或上肢起病，而且以单肢不对称性较常见。临床表现与早期的肌萎缩侧索硬化相似，只是手部肌肉无力，拿钥匙开门时或者开瓶盖时觉得费力和别扭，也有的患者无意发现手部的小肌肉萎缩，可以伴有肌肉痉挛和肌束震颤，主观上可以有轻度的感觉异常，如麻木等症状。随着病程的延长，可以累积多个肢体，不对称是突出的特点。和肌萎缩侧索硬化明显不同的是一般不累及颅神经支配的肌肉，没有说话不利落和饮水呛咳等症状，也没有上运动神经元受累的症状和体征。一旦出现这些症状应该去医院检查。医生检查可发现有单个肢体或不对称性的肌肉萎缩和无力，没有客观的感觉异常，腱反射减低，病理征阴性，没有颅神经受累的体征。

3. 有确诊的方法吗？怎样确诊？

多灶性运动神经病的诊断主要根据病史（隐袭起病和进展缓慢）、临床表现、神经传导和肌电图的结果和血清神经节苷酯抗体的测定。多灶性运动神经病的预后与肌萎缩侧索硬化明显不同，早期诊断和及时治疗非常重要，否则肌肉萎缩严重影响肌肉功能的恢复，甚至导致残疾。多灶性运动神经病有一个特殊的电生理改变，就是周围神经节段运动传导测定发现多灶性持续性传导阻滞，所以神经传导和针电极肌电图检查对该病的诊断是最重要的客观检查手段。何为节段运动传导阻滞？简单地说就是在做神经传导测定时，在某个神经的远端和近端分别给予超强刺激，在其支配的相同肌肉上记录动作电位，近端较远端的波幅明显下降。肌电图改变符合神经源性损害，但是和肌萎缩侧索硬化明显不同的是临床没有任何异常表现的部位，肌电图通常正常。

血清神经节苷酯抗体的测定，特别是高滴度的结果有助于诊断，但只出现的部分患者，阴性不能排除诊断。

应注意与运动神经元病、慢性感染性脱髓鞘性多发神经病、卡压性周围神经病、结缔组织病相关的多发性单神经病、压迫易感性周围神经病、平山病、颈椎病等多种疾病进行鉴别。

4. 这个病能治疗吗？怎样治疗？

多灶性运动神经病是可治疗性疾病。一旦发病应尽早诊断，积极治疗，阻止无力和肌肉萎缩的进展及致残。

首选治疗是人血丙种球蛋白静脉点滴，大部分患者一周内症状明显改善，最佳疗效可维持3～6个月，根据病情可以重复使用。已经有明显肌肉萎缩的患者使用人血丙种球蛋白治疗效果差，可以考虑使用环磷酰胺治疗，该药有肝脏毒性和骨髓抑制等副作用，在医生的指导下使用并对副作用进行监测。

5. 得病后患者需要注意什么?

多灶性运动神经病是缓慢发展的疾病，治疗和随诊的周期比较长，患者要定期随访观察和治疗，平时要进行各种肢体功能康复。应注意防止外伤，如上肢无力和肌肉萎缩，易造成浅表神经的损伤，上肢病变应该注意护肘和护腕。如果下肢病变应该注意护膝和护踝。

6. 这个病会影响患者的家人吗?

多灶性运动神经病是后天获得性疾病，不是遗传病也不是传染病，不会影响到家人。

7. 这个病对患者今后生活有什么影响?

多灶性运动神经病的预后良好，大多数人始终能保持工作和独立生活的能力，一般呼吸肌不受累。由于起病大多数从手部开始，导致手部活动的不灵活，特别是一些精细的动作（包括使用筷子和解扣子）可以最早受到影响，严重者可以导致生活不便。

8. 为什么会得这个病?

多灶性运动神经病的病因及发病机制目前尚不清楚，其发病可能类似吉兰–巴雷综合征，在发病之前有空肠弯曲菌感染，但是没有得到广泛的证实。部分患者血清抗 GM_1 抗体滴度增高，经免疫治疗后抗体滴度下降及症状好转，提示与体液免疫有关。抗 GM_1 抗体与某种抗原结合后，阻断运动神经局部的钠离子通道，阻止远端运动神经传导。

9. 得了这个病应该到医院找哪个科室的医生诊治?

对疑似多灶性运动神经病的患者，建议到三级甲等医院神经内科就诊。神经传导的测定对诊断非常重要，特别是多灶性传导阻滞的证实必须经过神经传导的测定。就诊时也应考虑医院肌电图室的技术条件等。

（崔丽英　中国医学科学院北京协和医院神经科）

75　多种酰基辅酶 A 脱氢酶缺乏症

1. 什么是多种酰基辅酶 A 脱氢酶缺乏症?

多种酰基辅酶 A 脱氢酶缺乏症（multiple acyl-CoA dehydrogenase deficiency），又称戊二酸尿症Ⅱ型，是由电子转移黄素蛋白 A 或 B 亚单位或者电子转移黄素蛋白脱氢酶的基因突变导致的一种常染色体隐性遗传性脂肪代谢性疾病，也是最常见的遗传性脂肪代谢性疾病。该病可以从新生儿到成年的任何年龄发病，依据发病年龄分为新生儿型（重型）和迟发型（轻型）。

2. 这个病最常或最早会出现哪些异常? 这个病最常出现什么症状和体征?

新生儿型多种酰基辅酶 A 脱氢酶缺乏症患儿出生后全身松软，医学上称为软婴儿，孩子常常出现低血糖发作，出汗后散发着一股脚臭味，大夫查体可以发现肝大、全身肌张力低，少数患儿出现多囊肾、心肌病、面部畸形，血液检查可以发现代谢性酸中毒等。通常在新生儿早期不治而亡。

迟发型多种酰基辅酶 A 脱氢酶缺乏症一般在出生后数周到成年期的任何阶段发病，成年期发病多见。在婴幼儿发病的患者主要是表现为间歇性低血糖、高氨血症和代谢性酸中毒的症状，表现为反复出现昏迷。而青少年和成人发病的患者主要影响肌肉，主要表现为肢体无力和运动后易于疲劳，肌无力表现为上楼和蹲起困难，伴随抬头、吞咽费力等，有时出现肌肉疼痛，无力症状时好时坏，活动后易于疲劳表现为行走短距离后出现明显的疲乏或肌肉疼痛症状，休息后可以缓解。许多患者存在脂肪肝，个别患者伴随出现心肌病或脑损害表现，偶尔出现严重低血糖、代谢性酸中毒等危急情况。这些患者出现上述症状常常存在一些诱发因素，比如饥饿、过度劳累、腹泻等。

3. 有确诊的方法吗？怎样确诊？

临床上考虑到该病后，确诊多种酰基辅酶A脱氢酶缺乏症需要进行基因检测和血/尿有机酸代谢筛查。发作期尿有机酸分析显示戊二酸等多种有机酸浓度升高，或者血酯酰肉碱谱分析可见中、长链酯酰肉碱显著增高可以快速诊断该病，基因检查发现电子转移黄素蛋白A或B亚单位或者电子转移黄素蛋白脱氢酶的基因检测到致病突变可以确诊。

其他重要的辅助检查手段包括血肌酸激酶检测、肌电图检查、骨骼肌核磁共振检查以及肌肉活检等，主要用于迟发型患者，肌肉活检可以看到肌纤维内大量的脂肪增多。

4. 这个病能治疗吗？怎样治疗？

多种酰基辅酶A脱氢酶缺乏症对核黄素（即维生素 B_2）药物治疗具有明显效果，多数患者治疗后1～3个月运动能力可以恢复正常。

5. 得病后患者需要注意什么？

新生儿出现发作性昏迷伴随低血糖时，孩子家长和医生应当及时想到多种酰基辅酶A脱氢酶缺乏症，立即进行相关的血有机酸和血酯酰肉碱谱分析，以防延误诊断。无论哪种类型的患者，都需要注意避免饥饿、寒冷、感染、剧烈运动等诱发因素。应进食低脂肪、低蛋白、高碳水化合物的饮食。

在合并发生其他疾病需要手术、麻醉时，需谨记告知医生自身患有该病，避免麻醉相关风险以及诱发该病。另外在患者的随访中定期进行心电图、心脏超声、肝脏超声等检查。

6. 这个病会影响患者的家人吗?

多种酰基辅酶 A 脱氢酶缺乏症是常染色体隐性遗传性疾病，患者 25% 的同胞兄弟姐妹有发病风险。通常情况下患者的子女均为该病致病基因的携带者，并不会发病。由于携带该病致病基因的正常人比例可以高达 1%。如果患者的配偶也携带这个病的致病基因，子女仍有可能发病，但这种情况极其罕见。由于隐性遗传病具有隔代遗传的规律，其孙代依然有 25%的概率患病，需要进行家系成员的基因检查。

7. 这个病对患者今后生活有什么影响?

对于新生儿型患者如果不及时诊断和治疗，具有极高的死亡率。而对于晚发型的多种酰基辅酶 A 脱氢酶缺乏症，在出现肢体无力时可以严重影响日常生活，只要及时诊断经过一段时间的核黄素治疗后肌肉无力症状可以消失，而且极少复发，缓解期基本不影响患者的正常生活。

8. 为什么会得这个病?

多种酰基辅酶 A 脱氢酶缺乏症是由于电子转运黄素蛋白 A 或 B 亚单位或电子转运黄素蛋白脱氢酶的基因突变，导致细胞内脂肪酸、支链氨基酸和胆碱等物质代谢障碍，其中对能量依赖最大的骨骼肌损害最明显。

9. 得了这个病应该到医院找哪个科室的医生诊治?

新生儿型多种酰基辅酶 A 脱氢酶缺乏症出生后即出现严重的代谢症状，建议到儿科的新生儿专业找遗传代谢病专家。迟发型多种酰基辅酶 A

脱氢酶缺乏症患者可以找儿科和神经科的肌肉病专家或神经遗传代谢专家就诊。伴随心脏或肝脏损害的患者建议请相关科室的医生会诊。患者父母再次生育前，应到有条件的机构进行遗传咨询。母亲再次妊娠时，可在孕早期或中期到有产前诊断资质的医院产科就诊。

（王朝霞　金苏芹　北京大学第一医院神经内科）

76 多发性硬化

1. 什么是多发性硬化?

多发性硬化（multiple sclerosis）是常见的中枢神经系统炎性脱髓鞘疾病。其临床特点在于病情的缓解–复发（临床多次发病）和病灶的多部位性（中枢神经系统出现多个病灶），并可能具有遗传易感性，在外界环境影响和/或在炎症介导下可能诱发。多发性硬化多数在20～50岁（平均30岁）发病。欧美地区发病率为40/10万或更高，亚非地区发病率约为5/10万以下，我国尚缺乏流行病学资料。

2. 这个病最常或最早会出现哪些异常? 这个病最常出现什么症状和体征?

多发性硬化可分为急性或亚急性起病，首发症状也是多种多样，临床症状和体征无一定之规，具体到本病的症状体征主要取决于患者病变所累及的部位。

最常见的首发症状是一个或一个以上肢体的感觉异常和/或肢体无力；其次为视物模糊或视力下降；还有头颈痛、眩晕呕吐、复视、智能或情绪的改变等起病；此外，还有少见的以小便潴留、肢体抖动（共济）等起病。临床表现当出现下列症状时应高度重视多发性硬化的可能性：视力轻度下降；眼肌麻痹，特别是核间性眼肌麻痹；眼球震颤，可以是水平或旋转或垂直性；感觉障碍的不对称性或杂乱性；存在束带感、痛性肌痉挛；共济失调；Charcot 三联征（眼震/意向性震颤/吟诗样语言）；伴有括约肌功能障碍。

近年来发现 43%～72%的多发性硬化患者有认知障碍，且可出现在任何阶段甚至在多发性硬化早期（50%）。此外，还有相当部分患者可出现情感障碍，特别是抑郁状态的发生。有时认知障碍可能是多发性硬化的主要症状。

3. 有确诊的方法吗？怎样确诊？

根据多发性硬化诊断标准进行确诊，患者需行核磁共振（有无垂直于侧脑室的病灶）及脑脊液检测（如寡克隆区带 OB、IgG 指数、髓磷脂碱性蛋白 MBP 等），必要时需行脑活检术进行病理诊断。

4. 这个病能治疗吗？怎样治疗？

多发性硬化急性期首选糖皮质激素治疗。在糖皮质激素减量过程中若出现病情复发或加重，可再次使用冲击治疗。静脉注射免疫球蛋白对多发性硬化的总体疗效仍不明确，血浆置换对多发性硬化的疗效并不肯定。静脉注射免疫球蛋白及血浆置换一般不作为急性期的常规治疗，仅在急性重症多发性硬化患者或其他方法无效时作为备选治疗手段。在使用上述药物无效的情况下，可谨慎应用免疫抑制剂。

5. 得病后患者需要注意什么？

确诊的患者应定期到医院做下列检查以评估神经功能恢复及用药副作用程度，包括血常规检查，监测白/红细胞数、血小板；生化检查，评估肝肾功能、血脂情况；如有症状加重或出现新症状，行核磁平扫及增强扫描检测。

此外，多发性硬化患者应避免温泉、桑拿等高温环境（水温不超过38℃），避免不必要的疫苗接种、感冒、腹泻引起的感染等。服用激素期间需注意补钙、补钾、保护胃黏膜；服用免疫抑制剂患者需定期检查血常规和肝肾功能；平素建议服用 B 族维生素，加强营养支持，并保证高质量的睡眠。

6. 这个病会影响患者的家人吗?

研究表明，多发性硬化与基因密切相关，多发性硬化患者一级亲属的患病率较高。

7. 这个病对患者今后生活有什么影响?

部分多发性硬化患者可以完全好转，且不复发。但是多数患者容易反复发作，每次发病可残留一定的后遗症状，导致病情越来越重。遗留肢体无力的患者需进行一定的康复治疗。

在复发患者中往往因为恐惧及致残后的心理阴影造成患者抑郁、焦虑甚至性格改变，故应加强心理疏导，注意心理卫生。

8. 为什么会得这个病?

多发性硬化的病因迄今尚未明确，多数学者认为多发性硬化系一种自身免疫疾病。有研究发现遗传因素在多发性硬化中有一定作用，如多发性硬化患者一级亲属的患病率较高，种族及性别差异对发病的影响等。基因方面研究发现多发性硬化与染色体 6q21.1－21.3 上的 MHC 序列，即人类白细胞抗原（HLA）系统有关，其次，还与 T 细胞受体基因、免疫球蛋白重链基因、线粒体基因、髓鞘的结构基因等有关。大量病毒学研究提示多发性硬化发生与病毒感染有关，而且涉及到的病毒很广，如可能的有副黏病毒、疱疹病毒、麻疹病毒、EB 病毒、水痘病毒、风疹病毒等。从免疫机制上看以细胞免疫为主，如特异性 T 细胞的参与、黏附分子、不同细胞因子的参与，同时，体液免疫也起一定的作用，即存在抗少突胶质细胞糖蛋白（MOG）抗体、半乳糖脑苷酯抗体、MBP 抗体、髓鞘素结合糖蛋白抗体

(MAG)、含脂质蛋白抗体(PLP)等。

除了免疫因素外，地理环境、气候因素、性别不同也与多发性硬化发病率有一定关系。而且，还有一些促发因素，如普通感冒、发热、外伤(尤其是累及神经系统，如颈部及腰骶部损伤)、手术、接种疫苗、药物过敏、暴露于高温或低温环境中等。女性患者在妊娠期间不仅不影响复发，而且还可减少复发或减轻病情。

9. 得了这个病应该到医院找哪个科室的医生诊治?

对疑似多发性硬化的人，建议首先到神经内科找脱髓鞘病专家就诊。其他科室医生在初次接诊后应当把患者推荐给脱髓鞘病专家，以进一步明确诊断。

(戚晓昆　孙辰婧　中国人民解放军总医院第六医学中心神经内科)

77 多系统萎缩

1. 什么是多系统萎缩?

多系统萎缩（multiple system atrophy）是一组累及锥体外系、锥体系、小脑和自主神经系统的神经系统变性病，年发病率估计为 0.6/10 万，患病率为（1.9～4.9）/10 万。多在 50～60 岁隐袭起病，出现不同程度的自主神经功能障碍、帕金森综合征、小脑性共济失调和锥体束征等症状。目前分为两个亚型：多系统萎缩－帕金森型，旧称纹状体－黑质变性；多系统萎缩－小脑型，旧称橄榄体－脑桥－小脑萎缩。既往的自主神经功能障碍亚型，亦称 Shy－Drager 综合征，目前不再单独作为一个亚型。

2. 这个病最常或最早会出现哪些异常? 这个病最常出现什么症状和体征?

（1）自主神经功能障碍：见于 74%的患者，表现为体位性低血压，有卧位坐起或站起时头晕、乏力甚至晕厥；亦可出现平卧位高血压。伴随尿频、尿急、排尿困难或尿失禁等，还可出现便秘、汗少、皮温低、皮肤粗糙等。男性患者早期常出现勃起功能障碍。

（2）帕金森综合征样症状：见于 87%的患者，表现为肢体僵硬、动作慢、表情减少，翻身及行动困难，出现“慌张步态”。

（3）小脑症状：见于 54%的患者，出现言语不清、行走不稳等，查体可见眼震、意向性震颤、宽基底步态、跟膝胫试验不稳等体征。

（4）锥体束受累症状：见于 49%的患者，出现下肢无力、发僵，查体可发现肌张力增高、腱反射亢进、病理征阳性。假性球麻痹及疑核病变可导致强哭强笑、饮水呛咳、吞咽困难、打鼾、睡眠呼吸暂停、叹息样呼吸、喘鸣、声音嘶哑等。

（5）其他：早期可出现快速动眼期睡眠行为障碍，表现为睡眠中出现拳打脚踢、大喊大叫等不自主运动或异常行为。还可出现肌张力障碍、情绪低落、认知功能减退等。

3. 有确诊的方法吗？怎样确诊？

多系统萎缩的诊断主要依据四组临床特征：自主神经功能障碍、帕金森综合征样症状、小脑性共济失调和锥体束功能障碍。患者具有一组或多组临床特征，可临床诊断为多系统萎缩，并进一步分为多系统萎缩的帕金森型或小脑型。确诊多系统萎缩需经神经病理学检查证实在中枢神经系统的纹状体－黑质系统或橄榄－脑桥－小脑系统存在α－突触核蛋白阳性的少突胶质细胞包涵体及退行性病变。

在临床诊断过程中常用的辅助检查包括直立倾斜试验、肛门括约肌肌电图、皮肤交感反应、多导睡眠监测、头颅磁共振。核磁共振可发现壳核、脑桥、小脑萎缩，脑桥“十字征”及“壳核裂隙征”，具有很高的诊断价值。其他检查还有纤维喉镜检查、超声测定残余尿、尿流率检测，临床量表可评估患者的病情进展、情感和认知功能等。

4. 这个病能治疗吗？怎样治疗？

多系统萎缩尚无特效根治疗法，主要以对症治疗、改善生活质量为主。主要的药物治疗有：①帕金森综合征样症状：可以试用左旋多巴、多巴胺受体激动剂、单胺氧化酶抑制剂和儿茶酚氧位甲基转移酶抑制剂等，患者对治疗的反应通常较差。②直立性低血压：试用氟氢可的松和拟交感药物。③卧位高血压：可在睡前试用短效降压药。④膀胱功能障碍：可试用解痉药，包括托特罗定、丙哌维林、奥昔布宁等。⑤其他：针对肌张力障碍可试用肉毒素、左旋多巴、苯二氮䓬类、东莨菪碱等；针对快速眼动睡眠期行为障碍可试用氯硝西泮、佐匹克隆、褪黑素、普拉克索等；加巴喷丁、普瑞巴林可能改善小脑性共济失调；可使用通便药和胃肠动力药改善便秘症状。

康复治疗有助于改善运动障碍。如果出现吞咽困难，患者可能需要留置胃管或胃造瘘；出现尿潴留的患者可能需要留置尿管或膀胱造瘘；有呼吸困难的患者可能需要机械通气。

5. 得病后患者需要注意什么？

多系统萎缩患者的家人应帮助患者建立乐观生活的信心，在日常活动中加强看护，避免跌倒，帮助卧床患者做好卫生和护理。患者除了遵医嘱服药、定期随诊外，还可以改变一些生活方式来辅助改善症状。①直立性低血压患者：多饮水，适当的高盐饮食，避免过饱；坐起或站起时缓慢起身，站立时交叉双腿，穿弹力袜，避免在炎热环境中活动；睡眠时抬高床头。②便秘患者：多饮水，高纤饮食，适度活动等。

6. 这个病会影响患者的家人吗？

多系统萎缩为散发的神经系统变性病，不具有传染性，也尚未发现明确的遗传基因，不会影响患者的家人。

7. 这个病对患者今后生活有什么影响？

多数多系统萎缩患者预后不良，出现运动症状后 80%的患者在 5 年内卧床不起，平均病程为 8～9 年，只有 20%的患者生存期可超过 12 年。晚期卧床并发压疮、肺部感染、泌尿系感染、深静脉血栓等均可能危及生命。

8. 为什么会得这个病?

多系统萎缩病因不明，可能涉及环境因素和一些易感基因的共同作用。胶质细胞中α-突触核蛋白聚集形成包涵体是该病的特征性病理改变之一，在发病过程中起重要作用；神经元凋亡或酶代谢异常也与其发病有关。

9. 得了这个病应该到医院找哪个科室的医生诊治?

如果出现运动障碍，首先到神经内科就诊。但患者可能因排尿障碍首诊于泌尿外科，因直立性低血压就诊于心内科，因打鼾或喘鸣就诊于呼吸科、耳鼻喉科等。一旦考虑多系统萎缩，建议转到神经内科进行诊治。对多系统萎缩的管理常需要多学科协作，包括康复科、呼吸科、心内科、消化科等。

（王朝霞　冷颖琳　北京大学第一医院神经内科）

78 肌强直性营养不良

1. 什么是肌强直性营养不良？

肌强直性营养不良（myotonic dystrophy）又称强直性肌营养不良，是以双手僵直和无力为主要表现的遗传性肌肉病，在临床上统称为强直性肌营养不良。发病率为（8～10）/10 万，我国有 12 万～14 万患者。该病包括强直性肌营养不良蛋白激酶基因（*DMPK*）致病性变异导致的 1 型和细胞核酸结合蛋白基因（*CNBP*）致病性变异导致的 2 型，其中 1 型是成年人最常见的肌营养不良，2 型罕见。

2. 这个病最常或最早会出现哪些异常？这个病最常出现什么症状和体征？

强直性肌营养不良可以在任何年龄发病。其中 1 型强直性肌营养不良又包括严重的先天型、症状较轻的儿童发病型和成年发病型。先天型意味着出生后发病，成年发病型主要在 20～30 岁发病。2 型强直性肌营养不良的症状相对较轻，也称为近端肌强直肌病。

强直性肌营养不良最早出现并导致就医的症状是双手抓握无力和用力握拳不能马上松开，少数患者首先出现心脏病症状。许多患者还表现为脸型瘦长、眼睑下垂、抬头费力，这与面肌、上睑提肌、颞肌、胸锁乳突肌受损有关；手指伸握无力和发僵，与前臂、手部肌肉损害以及肌强直有关；足尖抬起和上勾困难，与小腿前部肌肉损害有关。强直性肌营养不良也可以影响到其他肌肉或器官，伴随脑损害导致许多患者在疾病早期出现智力下降和睡眠时间明显增加，内分泌的异常导致男性秃头，心脏病可以在疾病的任何阶段发生，白内障多在疾病中晚期出现。

3. 有确诊的方法吗？怎样确诊？

确诊强直性肌营养不良的金标准是基因检测。患者先做个肌电图检查确定存在肌强直以及肌源性损害，随后直接抽血进行相关基因动态突变检查，发现该病的致病基因 *DMPK* 基因的非编码区 CTG 三核苷酸串联重复异常扩增或 *CNBP* 基因第 1 内含子的 CCTG 四核苷酸串联重复异常扩增就可以确诊。

4. 这个病能治疗吗？怎样治疗？

至今没有治愈强直性肌营养不良的方法。但是加强对该病的专业性规范管理，用特殊量表进行评估，采取措施缓解患者因肌无力和肌强直引起的骨骼肌症状，减轻心、肺、眼、内分泌等伴发症状，改善生活质量是目前治疗该病的主要目标。

患者就诊后医生会制定综合性治理方案，包括患者足下垂使用足踝矫正器、颈部无力使用颈托、垂腕使用护腕、下肢严重无力用轮椅代步、心脏传导阻滞安装起搏器。出现中枢性或阻塞性睡眠呼吸暂停综合征患者给予无创呼吸机辅助通气。钠通道阻滞剂对肌肉强直症状有一定效果，但存在严重的心脏副作用，不宜常规使用。出现肌肉疼痛，可以给予三环类抗抑郁药物和非糖皮质激素类消炎药物。

5. 得病后患者需要注意什么？

确诊肌强直性营养不良的患者应定期到医院做下列检查以跟踪是否出现多系统损害，包括心电图检查，检测心脏传导功能；血糖检查，确定是否存在胰岛素抵抗；眼科检查，确定是否出现白内障；睡眠测试，确定是否存在睡眠障碍。

没有心肺功能障碍的患者可以进行中等强度的力量和有氧训练，促进肌肉和心肺功能，减轻废用性肌肉萎缩。需在活动中实时监测心率。肢体无力、视力下降和肌强直需要运动辅助以及康复治疗。

此外，患者应避免使用的药物包括阿米替林、地高辛、普鲁卡因酰胺、心得安和奎宁镇静剂。

6. 这个病会影响患者的家人吗?

强直性肌营养不良患者具有常染色体显性遗传规律，导致发病的基因多遗传自其父亲或母亲，也可以是自己的基因自发突变导致；患者生育的子女有 50%的可能仍然罹患此病，不分男性和女性。两种类型的强直性肌营养不良都可以出现下一代病情比上一代严重的情况。采取产前基因检查可以明确胎儿是否携带致病基因突变。

7. 这个病对患者今后生活有什么影响?

强直性肌营养不良患者由于双手活动无力和不灵活，给日常生活和工作带来麻烦。智力下降和睡眠增多也降低工作效率。由于性腺功能障碍，男女都存在生育能力下降。

强直性肌营养不良患者的平均寿命为 60 岁。约 30%的患者因为心脏病而死亡，主要是心源性猝死；另有 30%的患者因为肺部感染而死亡。其他死亡原因少见。

如果患者需要手术治疗，麻醉科应当注意该病潜在的麻醉风险。

8. 为什么会得这个病?

强直性肌营养不良 1 型属于三核苷酸重复病，由 *DMPK* 基因变异导致。人类 DNA 的一些区域存在胞嘧啶–胸腺嘧啶–鸟嘌呤三个核苷酸重复序列，正常人重复次数为 5～37 次；重复次数为 38～49 次为变异前状态，有一定风险生育患病的孩子；重复次数大于 50 次基本都要发病，重复次数越多，发病越早，病情越严重。强直性肌营养不良 2 型属于四核苷酸重复病，因 *CNBP* 基因的胞嘧啶－胞嘧啶－胸腺嘧啶－鸟苷四核苷酸的重复次数超过 75 次而发病。

两种肌病的肌肉病理改变都是肌纤维出现轻度肌病样改变和成组出现的快速收缩肌纤维萎缩，伴随大量核内移和肌纤维内肌浆块形成。

9. 得了这个病应该到医院找哪个科室的医生诊治？

对疑似强直性肌营养不良的患者，建议首先到神经内科找肌肉病专家就诊。其他科室医生在初次接诊后应当把患者推荐给肌肉病专家，以进一步明确诊断。确诊的患者无论何时出现心脏、呼吸、眼、内分泌等方面问题，或需要康复治疗，需要请相关科室医生会诊，共同解决问题。

（袁云　北京大学第一医院神经内科）

79 N-乙酰谷氨酸合成酶缺乏症

1. 什么是N-乙酰谷氨酸合成酶缺乏症?

N-乙酰谷氨酸合成酶缺乏症（N-acetylglutamate synthase deficiency）是由于编码N-乙酰谷氨酸合成酶的*NAGS*基因突变所致的一种非常罕见的常染色体隐性遗传病，又称为高氨血症Ⅲ型，引起尿素循环障碍，造成严重肝病及脑病。

2. 这个病最常或最早会出现哪些异常? 这个病最常出现什么症状和体征?

已知的大多数N-乙酰谷氨酸合成酶缺乏症患者在新生儿期发病，少数晚发型在成人期发病，临床表现多样，个体差异显著，疾病的严重程度与血氨水平、发病年龄、诊断治疗时机及合并症有关。新生儿期发病的患儿病情凶险，最常出现的异常是喂养困难、呕吐、嗜睡、呼吸急促、易激惹、惊厥、昏迷，最常见的体征是低体温、肝肿大、肌张力低下，严重脑病患者肌张力增高，角弓反张，最重要的化验异常是高氨血症和肝功能损害，严重者在新生儿期死亡。其他异常还有生长发育障碍、少尿、腹泻、惊厥、肌张力增高等。婴儿期和儿童期发病的患者症状相对较轻，表现更为多变，最常见的表现为智力、运动发育落后、肌张力低下、癫痫、精神行为异常、嗜睡、烦躁等，患者常有明显的偏食，厌食肉、蛋类等高蛋白。一些患儿因感染、发热使用退热剂、红霉素类药物后发生急性肝性脑病、Reye样综合征，引起重视。成人期发病的患者更缺乏特异性症状，常表现为慢性头痛、周期性恶心呕吐、厌食高蛋白食物、行为异常及精神错乱等，常因感染、饥饿、高蛋白饮食、外伤、手术、妊娠和分娩等应激刺激诱发急性高氨血症发作，一些患者因癫痫、精神分裂症、意识障碍、昏迷就诊，发现高氨血症。

3. 有确诊的方法吗？怎样确诊？

N－乙酰谷氨酸合成酶缺乏症可以通过血氨、血液氨基酸分析和基因分析确诊。血氨测定是发现 N－乙酰谷氨酸合成酶缺乏症最关键的线索，患者血氨不同程度升高，血瓜氨酸降低。患者常合并不同程度的肝损害及脑损害，可以通过血液转氨酶测定及脑磁共振检查进行评估。确诊需要依靠基因分析，如果患者 *NAGS* 等位基因存在纯合或复合杂合致病突变，则可以确诊 N－乙酰谷氨酸合成酶缺乏症。

4. 这个病能治疗吗？怎样治疗？

N－乙酰谷氨酸合成酶缺乏症可以通过低蛋白饮食、药物及肝移植治疗。对于病情稳定的患者，N－氨基甲酰谷氨酸盐有效，可以激活氨甲酰磷酸合成酶 1，使氨能顺利通过尿素循环合成尿素排出体外。精氨酸、瓜氨酸、苯甲酸、苯丁酸等药物有助于排氨。急性高氨血症的患者需要限制天然蛋白质，对症治疗，严重患者需要血液透析或血浆置换，快速排氨，以挽救生命，减少后遗症。如果饮食及药物控制不良，应考虑肝移植。早期诊断、早期治疗可有效改善预后。

5. 得病后患者需要注意什么？

N－乙酰谷氨酸合成酶缺乏症急性期可能导致死亡或脑病，慢性进行性损害可能导致智力、运动发育障碍和癫痫等，确诊后患者需要个体化干预，终身治疗。急性期应尽早到医院就诊，尽快排氨，纠正急性代谢危象，避免出现严重并发症。维持期的治疗以提高患者生活质量为目的，制定个体化的饮食及药物治疗管理方案，监测生长发育，避免感染、饥饿、高蛋白饮食、疲劳、药物、外伤等应激因素诱发高氨血症。N–乙酰谷氨酸合成酶缺乏症患者严禁饮酒，避免使用红霉素、阿司匹林、丙戊酸等损害肝的药物，以免加重病情，诱发急性高氨血症。

6. 这个病会影响患者的家人吗?

N–乙酰谷氨酸合成酶缺乏症符合常染色体隐性遗传规律，绝大多数患者发病的 *NAGS* 基因两个致病突变分别来自父母，极少数患者因新发突变导致疾病。父母都是无临床症状的致病基因携带者，父母再生育的子女有25%概率患病，不分男性和女性。*NAGS* 基因分析对患者同胞兄弟姐妹及其他家族成员的遗传咨询及健康指导十分重要。患者兄弟姐妹有 1/4 的概率患病，1/2 的概率为与父母相同的健康携带者，1/4 的概率不遗传来自父母的致病基因突变。在患者及其父母基因诊断明确的前提下，母亲再次妊娠时可以进行产前诊断，通过胎盘绒毛或羊水细胞 *NAGS* 基因分析对胎儿作出诊断。

7. 这个病对患者今后生活有什么影响?

如未及时明确诊断和治疗，N–乙酰谷氨酸合成酶缺乏症患者多遗留不同程度的后遗症，甚至导致死亡。感染、高蛋白饮食、疲劳、外伤、手术、怀孕等应激刺激可能会诱发本病急性发作，引起严重并发症。部分患者生长落后，智力、运动发育迟滞，肌张力增高，抽筋，行为异常等问题影响患者及其家庭生存质量。

8. 为什么会得这个病?

氨甲酰磷酸合成酶 1 是尿素循环过程中的限速酶，催化尿素循环过程中的第一步反应。由于 *NAGS* 基因突变，患者 N–乙酰谷氨酸合成酶活性部分或完全丧失，不能合成 N－乙酰谷氨酸，使得氨甲酰磷酸合成酶 1 无法激活，从而导致尿素循环障碍，血氨增高，引起脑损害及肝损害。

9. 得了这个病应该到医院找哪个科室的医生诊治？

对于疑似 N－乙酰谷氨酸合成酶缺乏症患者，建议到遗传代谢科或神经内科就诊。如果患者生长迟缓，智力、运动发育落后，癫痫，精神行为异常，需要综合治疗，对症干预。饮食或药物控制不良的患者可以到肝移植中心咨询，争取肝移植治疗。患者父母再次生育前，应到有条件的机构进行遗传咨询。母亲再次妊娠时，可在孕早期或中期到有产前诊断资质的医院产科就诊，争取胎儿诊断。

（杨艳玲　陈永兴　北京大学第一医院儿科）

80 新生儿糖尿病

1. 什么是新生儿糖尿病?

新生儿糖尿病（neonatal diabetes mellitus）是较为少见的一种特殊类型糖尿病，通常指出生后 6 月内发生的持续性的进展性的高血糖，并且需要治疗。国外报道发病率为 1/300000～1/400000。我国尚无相关统计数据。按照疾病转归的不同分为两大类：暂时性新生儿糖尿病和永久性新生儿糖尿病。暂时性新生儿糖尿病占 50%～60%，通常会在发病后数月至 1 年内缓解。永久性新生儿糖尿病较暂时性新生儿糖尿病少见，但往往病情较重，并且需要终身治疗。过去对该类糖尿病的病因认识不清，由于胰岛素治疗有效，因此在相当长时间内被视为 1 型糖尿病的早发类型。

2. 这个病最常或最早会出现哪些异常? 这个病最常出现什么症状和体征?

新生儿糖尿病男女均可发病，发病年龄从出生数天至数周。最早出现并导致就医的症状是不明原因多尿、喜喝水，常伴有喂养困难、体重不增甚至消瘦、轻至中度脱水、精神困倦等。部分患儿是在常规体检中发现血糖升高而被诊断，但延误诊断也可出现糖尿病酮症酸中毒症状，表现为呕吐、呼吸急促、精神萎靡，甚至昏迷，这是糖尿病病情严重的表现，需要紧急到医院进行救治。暂时性新生儿糖尿病大多数有宫内发育迟缓，表现为出生时体重落后。少数永久性新生儿糖尿病患儿会有运动发育落后，偶见抽搐。

3. 有确诊的方法吗？怎样确诊？

新生儿糖尿病的诊断方法与其他类型糖尿病一样，抽取年龄小于 6 个月龄新生儿血液进行血糖检测，如果两次不同时间空腹血糖≥7.0mmol/L或随机血糖（指餐后任意时间点血糖）≥11.1mmol/L，就可以确诊新生儿糖尿病。

大部分新生儿糖尿病是由于基因突变所致，并且不同的基因突变导致的新生儿糖尿病治疗及预后有所不同，因此还要进行染色体微阵列及基因突变检测以进一步明确病因诊断。

4. 这个病能治疗吗？怎样治疗？

胰岛素是治疗新生儿糖尿病的有效药物，有助于及时纠正代谢紊乱，使患儿获得较好的生长追赶，特别是对于出生时有宫内发育迟缓者。但目前胰岛素只能通过皮下注射或静脉注射被人体吸收，口服无效，并且应用的剂量需要根据患儿的进食量及血糖进行调整，因此治疗过程中必须监测血糖（如餐前、餐后及夜间血糖），根据血糖变化及时调整基础胰岛素用量及餐前胰岛素用量，预防低血糖发生。

大约 90%由 *KCNJll* 基因和 *ABCC8* 基因突变导致的新生儿糖尿病患儿应用口服磺脲类药物治疗比外源性胰岛素注射治疗血糖控制得更好。因此，诊断新生儿糖尿病的患儿需要尽早明确分子学病因诊断，如果存在上述两个致病基因突变，可试用磺脲类口服降糖药物替代胰岛素进行治疗。

5. 得病后患者需要注意什么？

新生儿或小婴儿进餐次数多，并且以液体食物为主，容易餐后高血糖，并且食欲不固定，应用胰岛素注射后进食过少又容易导致低血糖，因此注意每天需要多次监测血糖，并且做好记录，根据血糖变化及时调整胰岛素用量及进食量，预防低血糖发生。随年龄增长及饮食结构的变化，胰岛素治疗方案可能需要调整，需要定期到医院复诊，检查糖化血红蛋白、胰岛功能等。应用磺脲类口服降糖药物治疗的患儿应定期到医院做肝功能及血常规检查以监测是否出现肝脏损害或血细胞减少等以早期发现药物副作用。平时要注意预防感染，规律饮食，避免血糖波动过大。

6. 这个病会影响患者的家人吗？

大多数新生儿糖尿病是基因突变所致，属单基因遗传病，目前已经证实有 20 多种致病基因，多数为常染色体显性遗传，如 *KCNJ11*、*ABCC8* 或 *INS* 基因的杂合突变所致者。这类患儿的基因突变多为新发突变，父母是正常的，但患儿的下一代不分男女，每一胎有 50%的概率生下患此病的孩子；另一些为常染色体隐性遗传，如 *GCK* 基因突变所致者，患儿父母是此病的携带者，他们每生育一胎有 25%的概率生下患此病的孩子。因此明确基因诊断有助于对新生儿糖尿病患儿家庭进行遗传咨询。但至今仍有大约 20%的患儿病因尚未明确。

7. 这个病对患者今后生活有什么影响？

暂时性新生儿糖尿病经过治疗，绝大多数一年内缓解，停用药物血糖维持正常，但约半数以上的患儿会在儿童晚期或者青春期再次出现血糖升高，也就是糖尿病复发，需要重新开始治疗。永久性新生儿糖尿病需要长期应用胰岛素或磺脲类口服降糖药物治疗，同时要配合饮食、运动以及血糖监测，如果长期血糖控制不佳，也会出现糖尿病相关的大血管及微血管并发症。

8. 为什么会得这个病？

新生儿糖尿病是由于先天性胰腺发育不良或胰腺的胰岛 B 细胞功能缺

陷而不能分泌足够的胰岛素，机体血糖就不能进入细胞进行代谢，从而导致血糖升高及代谢紊乱。目前有 20 多个与胰腺发育、胰岛 B 细胞分泌胰岛素功能相关的基因突变被证实与新生儿糖尿病的发病有关。暂时性新生儿糖尿病最常见的原因是染色体 6q24 印迹区的异常，导致 2 个印迹基因（*ZAC* 和 *HYMAI*）的过度表达，从而导致胰腺发育不良。*KCNJ11* 和 *ABC8* 基因的杂合突变会使机体摄入葡萄糖时，胰岛素不能相应地分泌，是导致永久性新生儿糖尿病的主要原因。

9. 得了这个病应该到医院找哪个科室的医生诊治？

新生儿糖尿病的治疗涉及胰岛素注射或者特殊口服降糖药物治疗、饮食、血糖监测等多个方面，有发生低血糖的风险，建议到专门设有儿童内分泌科的医院就诊，进行专业的诊治。

（刘丽　李秀珍　广州市妇女儿童医疗中心遗传与内分泌科）

81 视神经脊髓炎

1. 什么是视神经脊髓炎?

视神经脊髓炎（neuromyelitis optic，NMO）是一种主要累及视神经和脊髓的中枢神经系统炎性脱髓鞘病，又称 Devic 病。长期以来一直认为视神经脊髓炎是多发性硬化的一个亚型，但诸多证据表明它具有很多与多发性硬化不同的临床、影像、免疫及病理表现，目前认为视神经脊髓炎是一个独立的疾病。亚洲视神经脊髓炎的发病率明显高于欧美国家。视神经脊髓炎谱系疾病的全球每年发病率为（0.5～5）/10 万人，平均发病年龄为 40 岁，比多发性硬化晚 10 岁，女性发病率可达男性的 10 倍，非白种人尤其是亚洲人群更为易感。

2. 这个病最常或最早会出现哪些异常? 这个病最常出现什么症状和体征?

视神经脊髓炎谱系疾病早期的临床表现是身体节段性皮肤瘙痒，很容易被患者和临床医师所忽视。视神经脊髓炎的主要表现是视神经炎导致的视力显著下降和脊髓炎导致的下肢瘫痪。视神经脊髓炎谱系疾病的视神经炎首次发作达到高峰时，约 40%的患者几近失明，大多数患者治疗后视力有改善，尤其是首次发病的患者，可为单侧或者双侧眼受累，少数患者双侧视神经炎同时发生，伴或不伴有球后疼痛。体检可以发现有不同形式的视野缺损。复发的视神经炎常会遗留一定的视力损伤。典型急性脊髓炎出现脊髓完全横断损害，表现为双侧下肢瘫痪，伴随下肢的感觉障碍和大、小便障碍。有的可出现上升性脊髓麻痹的表现，从数小时至数天内出现上肢无力和感觉障碍表现。

视神经脊髓炎除视神经和脊髓损害表现外，部分患者还有顽固性呃逆、恶心、呕吐等表现，提示病变影响了患者连接大脑和脊髓的脑干部位，这些症状容易被误诊为消化科疾病。少数患者还可有眩晕、面部麻木、眼震和头痛等。极少数视神经脊髓炎谱系疾病患者还可以出现眼外肌麻痹、癫痫、共济失调、构音障碍、脑病、自主神经功能紊乱、周围神经病。

3. 有确诊的方法吗？怎样确诊？

患者出现视神经脊髓炎谱系疾病的临床表现，通过进行视神经、脊髓和大脑的核磁共振检查，并抽取血、脑脊液进行检测与视神经脊髓炎相关的抗体就可以明确诊断。

4. 这个病能治疗吗？怎样治疗？

视神经脊髓炎谱系疾病急性期治疗方法主要包括糖皮质激素治疗、血浆置换、静脉点滴人丙种球蛋白等。糖皮质激素治疗的原则是大剂量冲击、缓慢阶梯递减、小剂量长期维持。在临床实践中需注意有的患者依从性差，可能会擅自突然停药、不按规范减量，增加复发风险。

视神经脊髓炎谱系疾病出现复发病程的患者百分比分别是：1 年 55%，3 年 78%，5 年 90%。缓解期采取免疫抑制剂序贯治疗，一线药物包括吗替麦考酚酯、硫唑嘌呤、利妥昔单抗等，二线药物包括环磷酰胺、米托蒽醌等，但免疫抑制剂对少数患者有骨髓抑制及心肌毒性等副作用，有的患者可能出现不耐受表现。

5. 得病后患者需要注意什么？

确诊的患者应定期到医院做检查以评估神经功能恢复及用药副作用程度，包括血常规检查，监测白/红细胞数、血小板；生化检查，评估肝肾功、血脂情况；骨密度检测评估激素使用后骨质疏松情况，预防股骨头坏死；如有症状加重或出现新症状，行核磁共振平扫及增强扫描检测。

此外，视神经脊髓炎谱系疾病患者应避免高温（如桑拿、温泉、水温高于 38℃的热水澡）、劳累、感冒、寒冷等。服用糖皮质激素期间需注意补钙、补钾、保护胃黏膜；平素建议服用 B 族维生素，加强营养，保证高质量的睡眠。

6. 这个病会影响患者的家人吗?

视神经脊髓炎是一种获得性疾病，并不遗传。家族性视神经脊髓炎病例罕见，在所有确诊视神经脊髓炎中少于 3%。人白细胞抗原 DPB1*0501（亚洲人群）及 DRB1*0301（高加索人群）与视神经脊髓炎易感性相关。这说明遗传因素在视神经脊髓炎发病中有一定作用。

7. 这个病对患者今后生活有什么影响?

视神经脊髓炎谱系疾病半数以上复发患者至少一眼永久遗留有严重的视力损害，或者发病后 5 年内因截瘫或单瘫导致无法行走。这些表现都对患者的日常生活和工作造成影响，严重患者造成残疾。患者容易因复发的恐惧心理及致残后心理阴影造成情绪低落、焦虑甚至性格的改变，应加强心理疏导，注重心理卫生。

8. 为什么会得这个病?

视神经脊髓炎的病因尚不清楚。水通道蛋白 4 是中枢神经系统主要的水通道蛋白，位于星形胶质细胞的足突上，特别是脊髓和视神经部位的星形胶质细胞，这种细胞在神经细胞和毛细血管之间形成联系。因外伤、过分素食、不健康的减肥等应激情况引起免疫系统功能失调，造成水通道蛋白 4 的暴露而引起自身免疫反应，人体对该蛋白产生抗体导致发病，出现视神经及脊髓的损害。

9. 得了这个病应该到医院找哪个科室的医生诊治?

对疑似视神经脊髓炎谱系疾病的人，建议首先到神经内科找脱髓鞘病专家就诊。若本病的首发症状如为瘙痒或呃逆、呕吐，极易被忽视或者误导患者前往皮肤科或消化内科就诊。其他科室接诊医生无法明确症状病因时，应当把患者推荐给神经内科的脱髓鞘病专家，进一步明确诊断。

（戚晓昆　孙辰婧　中国人民解放军总医院第六医学中心神经内科）

82 尼曼匹克病

1. 什么是尼曼匹克病?

尼曼匹克病（Niemann－Pick disease，NPD）是由于溶酶体中的酸性鞘磷脂酶或胆固醇转运蛋白缺陷造成鞘磷脂贮积的罕见代谢病，属于常染色体隐性遗传病的溶酶体贮积症。其中尼曼匹克 A、B 型总体患病率约 0.4 / 10 万，尼曼匹克 C 型患病率为 0.67 / 10 万。

2. 这个病最常或最早会出现哪些异常? 这个病最常出现什么症状和体征?

尼曼匹克病最常见的症状是腹部膨隆，肝脾肿大，各个年龄均可因发现脾大而被诊断。有些患儿发病可早至新生儿期，生后即可发现肝脾肿大，新生儿黄疸加重。轻型患者可在成人期发现脾大。脾脏增大引起脾脏功能亢进导致全血细胞减少，患者可出现贫血、血小板和白细胞减少。肺部脂质浸润也常发生，患儿常出现呼吸道感染，严重者出现呼吸费力、气促等缺氧症状。儿童患者常出现生长障碍，身材矮小。

尼曼匹克病 A 型又称神经型，发病早，患儿神经系统症状重，主要表现为肌张力减低，智力、运动发育迟缓，有些患儿 6～12 个月内发育基本正常或接近正常，但之后出现明显倒退，A 型病情进展迅速，最终呈痉挛强直状态，对外界刺激无反应。尼曼匹克病 B 型又称肝脾型，一般无神经系统症状。有些患儿神经症状在两岁后出现，如锥体束征、小脑共济失调、智力倒退等，病情进展相对较慢，称为中间型。半数 A 型患儿和部分 B 型患儿眼底可见到樱桃红斑或灰色斑点。

尼曼匹克病 C 型临床表现多样，神经精神症状重，分为婴儿型、青少年型和成人型。婴儿型起病早，通常在出生前或新生儿至 2 岁间起病，可表现为胎儿水肿、腹腔积液、肝脾大、胆汁淤积症、呼吸衰竭、肌张力低下、听力减退、构音困难、吞咽障碍、癫痫发作等。青少年型 6～15 岁起病，成人型 15 岁后发病，多数患者最先出现眼球垂直活动障碍，这是神经系统受累最早出现的表现，以往智力、运动发育正常的孩子出现学习、交流和表达及运动能力明显倒退，出现学习和行为障碍、共济失调、听力减退、构音困难、吞咽障碍、癫痫发作、猝倒、痴呆等。成人型患者脾肿大少见。

3. 有确诊的方法吗？怎样确诊？

尼曼匹克病 A、B 型确诊的金标准为检测患者白细胞或培养的皮肤成纤维细胞中鞘磷脂酶活性，患者酶活性明显降低。*SMPD1* 基因突变检测发现患者存在两个分别来自父母的致病突变也可确诊。基因诊断不能完全替代酶学检测。

尼曼匹克病 C 型患者的确诊需进行 *NPC1* 基因和 *NPC2* 基因检测，如果能检测到其中一个基因的两个等位基因上均存在致病突变可以确诊。成纤维细胞 Filipin 染色阳性也可作为确诊依据。

患者的骨髓、肝脏、脾脏、肺及淋巴结活检，光镜下可见富含脂质的巨噬细胞，又称“泡沫样细胞”，可提示诊断，但不能作为确诊依据。另外实验室化验还可检出血细胞减少、转氨酶升高、高密度脂蛋白胆固醇降低、血浆壳三糖酶升高等。

4. 这个病能治疗吗？怎样治疗？

目前尼曼匹克病尚无特效治疗，酶替代治疗仍在临床试验阶段，只能对症治疗，如积极抗感染治疗肺部疾病，改善营养状况，抗癫痫治疗等。

巨脾造成严重脾脏功能亢进血小板减少，重度贫血的患者可考虑做脾脏切除或部分切除手术以改善贫血和血小板减少，但有加重肺部病变的可能。骨髓移植或造血干细胞移植对C型无效，对A型和B型能使患者肝脾缩小、脾功能亢进得到改善，但对神经系统损伤的改善作用欠佳。对严重肝功能受损的患者，肝脏移植可以改善肝功能，对神经系统症状无改善。

小分子药物的底物减少疗法能缓解C型患者的部分症状，延缓病情进展。

5. 得病后患者需要注意什么?

尼曼匹克病患者确诊后需进行综合评估，以便及时对症治疗，如呼吸道状况，呼吸功能；肝脾肿大和肝功能及血常规的检测；神经系统评估，脑电图、头颅MRI检查；听力、眼底检查；认知功能评价等。

6. 这个病会影响患者的家人吗?

尼曼匹克病是常染色体隐性遗传病，父母均为无症状携带者，但患儿母亲再次妊娠时，胎儿受累风险为25%，与性别无关，因此需做产前诊断，避免再次生育相同疾病患儿。

7. 这个病对患者今后生活有什么影响?

尼曼匹克病是严重的高度致死致残性疾病，重型患儿病情进展迅速，大多在2～4岁死亡。B型患者多在20岁左右死亡。部分轻型患者可有接近正常的寿命。

8. 为什么会得这个病?

SMPD1 基因突变导致溶酶体中的酸性鞘磷脂酶活性缺陷，或 *NPC1*、*NPC2* 基因缺陷导致胆固醇转运蛋白缺陷分别造成鞘磷脂或游离胆固醇的

堆积，它们在单核巨噬细胞系统和脑组织内的贮积能引起相应组织器官产生病变。

9. 得了这个病应该到医院找哪个科室的医生诊治?

尼曼匹克病是罕见病，患儿确诊后建议到有诊治经验的医生（多为儿科或血液科医生）处就诊，进行综合评估，再由其联系相关专科医生根据病情对症治疗。

（孟岩　中国人民解放军总医院儿科）

83 非综合征性耳聋

1. 什么是非综合征性耳聋?

非综合征性耳聋（non－syndromic hearing loss，NSHL）中文常称作非综合征性聋，因此下面本节内容都称为非综合征性聋。它是一组仅表现为听力损害，可伴有前庭功能损害，不伴有其他组织器官损害的症状和体征的单基因遗传性疾病。由于非综合征性聋相关基因较多，目前已发现至少120 种，不同种类基因的突变导致的听力损失表型存在差异，甚至听力损失性质不同，因此称其为一组遗传性疾病。非综合征性聋是最常见的先天性感音神经性听力损失，约占遗传性耳聋的 70%，发病率约为 3.5/万。中国人群中耳聋相关基因突变携带率约为 4.6%，常见耳聋相关基因为 *GJB2*、*SLC26A4*、*mtDNA 12S rRNA* 等。

2. 这个病最常或最早会出现哪些异常？这个病最常出现什么症状和体征?

非综合征性聋主要表现为双侧听力下降，由于导致非综合征性聋的相关基因至少 120 个，每种基因导致的临床表现可存在差异。从听力下降发生的时间和形式看，可以是先天性，即出生时就有听力下降，如 *GJB2*、*TMC1*、*CDH23*、*MYO6* 等基因突变导致的听力下降；也可以是后天迟发性，即出生时听力正常，出生以后直到中年出现听力逐渐下降，如 *KCNQ4*、*WFS1*、*COCH*、*EYA4*、*MYO7A* 等基因突变导致的听力下降；*SLC26A4* 基因突变导致的大前庭水管综合征既可以出现先天性听力下降，也可以出现后天迟发性听力下降，还会出现波动性听力下降；*COCH* 基因突变导致听力下降还会以突聋的形式发生。双侧听力下降既可以是语前聋，即语言发育之前听力下降，也可以是语后聋，即语言发育以后出现听力下降。从听力下降的程度看，不同基因导致的听力下降程度也不一样，多数先天性听力下降程度较重，表现为重度、极重度听力下降，少数表现为轻、中度听力下降；后天迟发性听力下降多数可进展为重度、极重度，少数为轻中度。从听力下降的频率上（即听力曲线），既可仅表现为低频听力下降，也可表现为中高频听力下降或全频听力下降。从听力下降的性质看，绝大多数患者表现为感音神经性听力下降，*OTOF*、*SLC17A8*、*DIAPH3*、*PJVK*、*AIFM1*等基因导致的听力下降表现为听神经病，即言语识别率下降与纯音测听不成比例。*COCH*、*SLC26A4* 等基因突变除听力下降表现外，同时可能伴有眩晕发作，前庭功能检查有异常。

值得注意的是，许多基因突变导致的听力下降表现也很复杂、多变，如 *GJB2*、*SLC26A4*、*OTOF* 等基因既可引起先天性听力下降，也可以引起后天迟发性听力下降。有些基因如 *MYO7A*、*SLC26A4*、*CDH23*、*WFS1* 等除了能引起非综合征性聋，也可以导致综合征性聋。

由于先天性听力下降或者婴幼儿期听力下降不及时干预会影响语言发育，因此最常见的表现还有语言发育障碍，即聋哑症。

3. 有确诊的方法吗？怎样确诊？

确诊非综合征性聋，一方面通过听力学检测诊断为感音神经性听力下降或者听神经病，另一方面通过基因检测，诊断致病基因突变。患者可以通过听力学检查诊断为听力下降，同时通过直接抽血进行基因检测，发现相关的致病基因突变。随着我国法规规定新生儿普遍听力筛查的开展，新生儿的先天性非综合征性聋能够早期发现，并进行早期诊断。新生儿耳聋基因筛查有助于发现非综合征性聋患者或耳聋基因携带者。尽管与非综合征性聋相关的基因至少有 120 种，但是目前发现 *GJB2* 基因、*SLC26A4* 基

因和 *mtDNA1555A－G*、*mtDNA1494C－T* 是发病率和携带率较高的热点基因或突变。新生儿耳聋基因筛查有积极意义。

4. 这个病能治疗吗？怎样治疗？

由于非综合征性聋是由基因突变导致的遗传性疾病，绝大多数致病基因是目前无法替代治疗的结构或功能蛋白编码基因，因此至今没有治愈非综合征性聋的方法，仅个别致病基因是编码蛋白酶的基因，可通过替代酶底物来治疗。目前对于该病的干预主要是改善听力，可以通过助听器（主要针对轻中度听力下降和部分重度听力下降）或人工耳蜗（主要针对重度、极重度听力下降）来改善听力。人工耳蜗技术是通过手术将人工耳蜗植入到患者的耳蜗内替代无功能的耳蜗，通过电刺激达到获得听觉功能，是目前解决绝大多数重度、极重度非综合征性聋（其病变部位位于耳蜗）最有效的手段。听神经病是一种特殊类型的非综合征性聋，因其病变部位位于耳蜗内毛细胞、螺旋神经节细胞及以后的听觉神经通路，无论是助听器还是人工耳蜗改善听力，效果不确定，基因检测对部分听神经病患者人工耳蜗干预后效果有预估作用。

5. 得病后患者需要注意什么？

新生儿、婴幼儿确诊为非综合征性聋后，应积极早干预、早康复。干预康复不及时，将导致婴幼儿语言发育障碍。一部分非综合征性聋的婴幼儿听力会出现波动或进展性下降，因此要定期复诊，一般 3 岁以下，3～6 个月复诊一次，进行听力综合评估；3～6 岁，应 6～12 个月复诊一次。学龄儿童和青少年也应每年进行一次听力评估。成人发现听力下降，应进行听力检查，发现听力下降应及时干预。

SLC26A4 基因突变导致的大前庭水管综合征，如果出生后听力正常或有残余听力，应避免外伤或感冒发烧，以免颅压升高导致听力波动性下降。

噪声敏感性 *CDH23* 基因突变患者应避免接触噪声，温度敏感性 *OTOF* 基因突变患者应避免发热导致听力下降。此外，对于携带氨基糖苷类抗生素易感基因 *mtDNA1555A-G*、*mtDNA1494C-T* 突变的个体，出生时听力正常，应避免使用氨基糖苷类抗生素，以免发生“一针致聋”的情况。

6. 这个病会影响患者的家人吗？

非综合征性聋是典型的单基因遗传病，目前所有的疾病遗传方式在非综合征性聋中均有表现，包括常染色体显性遗传、常染色体隐性遗传、X 连锁显性遗传、X 连锁隐性遗传、线粒体母系遗传和表观遗传等。因此该病既可以是散发，也可以呈现家族聚集。少数基因可以自发突变。同一基因不同突变可能遗传方式不同，显性或隐性。患者生育后代罹患该病风险依据遗传方式不同而不同。由于同证婚配在非综合征性聋中很常见，再加上少数基因突变导致的非综合征性聋存在外显不全现象，给该病的基因诊断与遗传咨询带来很大困难，常会出现一个患者携带多个致病基因突变的现象。

7. 这个病对患者今后生活有什么影响？

非综合征性聋患者如果为双侧先天性听力损失，轻者导致新生儿及婴幼儿语言发育差，吐字不清，词汇量少，交流有困难；严重者语言无发育，形成聋哑。如果语言发育后出现听力损失（后天性听力损失），导致交流困难。长期严重的听力下降不及时干预会出现语言功能退化和中枢听觉皮层的重组，老年人长期听力下降不干预，其老年性痴呆症发病率明显上升。

8. 为什么会得这个病？

非综合征性聋是一种遗传性疾病。患者从父母亲本遗传到致聋基因遗传物质而发病。导致听力下降的相关基因至少有 120 种，包括编码结构蛋白基因、离子通道蛋白基因、小分子通道蛋白基因、细胞活动蛋白基因、代谢酶类基因、细胞外基质蛋白基因、DNA 转录调节蛋白等，影响到耳蜗毛细胞、支持细胞、血管纹细胞、室管膜细胞或螺旋神经节细胞等多种细胞结构和/或功能，最终导致耳蜗对声音的感知能力下降或丧失、或者神经传导能力下降或丧失，表现为听力下降。

9. 得了这个病应该到医院找哪个科室的医生诊治？

对于先天性听力下降或不明原因的后天进展性听力下降的人，建议到耳鼻咽喉头颈外科找耳科或听力学专家就诊。听力检测人员初步问诊后应当把患者推荐给耳科或听力学专家，进一步明确诊断。助听器验配师或听力语言康复人员接诊后也应当推荐给耳科或听力学专家。

（刘玉和　北京大学第一医院耳鼻咽喉头颈外科）

84 Noonan 综合征

1. 什么是 Noonan 综合征?

Noonan 综合征（Noonan syndrome，简称 NS），又称 Noonan－Ehmke 综合征、Turner 男性表型、Ullrich－Noonan 综合征、Bonnevie－Ullrich 综合征、女性假 Turner 综合征、男性 Turner 综合征、假性 Turner 综合征、小儿先天性侏儒痴呆综合征、翼状颈综合征等。Noonan 综合征是一类常染色体显性遗传病，主要临床表现为特殊面容、先天性心脏病、身材矮小、发育迟缓和学习障碍等，发病与丝裂原活化蛋白激酶信号通路（RAS－MAPK）中 *PTPN11*、*KRAS*、*SOS1* 和 *SOS1* 等 10 余个基因的突变有关。发病率为 1/1000～1/2500 活产新生儿，男女均可发病，可散发，也可为家族发病。

2. 这个病最常或最早会出现哪些异常？这个病最常出现什么症状和体征?

Noonan 综合征患者临床表型复杂，可累及多系统。主要临床表现为特殊面容、先天性心脏病、身材矮小、发育迟缓和学习障碍等。特殊面容主要见于婴幼儿，往往随年龄增长越来越不典型。婴幼儿期的表现为前额大、高腭弓、眼距宽、上睑下垂、短鼻、鼻根宽、鼻尖饱满、上唇饱满呈噘嘴样、小下颌、短颈、后发际低；儿童到青春期表现为倒三角脸型、头发卷曲、前额宽、颈蹼、小下颌；成人期表现为前额发际线高、倒三角脸型、面部皱纹明显、鼻唇沟明显。各年龄段均可伴蓝绿色或淡蓝色巩膜、耳位低、耳轮后旋或增厚。

80%以上的 Noonan 综合征患者合并心脏病，包括肺动脉瓣狭窄（50%～60%）、肥厚型心肌病（20%）、房间隔缺损（6%～10%）。

50%～70%的 Noonan 综合征患者伴有矮身材，但也有身高正常的。现已有 Noonan 综合征患者特有的生长曲线，患儿出生体格大多是正常的，出生后逐渐出现衰减性生长，可降至第 3 百分位以下。Noonan 综合征患儿的青春发育常常延迟。80%男性伴隐睾，部分存在生育障碍；女性生育能力多正常。

患者可有语言、运动发育迟缓。其他症状还可有学习障碍、视力和听力障碍、肌力低下、反复抽搐、周围性神经病变等。大多数 Noonan 综合征患者智力在正常范围，智商（IQ）较无患病的家庭成员平均低 10 分左右，与正常人群相比低 1 个标准差。10%～40%的 Noonan 综合征患儿需要特殊教育。

Noonan 综合征患者异常出血的发生率为 30%～65%，症状多数较轻，如皮肤瘀斑、鼻衄、月经过多，但患者如需手术则注意出血的风险。约 50%患者可伴有脾大（可仅表现在超声检查中），也可同时伴肝大。

大部分 Noonan 综合征婴儿有喂养困难（约 75%）。泌尿系畸形发生率为 10%～11%，如肾盂扩张、孤立肾、肾重复畸形等；也可出现口腔、耳、眼、骨骼或皮肤组织等异常，表现为高腭弓、咬合不正、听力障碍（低频、高频听阈听力缺失，部分内耳结构异常）、斜视、弱视、屈光不正、鸡胸、漏斗胸、脊柱侧凸、指甲营养不良、毛囊角化等。

3. 有确诊的方法吗？怎样确诊？

对 Noonan 综合征的诊断主要依靠临床，最常用的是荷兰学者 Van der Burg 等于 1994 年提出的诊断标准，其主要条件为：①典型的面容特征；②肺动脉瓣狭窄、肥厚型心肌病和/或 Noonan 综合征典型的心电图改变；③身高小于同性别同年龄的第 3 百分位；④鸡胸或漏斗胸；⑤一级亲属确诊 Noonan 综合征；⑥以下各条同时存在：智力落后、隐睾和淋巴管发育不良。次要条件：①面部特征提示 Noonan 综合征；②其他心脏缺陷；③身高小于同性别同年龄的第 10 百分位；④胸廓宽；⑤一级亲属拟诊 Noonan 综合征；⑥存在以下各条其中之一：智力落后、隐睾和淋巴管发育不良。

如患者面容特征典型，则只需达到 2～6 中 1 条主要条件或 2～6 中 2 条次要条件。如患者面容特征仅提示 Noonan 综合征，则需达到 2～6 中 2 条主要条件或 2～6 中 3 条次要条件。目前已确定 10 余种 Noonan 综合征致病基因（*PTPN 11* 基因突变最常见），但仅能解释 60%～70%临床诊断 Noonan 综合征患者。采血进行基因检测，其阳性结果可以帮助确诊，但阴性结果不能排除诊断。

4. 这个病能治疗吗？怎样治疗？

对 Noonan 综合征以对症治疗为主。如有先天性心脏病治疗同其他先天性心脏病人群。重组人生长激素（rhGH）治疗 Noonan 综合征患者可加快生长速度，但个体差异大，*PTPN 11* 突变者治疗反应低于无此突变的患者。安全性方面未有明显不良反应的报道。对于青春发育延迟的患者，即男童超过 14 岁，女童超过 13 岁仍未出现第二性征者，在衡量适时发育和身高潜力后可考虑性激素诱导。精神发育迟滞的需早期干预，并行个体化治疗。凝血异常疾病需由血液科医生处理。

5. 得病后患者需要注意什么？

Noonan 综合征临床诊断后需进行智力、视力、听力、生长发育、肾脏、凝血功能、脊柱、肋骨及心脏等多系统的评估，以利于及时予以智力引导、重组人生长激素治疗、先天性心脏病的外科手术等相应的治疗。一旦有异常，需进行定期监测，如患儿存在肾脏集合系统发育异常，则需定期行尿液等检查。

6. 这个病会影响患者的家人吗？

Noonan 综合征为常染色体显性遗传。Noonan 综合征新发突变率较高，30%～75%患者父母有受累。患者的兄弟姐妹的患病率，取决于患者父母的基因状态。如果父母有 Noonan 综合征症状或致病性基因，患者兄弟姐妹有 50%的患病概率；如果父母未受累或父母未发现致病基因，患者的兄弟姐妹发病率＜1%，但仍高于普通人群。患者的子女有 50%的患病概率。

7. 这个病对患者今后生活有什么影响？

Noonan 综合征的远期预后和生活质量与受累系统多少及严重程度相关，主要和先天性心脏病的严重程度相关。有研究显示，Noonan 综合征患者的死亡风险为普通人群的 3 倍。尽早发现、诊断该病，并针对各系统脏器受累情况进行评估，给予早期干预及治疗，有助于改善预后。

8. 为什么会得这个病？

Noonan 综合征发病与丝裂原活化蛋白激酶信号传导通路（RAS–mitogen–activated protein kinase，RAS–MAPK）的信号上调相关。该通路存在于大多数细胞内，将生长因子、激素等细胞外信号转导至细胞内，促进细胞的增殖、分化、代谢等。现已明确 RAS–MAPK 信号通路的 *PTPN11*、*SOS1*、*RAF1*、*BRAF*、*KRAS*、*NRAS*、*SHOC2* 和 *CBL* 等基因突变，导致 RAS–MAPK 信号通路异常，进而引起一系列生长因子和细胞因子的信号转导异常，如生长激素（GH）、类胰岛素生长因子（IGF）和成纤维细胞生长因子（FGF）等，从而导致 Noonan 综合征患儿生长迟缓和骨骼异常等多种临床表现。

9. 得了这个病应该到医院找哪个科室的医生诊治?

因 Noonan 综合征为多系统受累，故应多科室联合就诊。如先天性心脏病，就诊心血管内科或心脏外科；身材矮小或青春发育延迟，就诊内分泌科；抽搐等神经病变，就诊神经内科；凝血功能异常就诊血液科。

（邹朝春　戴阳丽　浙江大学医学院附属儿童医院内分泌科）

85 鸟氨酸氨甲酰基转移酶缺乏症

1. 什么是鸟氨酸氨甲酰基转移酶缺乏症?

鸟氨酸氨甲酰基转移酶（ornithine transcarbamylase）缺乏症是一种鸟氨酸氨甲酰基转移酶基因变异导致的性连锁遗传性氨基酸代谢病，是先天性尿素循环障碍中最常见类型，又称高氨血症 2 型。由于鸟氨酸氨甲酰基转移酶基因突变导致肝脏鸟氨酸氨甲酰基转移酶缺乏，氨在体内蓄积，引起脑病、肝病及多脏器损害。鸟氨酸氨甲酰基转移酶缺乏症患者个体差异显著，男女均可患病，临床表现轻重不一，可以在新生儿至成年发病，急缓不同，多于婴幼儿及儿童早期出现异常。

2. 这个病最常或最早会出现哪些异常? 这个病最常出现什么症状和体征?

早发型男性患者较为严重，常为在新生儿早期起病，最常见的异常是喂养困难、呕吐、易激惹、抽搐、呼吸困难、昏睡、昏迷。新生儿发病的患者病情凶险，代谢性脑病及肝病迅速进展，死亡率很高，幸存者多遗留不同程度的智力、运动发育障碍。

迟发型多于婴幼儿期起病，临床表现多样，慢性或间歇性发病，最常见的症状是厌食高蛋白食物、呕吐、易疲劳、易怒、智力和运动发育落后或倒退、癫痫、精神行为异常，辅助检查可以发现高血氨、肝损害、肝肿大。高蛋白质饮食、感染、疲劳、创伤、麻醉、手术、饮酒、药物等因素是诱发高氨血症急性发作的常见诱因，一些患者因丙戊酸、退热剂、大环内酯类抗生素等药物引发瑞氏综合征，以急性肝性脑病形式发病。学龄期及成人期发病的患者常表现为慢性神经系统损伤，最常见的症状是头痛、厌食、蛋白不耐受、智力和运动发育倒退、行为异常、精神错乱、定向障碍、共济失调、烦躁易怒。

女性患者为鸟氨酸氨甲酰基转移酶基因突变杂合子，病情轻重不等，迟发型较常见，轻症患者可能终生不发病，或者在分娩或产褥期急性发病，死于肝性脑病。

3. 有确诊的方法吗？怎样确诊？

鸟氨酸氨甲酰基转移酶缺乏症可以采用血液、尿液代谢物分析及基因分析确诊。血氨测定是诊断的关键手段，多数患者血清转氨酶增高。典型患者血液瓜氨酸降低，尿液乳清酸及尿嘧啶增高。轻症患者或者稳定期血氨基酸及尿有机酸可能正常，需要在急性期反复检测。通过基因分析可以检测到鸟氨酸氨甲酰基转移酶基因致病突变。

4. 这个病能治疗吗？怎样治疗？

鸟氨酸氨甲酰基转移酶缺乏症能通过饮食、药物及肝移植治疗，多数患者可以获得良好的控制。急性发作时以生命支持、保护大脑及肝脏为目的，对严重高氨血症的患者需要血液透析。静脉点滴葡萄糖、精氨酸、苯甲酸等药物，限制天然蛋白质，血氨控制后逐渐开始低蛋白饮食。长期治疗以低蛋白高热量饮食为主，减少血氨生成，口服瓜氨酸、精氨酸、苯甲酸或苯丁酸钠等药物，促进氨的排泄，并根据患者的疾病状况对症治疗。如果饮食及药物控制不良，反复发生高氨血症，建议尽早进行肝移植。

5. 得病后患者需要注意什么？

鸟氨酸氨甲酰基转移酶缺乏症患者需要长期的低蛋白饮食及营养管理，监测血氨、肝功能及营养发育状况，检测血液氨基酸及酯酰肉碱谱、尿液有机酸。日常生活中应限制高蛋白食物，禁酒，注意避免感染。对于运动障碍的患者可给予肢体按摩及物理康复训练，避免疲劳及饥饿，以免自身蛋白分解加重病情。对合并癫痫的患者不使用丙戊酸钠，以免加重肝损害。合并感染应避免使用阿司匹林、对乙酰氨基酚、红霉素及其他可能损害肝脏的药物，以免诱发瑞氏综合征。在病情稳定期，可遵循免疫接种计划完成免疫接种。

6. 这个病会影响患者的家人吗？

鸟氨酸氨甲酰基转移酶缺乏症是 X 连锁隐性遗传病，但男女均可患病。多数家系为母亲携带鸟氨酸氨甲酰基转移酶基因突变，如果男性子代遗传了母亲的鸟氨酸氨甲酰基转移酶基因突变，则为患者。男性胎儿有 50%的概率患病，如果检出与先证者相同的鸟氨酸氨甲酰基转移酶基因突变，则胎儿为患者。女性胎儿 50%的概率为携带者，由于 X 染色体在肝细胞选择性失活，女性携带者也可以出现临床症状。建议患者的同胞及其他家庭成员进行携带者检测。

7. 这个病对患者今后生活有什么影响？

新生儿期、婴幼儿期急性发病的鸟氨酸氨甲酰基转移酶缺乏症的患者死亡率极高，存活者多合并智力、运动发育障碍。迟发型患者多有不同程度的智力、运动发育障碍、精神行为异常、肌张力障碍、肝损害等，生活质量下降，影响生活、学习和工作。治疗后，如果血氨控制良好，多数患者病情好转。

8. 为什么会得这个病？

鸟氨酸氨甲酰基转移酶基因突变导致肝脏鸟氨酸氨甲酰基转移酶完全或部分缺乏，从而引起高氨血症。携带鸟氨酸氨甲酰基转移酶基因突变的男性半合子和女性纯合子患病，一些女性杂合子也发病。鸟氨酸氨甲酰基转移酶基因突变也可能是患者的自发突变致病。

9. 得了这个病应该到医院找哪个科室的医生诊治?

对于疑似鸟氨酸氨甲酰基转移酶缺乏症的急性高氨血症患者，需急诊入院治疗，严重者需要血液透析。如果病情稳定，建议到儿科和神经内科找遗传代谢专家就诊。饮食及药物控制不良的患者，可以到肝移植中心咨询，争取肝移植治疗。患者父母再次生育前，应到有条件的机构进行遗传咨询。母亲再次妊娠时，可在孕早期或中期到有产前诊断资质的医院产科就诊。

（杨艳玲　丁圆　北京大学第一医院儿科）

86 成骨不全症（脆骨病）

1. 什么是成骨不全症?

成骨不全症（osteogenesis imperfect，OI）又称脆骨病，是一类主要侵犯骨骼系统的遗传性结缔组织疾病，以骨质疏松，骨骼的脆性增加，易于骨折，反复骨折后导致肢体畸形，蓝巩膜，听力下降等为特点。

2. 这个病最常或最早会出现哪些异常? 这个病最常出现什么症状和体征?

成骨不全症最突出表现就是容易骨折和反复骨折，所以才有了“脆骨病”的俗称。不同类型成骨不全症的表现其严重程度不等，可以从轻微的难以发现，到反复骨折导致严重骨骼畸形，甚至严重到围产期死亡。

成骨不全症患者还会有身材矮小、巩膜蓝染、牙本质发育不良、鸡胸、关节或韧带松弛、肌肉容量减小、听力下降或缺失，以及脊柱侧弯或脊柱后突畸形等。

3. 有确诊的方法吗? 怎样确诊?

有成骨不全症的阳性家族遗传病史，伴有脆性骨折、蓝巩膜的典型表现的患者比较容易确诊。但是，轻症患者的骨骼表现和外观表现都不明显，难以确立诊断。

随着产前诊断水平的不断提高，以及基因筛查技术的进步，使得成骨不全症的产前早期诊断成为可能。产前超声检查，尤其是 22～26 周胎儿的四维彩超可以较为准确地观察到胎儿骨骼异常。对于有家族史，或者产前超声检查异常的高风险人群，可以通过 PCR 扩增、DNA 测序、高通量基因测序等手段检测致病基因，提高阳性诊断。因此，成骨不全症患者需要完成自身基因的诊断，再进行产前基因诊断，可以有效地避免患病新生儿的发生。

4. 这个病能治疗吗？怎样治疗？

成骨不全症的治疗需多学科综合治疗，主要包括药物治疗、手术矫形、康复治疗、干细胞应用、基因疗法等，但是治疗具有治愈难、疗程长、患者痛苦等不足。

药物治疗包括双膦酸盐、生长激素等。药物治疗以前者为主，主要是定期输入双磷酸盐，辅助口服钙片和维生素 D。具体用药方案由主诊医师制定。双磷酸盐具有提高骨密度，延迟首次骨折时间，降低骨折频率，增强运动能力等效果。但是，双磷酸盐类药物也有副作用，主要是发热、胃肠道反应等。生长激素能够促进长骨的生长，提高成骨不全症患者的生长速率，但是，生长激素能够增加骨转化率，而成骨不全症本身存在较高的骨转化率，这是生长激素治疗成骨不全症的不利因素。

大部分重度和部分轻度成骨不全症患儿需要实施手术矫形。针对成骨不全症的矫形手术分为下肢、上肢和脊柱三个部位。下肢主要为髓内金属置入以支撑长骨，预防和矫正下肢畸形，改善行走功能。上肢行髓内金属置入的指征主要有两个：一是骨骼畸形导致上肢功能障碍，二是反复骨折。上下肢的金属置入器械分为可延长髓内针和不可延长髓内针。可延长髓内针可以随着骨骼生长而自动延长，是具有生长发育潜能患儿的首选。但是两种髓内针都需要在一定时间段予以更换，以适应患儿的骨骼生长发育情况。不过，可延长髓内针更换频率要低于不可延长髓内针。成骨不全症合并脊柱畸形的手术指征为轻型病例进行性脊柱侧弯大于 45°者，重型病例侧弯角度大于 30°～35°。由于重型成骨不全症患儿脊柱的生长潜力很小，所以实施脊柱融合手术的年龄可以提早至 7～8 岁。

针对听力缺失的治疗，疾病开始仅需应用助听器即可达到治疗效果，随着听力缺失进一步加重，患者需行镫骨切除术，其治疗效果较好。

随着磷酸盐类药物治疗和矫形手术技术的进步，使得成骨不全症的康复效果也有了较大的进步，降低了康复治疗时对骨折的顾虑。

干细胞移植和基因修饰的疗法尚在试验研究中，是值得期待的两种治疗方法。

5. 得病后患者需要注意什么？

成骨不全症的最大问题是容易骨折和反复骨折，这两个问题的病理基础就是患者的骨质疏松和骨骼脆性增加。所以，成骨不全症诊断确立后，患者的生活、学习和日常起居等均需要围绕这两个问题采取措施和建立适合自己的生活方式和规律。

在明确诊断之后，根据医生的建议采取药物治疗，按时服药和用药。磷酸盐类药物可以减轻骨质疏松，提高骨骼的坚强度。其次，未上学的患者在家里注意避免跌倒或摔倒等意外发生，上幼儿园和上学的患者要告知老师孩子的相关病情，请老师协助提醒同学们避免对患者产生推搡、打闹等剧烈活动，避免外伤，减少骨折的发生。发生骨折的患者要及时到医院处理，成骨不全症患者的骨折愈合不存在困难，可以和正常孩子一样按时愈合。反复骨折的患者要注意避免肢体畸形的发生，一旦发生畸形愈合，需要及时做矫形手术，特别是下肢畸形的矫正，以保持和建立下肢的负重和行走功能。

6. 这个病会影响患者的家人吗？

典型的成骨不全症主要以常染色体显性遗传方式为主，85%～90%为 I 型胶原蛋白结构基因 *COL1A1* 或 *COL1A2* 突变所致；非典型的常染色体隐性遗传的致病基因种类较多，但患者较少。

所谓的常染色体显性遗传是指遗传基因位于常染色体，基因性质为显性。显性基因只要有一个就能出现临床表现，因此杂合子也出现症状。其遗传的家系特点为：连续几代发病，即每一代都有患者；患者父母中必有一个是患者，如果父母都不是患者，那么新生患儿是自身基因突变所致；在患者下一代中的再现率为50%。常染色体显性遗传与性别无关，男女患病率相同，在成骨不全症患者家系中不患病的个体下一代也不患病；如果父母都正常，而有一个成骨不全症患儿，则下一个孩子患病的可能性不大。

有的患者具有外显基因但不外显，外表如正常，有的表现度极低，以致易被忽略，因而成骨不全症可以出现隔代遗传现象。

7. 这个病对患者今后生活有什么影响?

成骨不全症患者生活质量的好坏和其分型有一定的关系。其分型从最初的Ⅰ－Ⅳ型，之后从Ⅳ型当中分离出了Ⅴ－Ⅶ型，目前已经增加到ⅩⅤ型，随着基因诊断技术的进步，分型还会有变化。

Ⅰ型患者最为轻微，通常没有肢体变形，对生活质量没有明显的影响。Ⅱ型最为严重，常在围产期死亡。Ⅲ型存在较为严重的肢体畸形，常常需要通过手术治疗，来提高行走功能和生活质量。Ⅳ型的严重程度介入Ⅰ型和Ⅲ型之间，病情严重程度属于中等，对生活质量的影响视个体病情有所差异。

8. 为什么会得这个病?

成骨不全症的常染色体显性遗传和隐性遗传的患者其临床表型存在部分重叠，即均具有骨密度降低和骨脆性增加的特点，预示着可能存在共同的致病机制。

常染色体显性遗传的成骨不全症患者中，*COL1A1* 或 *COL1A2* 突变导致Ⅰ型胶原蛋白合成数量减少或是构象变化。

常染色体隐性遗传的成骨不全症致病基因与Ⅰ型胶原蛋白代谢或是骨代谢途径异常密切相关。

9. 得了这个病应该到医院找哪个科室的医生诊治？

成骨不全症属于小儿骨科医生诊治范畴。最好找儿童医院或者综合医院的小儿骨科医生诊治。

如果咨询关于成骨不全症患者结婚生子；或者第一胎是脆骨病患者，想生第二胎，家长也可以找遗传代谢病专家或优生优育专家。

（孙琳　李嘉鑫　首都医科大学附属北京儿童医院骨科）

87 帕金森病（青年型、早发型）

1. 什么是青年型和早发型帕金森病?

早发型帕金森病（early–onset Parkinson disease）定义为发病年龄小于 40 岁(也有研究以小于 50～55 岁为界), 40 岁之前其发病率低于 0.5/(10 万·年), 而普通人群发病率为 13.4/（10 万·年）。我国 40 岁之前的帕金森病患者仅占 9.1%。青年型帕金森病是指 21～40 岁发病者；少年型帕金森病则是指发病年龄小于 20 岁。

2. 这个病最常或最早会出现哪些异常? 这个病最常出现什么症状和体征?

早发型帕金森病的基本特征是运动迟缓，表现为肢体动作的速度变慢和幅度变小，患者表情呆板、行走小步及行走时上肢无摆动，肌肉发僵，放松时肢体出现震颤。患者还出现姿势平衡障碍，往往头颈及躯干前屈，肘部不自觉地弯曲，中晚期易跌跤。早发型帕金森病呈现出起病早、进展慢、病程长的特点，震颤发生率低，以运动迟缓及肌强直起病者多见，有家族史；药物疗效好但药物治疗的运动并发症出现早且发生率高；不典型症状起病多，认知障碍发生少。常出现肌张力障碍及锥体束征。

3. 有确诊的方法吗? 怎样确诊?

帕金森病可按照国际诊断标准来确定诊断。如果患者的起病年龄在 40～50 岁前就可以诊断为早发型帕金森病，基因检测可以帮助进一步明确突变的基因，遗传相关的早发型帕金森病至少有 19 种基因突变。

4. 这个病能治疗吗？怎样治疗？

早发型帕金森病与晚发型帕金森病的治疗总体治疗原则一致，就是通过改善运动功能来改善生活质量。目前药物治疗有良好疗效。一线首选治疗药物有复发左旋多巴、多巴胺受体激动剂、单胺氧化酶 B 抑制剂及金刚烷胺。由于早发型帕金森病对左旋多巴敏感，发生运动并发症更早更严重，起始治疗一般主张先用多巴胺受体激动剂和单胺氧化酶 B 抑制剂，对有经济负担的，以强直少动为主要症状的可以选金刚烷胺，对于以静止性震颤为突出症状的可以选用盐酸苯海索。对于伴有认知损害的可以首选复发左旋多巴制剂。为减少药物副作用，目前也主张根据病情需要小剂量多种药物联合治疗。对于出现运动波动及异动症，经药物调整不能改善的，可以考虑脑深部电刺激术治疗。此外，康复治疗也有很好疗效，有研究证明有规律的锻炼如太极拳、快步走等可以改善患者的症状及平衡能力，可能减缓病情的进展。对于伴有认知损害、癫痫、抑郁焦虑等症状者应给予相应的药物及心理疏导治疗。

5. 得病后患者需要注意什么？

患者应谨遵医嘱。药物治疗应掌握“细水长流、不求全效”的原则，即以较小的剂量达到满意的疗效（不一定要症状完全消失），恢复工作和生活能力。不要自行随意加药。在疗效稳定的情况下也不应随意改变药物治疗方案，否则可能造成病情变化；更不能突然停药以免引发恶性综合征。生活应规律，锻炼有计划。服用复发左旋多巴时应避免与饭食特别是蛋白质同服，应间隔 1 小时以上。服用多巴胺受体激动剂者，应避免进行危险操作如驾车，因此类药有可能诱发没有先兆的突然发作的短暂睡眠，尽管发生率低，但可能发生车险而危及生命。

6. 这个病会影响患者的家人吗?

遗传型早发型帕金森病的遗传基因既有常染色体显性遗传亦有常染色体隐性遗传。导致发病的基因既可遗传于父母，也可以是自己的基因自发突变所致。

7. 这个病对患者今后生活有什么影响?

早发型帕金森病的病程相对于晚发型帕金森病要长，病情进展缓慢，患病则会影响心理情绪、个人形象及工作效率。到晚期会丧失工作能力及致残。因此，加强心理疏导、规范治疗，尽可能提升患者的生活质量和工作能力是必要的。大多数患者经规范治疗能够较长阶段保持良好的工作能力和较高的生活质量。

8. 为什么会得这个病?

早发型帕金森病属于神经系统变性性疾病，各种病因包括遗传基因突变可能通过炎症反应、氧化应激、异常蛋白聚集、线粒体功能障碍、细胞凋亡等机制，最终导致中脑黑质多巴胺神经元减少。当多巴胺神经元减少50%以上，其产生的神经递质多巴胺减少 70%～80%以上，就会出现经典的帕金森病表现。由于病变的进展，中脑多巴胺神经元进一步减少，运动障碍逐渐加重。当病变累及到大脑皮质、自主神经等部位时，则可能引起认知障碍、癫痫、直立性低血压等症状。

9. 得了这个病应该到医院找哪个科室的医生诊治?

应首先到神经内科的帕金森病和运动障碍专家诊治，其他科或非运动障碍专业的医生应将患者推荐给帕金森病专家，以进一步明确诊断，根据全程管理理念，并给出规范治疗建议或计划。多家三级甲等医院已建立帕金森病多学科团队，对出现的其他心血管系统、泌尿系统、精神系统症状具有综合管理能力。在家族性女性患者再次妊娠时，可在孕早期或中期到有产前诊断资质的医院产科就诊，争取产前诊断。

（陈海波　北京医院神经内科）

88 阵发性睡眠性血红蛋白尿症

1. 什么是阵发性睡眠性血红蛋白尿症?

阵发性睡眠性血红蛋白尿症（paroxysmal nocturnal hemoglobinuria，PNH）是一种后天获得性溶血性疾病。由于造血干细胞 PIG－A 基因突变，导致细胞表面糖肌醇磷脂（glycosylphosphatidylinositol，GPI）合成障碍，因而引起相应的临床现象。比如，患者的部分或全部红细胞会缺失一种重要的保护性蛋白质，该蛋白质的缺失导致红细胞易受到体内的防御系统－补体系统的攻击而破裂，临床上主要表现为血管内溶血。此外，患者还可以出现血细胞减少和血栓形成倾向，阵发性睡眠性血红蛋白尿症患者的表现并不相同。

2. 这个病最常或最早会出现哪些异常? 这个病最常出现什么症状和体征?

阵发性睡眠性血红蛋白尿症从字面意思看是夜间出现血红蛋白（一种血液成分）尿的发作。但实际上，在疾病被诊断时，仅仅不到三分之一的患者表现有血红蛋白尿，而且也并非只出现于夜间。虽然阵发性睡眠性血红蛋白尿症的症状有时不易觉察，但溶血常常持续存在，即便无声也可危及生命。常见症状如下。

（1）血红蛋白尿：典型的血红蛋白尿呈酱油或浓茶色。血红蛋白尿发作时可有发冷、发热、腰痛、腹痛、胸闷等症状。溶血还可伴发胃痛、吞咽困难、贫血、气短和疲劳。更严重的并发症可包括血栓栓塞、肾衰竭和其他器官损伤。阵发性睡眠性血红蛋白尿症患者可能表现的症状各不相同，症状随时可以恶化（例如应激状态时）或改善，难以预测。

（2）贫血及全血细胞减少：绝大多数患者有不同程度的贫血，有些患者合并白细胞、血小板减少，可伴有感染和出血表现。全血细胞减少而引起的感染和出血是我国阵发性睡眠性血红蛋白尿症患者死亡的主要原因。

（3）血栓形成：不同部位的血栓形成在欧美的阵发性睡眠性血红蛋白尿症病例中占 23%～50%，是这些地区阵发性睡眠性血红蛋白尿症患者的主要死亡原因。我国最近登记试验显示血栓发生率为 5%～18%，低于西方人，但栓塞的部位与欧美人类似，以腹腔静脉血栓为主。

（4）各种合并症：如贫血性心脏病，黄疸与胆石症，平滑肌功能障碍引起的腹痛、胸闷、肺动脉高压，性功能障碍等。

3. 有确诊的方法吗？怎样确诊？

阵发性睡眠性血红蛋白尿症的诊断标准如下。

（1）临床表现符合阵发性睡眠性血红蛋白尿症。

（2）实验室检查

1）Ham 试验、糖水试验、蛇毒因子溶血试验、尿潜血（或尿含铁血黄素）等试验中凡符合下述任何一种情况，即可诊断。A. 两项以上阳性；B. 一项阳性，但须具备下列条件：①两次以上阳性，或一次阳性，但操作正规、有阴性对照、结果可靠，即时重复仍阳性者。②有溶血的其他直接或间接证据，或有肯定的血红蛋白尿出现。③能除外其他溶血，特别是遗传性球形红细胞增多症、自身免疫性溶血性贫血、葡萄糖－6－磷酸脱氢酶（G6PD）缺乏症所致的溶血和阵发性冷性血红蛋白尿症等。

2）流式细胞术检测发现：外周血中 CD55 或 CD59 阴性中性粒细胞或红细胞＞10%（5%～10%为可疑）。

临床表现符合，实验室检查具备 1）项或 2）项者皆可诊断，1）、2）两项可以相互佐证。

4. 这个病能治疗吗？怎样治疗？

在开始治疗前，需要判断阵发性睡眠性血红蛋白尿症患者为经典型阵发性睡眠性血红蛋白尿症还是低增生阵发性睡眠性血红蛋白尿症。经典型阵发性睡眠性血红蛋白尿症有轻中度血细胞减少，骨髓增生活跃，网织红细胞计数升高，LDH 水平明显升高，且阵发性睡眠性血红蛋白尿症克隆＞60%。低增生阵发性睡眠性血红蛋白尿症则有类似再生障碍性贫血（AA）的骨髓衰竭证据，表现为中重度白细胞和血小板减少，LDH 正常或轻度升高。

造血功能衰竭是导致低增生阵发性睡眠性血红蛋白尿症的生活质量下降甚至致死的主要因素，可采用环孢素 A 治疗。符合 SAA 标准的患者可选择环孢素 A 联合抗胸腺细胞免疫球蛋白（ATG）治疗，有条件的患者可行异基因骨髓移植。

而经典型阵发性睡眠性血红蛋白尿症常有血管内溶血、血栓形成等表现，对于已发生血栓者应给予抗凝治疗。对溶血表现依然以对症为主，可采用激素或促造血治疗，此外，还需注意加强并发症的预防与治疗。

重组人源型抗补体蛋白 C5 单克隆抗体 Eculizumab（Soliris®）可显著减轻血管内溶血，减少红细胞输注，减少血栓形成，减轻肾损害，减轻常与阵发性睡眠性血红蛋白尿症伴随的平滑肌张力障碍，延长生存期。也可以用来治疗有严重溶血或血栓的孕妇。最常见的不良反应是鼻咽炎、头痛、背痛和上呼吸道感染。

在 Eculizumab 出现前，异基因骨髓移植是唯一有效的根治手段。Eculizumab 的出现大大改变了阵发性睡眠性血红蛋白尿症的预后，在对经典型阵发性睡眠性血红蛋白尿症治疗方面甚至有替代骨髓移植的趋势。

5. 得病后患者需要注意什么？

阵发性睡眠性血红蛋白尿症的日常生活管理如下。

（1）注意休息、避免劳累，日常起居要有规律，适当活动勿劳累。

（2）公共场合、人群密集的地方要少去。

（3）勤漱口、清洁牙齿、尽早处理龋齿等口腔问题；每日坐浴，保持肛周清洁。

（4）避免使用肾毒性药物。

（5）避免食用坚果等坚硬食物，以免划伤食管，导致出血。

（6）心慌、头晕、头昏时要少活动，及时输血，不可硬撑，间断输血的患者，要注意自己的输血间隔，不要随意延长。

（7）出血不止、皮肤淤斑增多要及时到医院治疗。

6. 这个病会影响患者的家人吗?

阵发性睡眠性血红蛋白尿症为后天获得性疾病，不遗传。

7. 这个病对患者今后生活有什么影响?

阵发性睡眠性血红蛋白尿症属良性慢性病。多数患者长期有中、重度贫血，主要死于并发症。并发症在国内首位是感染，其次是血管栓塞，还有少数死于贫血性心脏病、脑出血等；而在欧美阵发性睡眠性血红蛋白尿症的首位死因是重要器官的静脉栓塞。

8. 为什么会得这个病?

阵发性睡眠性血红蛋白尿症患者造血干细胞发生 *PIG－A* 基因突变，而导致 GPI 连接蛋白的部分或全部缺失，形成异常克隆。异常细胞克隆生成之后可保持并能继续扩增，但这种突变及突变克隆的增殖是在疾病的早期进行的。GPI 连接蛋白中最重要的是补体调节蛋白——C3 转化酶衰变加速因子（CD55）和膜攻击复合物抑制因子（CD59）。阵发性睡眠性血红蛋白尿症异常细胞缺乏这些蛋白，因此对补体敏感，目前认为是溶血和血栓发生的主要原因。

阵发性睡眠性血红蛋白尿症是易栓性疾病，其机制不完全清楚，最主要是溶血。溶血可通过红细胞膜的改变和微粒体、红细胞与内皮细胞相互作用，导致一氧化氮（NO）缺乏，增加血栓的形成。阵发性睡眠性血红蛋白尿症患者的异常血小板也缺乏 CD59，因引起囊泡化，增加了因子Ⅴa、Ⅹa 的作用面，是容易发生栓塞的一个原因。另外，阵发性睡眠性血红蛋白尿症患者的单核细胞缺乏尿激酶型纤溶酶原激活剂受体，增加了栓塞倾向。

9. 得了这个病应该到医院找哪个科室的医生诊治？

患者常见的临床表现为血细胞减少、溶血、贫血或血栓，应该就诊血液科。但也有些患者表现不典型，可能以黄疸或胆道结石（消化科），急、慢性肾功能不全（肾内科）或其他少见表现起病，建议及时就诊相应科室，做出诊断，并转诊至血液科。

（韩冰　中国医学科学院北京协和医院血液科）

89 黑斑息肉综合征

1. 什么是黑斑息肉综合征？

黑斑息肉综合征（Peutz－Jeghers syndrome）又称色素沉着息肉综合征，是一种常染色体显性遗传病，以口唇、颊黏膜黑/褐色素斑沉着和肠错构瘤性息肉为主要表型特点。此病比较罕见，约 60%患者有明显家族史，另有 40%左右的患者为散发病例，其患病率为 1/（8000～200000），男性和女性的患病率相当。

2. 这个病最常或最早会出现哪些异常？这个病最常出现什么症状和体征？

95%黑斑息肉综合征患者最早出现皮肤黏膜色素沉着，通常出现于出生后至 2 岁前，在随后数年内变大、增多，最终除颊黏膜外的色素沉着于青春期后褪去。皮肤黏膜色素斑由真皮中含色素巨噬细胞导致，通常为 1～5mm 大小的扁平、蓝灰色至褐色斑点。这些色素斑最常见于唇及口周区域、手掌、颊黏膜和足底；也可见于鼻、肛周区域及生殖器；极少见于肠道。皮肤黏膜色素斑易与雀斑混淆，但雀斑通常在鼻孔和口附近稀疏分布，出生时并不存在，而且不会出现于颊黏膜。皮肤黏膜色素斑这一特征对于黑斑息肉综合征具有敏感性，但无特异性，一般不会恶变。

黑斑息肉综合征的另一个特征性临床表现为胃肠道错构瘤性息肉。它最常见于小肠，尤其是空肠，也可见于胃和结肠。胃肠道息肉形成于 0～9 岁，且大部分患者在 10～30 岁出现症状。错构瘤性息肉也可能见于胃肠道外，包括肾盂、膀胱、肺和鼻咽。大约 50%的患者在诊断时没有症状，部分患者由于息肉导致肠套叠或肠梗阻、肠出血，表现为腹痛、腹部包块和消化道出血，小肠肠套叠最常出现。

3. 有确诊的方法吗？怎样确诊？

确诊黑斑息肉综合征的方法有临床诊断和基因检测。患者如果有特征性皮肤黏膜色素沉着，内镜发现数量和大小不等的 Peutz–Jeghers 息肉或近亲中有黑斑息肉综合征家族史即符合临床诊断。内镜下 Peutz–Jeghers 息肉没有特征性表现，息肉可以为无蒂、有蒂或分叶状。息肉数量的范围从每一肠段 1 个至 20 个以上，有些患者表现为单发性病变。息肉的直径范围从 0.1cm 至 5cm 以上。从组织学上来说，Peutz–Jeghers 息肉是错构瘤，包含平滑肌增生呈分枝状延伸进入固有层，被覆上皮正常。

对于符合临床诊断的患者，应进行基因检测以确定其是否出现 *STK11* 基因突变明确诊断，并为有发病风险的家族成员提供建议，但是仍有未识别出的黑斑息肉综合征相关性的基因突变。

4. 这个病能治疗吗？怎样治疗？

目前对黑斑息肉综合征的治疗包括内镜治疗、手术治疗和内外科联合治疗。内镜可以探及的大于 0.5cm 以上的息肉应行内镜下息肉切除术，以减少息肉相关并发症（例如贫血、出血、梗阻、癌变）的发生风险。小肠内镜技术的发展提高了免除外科开腹手术的情况下治疗小肠息肉。外科手术指征包括因息肉的大小或数量，以及存在肿瘤形成而无法实现内镜下切除息肉的情况。出现小肠梗阻或肠套叠的患者也需要外科手术治疗。外科手术时应联合术中小肠镜，以尽可能识别和切除发现的小肠息肉。外科治疗的原则是切除病变，解除并发症和防治恶变。术中应做病理冷冻切片检查，如发现息肉癌变，应行根治性切除术。术中还需注意尽量保留肠管，以防术后出现短肠综合征。

5. 得病后患者需要注意什么?

确诊的患者应进行一年一次的体格检查，测定红细胞、血红蛋白水平，明确是否出现贫血。黑斑息肉综合征患者的胃肠道及肠外癌发生风险增高，消化系统恶性肿瘤最常见的部位是结肠和胰腺，肠外癌最常见的部位是乳房。患者应定期行内镜、胶囊内镜检查警惕息肉癌变。女性患者应包括乳腺检查、宫颈涂片和腹部B超检查。对于携带 *STK11* 基因突变的患者，应在孕前咨询中告知对方可以选择进行植入前胚胎遗传学诊断。

6. 这个病会影响患者的家人吗?

黑斑息肉综合征是常染色体显性遗传疾病。确诊黑斑息肉综合征的患者及家族成员，都应该进行积极的随访，一级亲属应自出生起开始接受筛查，以发现家族中新出现的患者，达到早诊断、早治疗，并及早发现及处理胃肠道或其他部位恶性肿瘤的目的。随访需制定一个完整的方案，除一般的常规检查外，还需包括胃镜和肠镜检查，家族中女性应定期行乳腺检查、宫颈涂片和腹部B超检查。如果已有一名患黑斑息肉综合征的家族成员被发现存在致病性 *STK11* 基因突变，其他人则应进行预测性的基因检测。

7. 这个病对患者今后生活有什么影响?

患者由于多发息肉常会引起贫血、出血、肠梗阻、息肉癌变等并发症，严重影响患者的生活质量，患者常会出现腹痛、乏力等症状。部分患者因反复肠套叠或肠梗阻手术切除肠管后会引起短肠综合征影响营养物质的吸收进而出现消瘦和营养不良，部分患者因癌变而导致死亡。男性患者患睾丸肿瘤的风险增加。这些肿瘤通常具有激素活性，部分患者表现为男性乳房发育、快速生长，以及骨龄老化伴雌二醇水平显著升高。女性罹患妇科癌症的风险增加，常可导致雌激素过多的征象，可有性早熟的表现。

8. 为什么会得这个病?

黑斑息肉综合征最常由*STK11*（*LKB1*）基因突变引起，该基因定位于染色体19p13.3，编码丝氨酸/苏氨酸激酶。当患者到30岁时，黑斑息肉综合征外显率超过90%，但10%～20%的患者并无家族史，推测其由新生的基因突变导致。*STK11* 可调节细胞极性，细胞极化失调可导致黏膜脱垂，其可导致息肉样病变的形成，在组织学上类似于错构瘤；同时*STK11*也具有癌症易感性，易于发生癌变。

9. 得了这个病应该到医院找哪个科室的医生诊治?

对疑似黑斑息肉综合征患者，建议首先到消化内科就诊。其他科室医生在初次接诊后应当把患者推荐给消化病专家进一步完善内镜及基因检测以明确诊断。确诊的患者应当定期到消化内科行内镜检查随访监测，必要时内镜下息肉切除，当出现肠梗阻、肠套叠等并发症时需联合外科共同治疗。

（王化虹　滕贵根　北京大学第一医院消化内科）

90 苯丙酮尿症

1. 什么是苯丙酮尿症?

苯丙酮尿症（phenylketonuria，PKU）是由于苯丙氨酸羟化酶缺乏引起血苯丙氨酸浓度增高，并引起一系列临床症状的常染色体隐性遗传病。苯丙酮尿症是高苯丙氨酸血症的主要类型。

2. 这个病最常或最早会出现哪些异常? 这个病最常出现什么症状和体征?

苯丙酮尿症患儿在新生儿期多无临床症状，出生 3～4 个月后逐渐出现典型症状：头发由黑变黄，皮肤颜色浅淡，尿液、汗液鼠臭味。随着年龄增长，患儿逐渐表现出智力发育落后、小头畸形、癫痫发作，也可出现行为、性格、神经认知等异常，如多动、自残、攻击、自闭症、自卑、忧郁等，婴儿期还常出现呕吐、湿疹等。

3. 有确诊的方法吗? 怎样确诊?

苯丙酮尿症确诊方法为：①临床表现：头发黄，皮肤白，鼠尿味，智力、运动发育落后。新生儿筛查诊断的患儿可无临床表现。②血苯丙氨酸浓度＞360μmol/L 及苯丙氨酸/酪氨酸＞2.0 ③尿蝶呤谱正常，血双氢蝶啶还原酶活性正常。④四氢生物蝶呤负荷试验，血苯丙氨酸浓度不降至正常。⑤检测到苯丙氨酸羟化酶基因变异。若苯丙氨酸羟化酶基因只检测到一个，但符合上面①，②，③，④项者可诊断。

4. 这个病能治疗吗？怎样治疗？

苯丙酮尿症可以治疗。低苯丙氨酸饮食治疗仍是目前苯丙酮尿症的主要治疗方法。对四氢生物蝶呤反应型苯丙酮尿症患儿，尤其是饮食治疗依从性差者，单独口服四氢生物蝶呤或联合低苯丙氨酸饮食，可提高患儿对苯丙氨酸的耐受量，适当增加天然蛋白质的摄入，改善生活质量及营养状况。

5. 得病后患者需要注意什么？

定期监测患者相关化验值及评估生长发育指标。

（1）血苯丙氨酸浓度：建议在喂奶 2～3 小时（婴儿期）或空腹（婴儿后期）后采血测定苯丙氨酸浓度。苯丙酮尿症患儿特殊奶粉治疗开始后每 3 天测定血苯丙氨酸浓度，根据血苯丙氨酸浓度水平及时调整饮食，添加天然食物；代谢控制稳定后，苯丙氨酸测定时间可适当调整：＜1 岁每周 1 次，1～12 岁每 2 周～每月 1 次，12 岁以上每 1～3 个月测定 1 次。如有感染等应急情况下血苯丙氨酸浓度升高，或血苯丙氨酸波动，或每次添加、更换食谱后 3 天，需密切监测血苯丙氨酸浓度。各年龄段血苯丙氨酸浓度控制的理想范围：1 岁以下 120～240μmol/L，1～12 岁 120～360μmol/L，12 岁以上患儿控制在 120～600μmol/L。

（2）其他生化检查：监测前白蛋白、白蛋白、全血细胞计数、铁蛋白和 25－羟维生素 D_3。若临床评估发现特殊医学用途配方食品或膳食摄入量不足，或者出现临床表现时，在常规体检的基础上，增加监测酪氨酸、维生素 B_{12}、维生素 B_6、叶酸、维生素 A、微量元素（锌、铜）等。由于患者饮食中天然含钙的乳制品摄入量低，所以建议定期监测骨密度。

（3）预防苯丙氨酸缺乏症：苯丙氨酸是一种必需氨基酸，治疗过度或未定期检测血苯丙氨酸浓度，易导致苯丙氨酸缺乏症，表现为严重皮肤损害、嗜睡、厌食、营养不良、腹泻、贫血、低蛋白血症等，甚至死亡。因此，需严格监测血苯丙氨酸浓度，苯丙氨酸浓度过低时应及时添加天然食物。

（4）营养、体格发育、智能发育评估：治疗后每3～6个月测量身高、体重及营养评价等，预防发育迟缓及营养不良。1岁、2岁、3岁、6岁时进行智能发育评估，学龄儿童参照学习成绩等。

6. 这个病会影响患者的家人吗?

苯丙酮尿症是常染色体隐性遗传病。患者的父母各自携带一个致病基因，无临床症状。每个患者的同胞有 25%的概率患病，50%概率是无症状的携带者，25%概率为正常个体。患者与正常人婚配其后代携带一个致病性基因。

7. 这个病对患者今后生活有什么影响?

苯丙酮尿症的预后与疾病轻重、胎儿期脑发育、治疗早晚、血苯丙氨酸浓度、营养状况、治疗依从性等多种因素有关。经新生儿筛查诊断、在新生儿期即开始治疗的多数患者，其智力及体格发育可以达到或接近正常人水平，很多患者能正常上学、就业、结婚、生育。合理的个体化饮食治疗是改善患儿远期预后的关键。但是，少数患者即使早期筛查诊断、早期治疗，智能发育仍落后于正常儿童，成年后存在认知、精神异常或社交能力落后等问题。

8. 为什么会得这个病?

苯丙氨酸羟化酶基因变异导致苯丙氨酸羟化酶活性降低或缺乏是苯丙酮尿症的主要病因。苯丙氨酸是人体必需氨基酸，其代谢所需的苯丙氨酸羟化酶活性降低或缺乏，使苯丙氨酸不能转化为酪氨酸，酪氨酸及其他正常代谢产物合成减少，血液中苯丙氨酸含量增加，影响中枢神经系统发育。同时，次要代谢途径增强，生成苯丙酮酸、苯乙酸和苯乳酸，并从尿中大量排出，苯乳酸使患儿的尿液具有特殊的鼠尿臭味。

9. 得了这个病应该到医院找哪个科室的医生诊治?

对于苯丙酮尿症患儿，建议首先到儿科遗传代谢病门诊找苯丙酮尿症专家就诊。其他科室的医生在初次接诊后，应该把患者推荐给苯丙酮尿症专家。治疗过程中，需请营养科专家会诊，指导饮食，调整患儿苯丙氨酸、蛋白质摄入量等。苯丙酮尿症是慢性病，需要长期治疗，需请心理科医生进行心理疏导治疗。

（周忠蜀　沈明　中日友好医院儿科）

91 POEMS 综合征

1. 什么是 POEMS 综合征?

POEMS 综合征是一种浆细胞异常增生导致的多系统受累的疾病，也是一种罕见的副肿瘤综合征。由于该综合征临床上常表现为多发性周围神经病（polyneuropathy）、脏器肿大（organomegaly）、内分泌障碍（endocrinopathy）、M 蛋白（monoclonal protein）血症和皮肤病变（skin changes），故而取其各典型病变的英文首字母组合命名该综合征为 POEMS 综合征。多见于中老年人，男性比女性更常见。

2. 这个病最常或最早会出现哪些异常? 这个病最常出现什么症状和体征?

POEMS 综合征常隐匿起病，由于该病可以累及多个器官和系统，导致患者首发的症状和临床表现非常多样。最常出现以下异常。

（1）多发性周围神经病变：表现为四肢对称分布的远端麻木、疼痛，感觉异常的分布如同戴了一个手套和袜套，几乎出现在所有患者，是该病的常见症状或首发症状，随病情发展出现肢体无力、肌肉萎缩等症状。

（2）脏器肿大：该病的脏器肿大可以表现为肝脾肿大、淋巴结肿大等。但因为脏器肿大通常不会导致患者的不适，常在就诊或体检的过程中被发现。

（3）内分泌障碍：约 2/3 的患者可以合并有内分泌异常，以性功能异常最常见，男性可以出现乳房发育、阳痿；女性溢乳、闭经；其次是甲状腺功能低下、糖尿病和肾上腺功能的改变等。

（4）皮肤改变：多数患者都会出现皮肤改变，常表现为皮肤色素沉着变暗，其他的皮肤改变包括皮肤新生血管瘤、指甲变白、手足发绀、多毛、硬皮病等。

（5）其他表现：包括下肢水肿、胸水、腹水，血小板增多，肾功能异常，杵状指，体重下降等，X 线检查常见骨硬化性改变，伴或不伴溶骨性损害；还有少数患者合并血管病变，如脑卒中、心肌梗死等。

3. 有确诊的方法吗？怎样确诊？

POEMS 综合征主要根据患者的临床症状、医生对患者进行体检的情况，以及一些必要的化验检查结果，进行综合判断。POEMS 综合征累及周围神经、血液、皮肤、骨骼、腹腔脏器等全身多个系统，所以必要的检查较多，包括：全血细胞计数、血/尿蛋白电泳和免疫固定电泳、血轻链检测、尿蛋白定量、血液中血管内皮生长因子（vascular endothelial growth factor，VEGF）检测、全身放射性骨显像、肌电图和神经传导检查、腰穿脑脊液检测、全身 CT 扫描、心脏超声检测、肺功能检查等，必要时还需要进行 PET 检查。

最新提出的 POEMS 综合征的诊断标准为：周围神经病和单克隆浆细胞增生是诊断的必备标准；同时具备三个主要标准（Castleman 病；硬化性骨病；VEGF 水平显著增高）中至少一条；以及六个次要标准（器官肿大、水肿、内分泌异常、皮肤改变、视乳头水肿、血小板增多症/红细胞增多症）中至少一条。

4. 这个病能治疗吗？怎样治疗？

POEMS 综合征治疗的最佳方法是骨髓移植或外周血干细胞移植；其次是针对单克隆浆细胞病的治疗和抗血管内皮细胞生长因子的治疗。治疗方法包括放射治疗、放射治疗联合全身系统性化学药物治疗。其他的治疗主要针对受累的各个系统和脏器进行对症支持治疗。

5. 得病后患者需要注意什么?

POEMS 综合征患者在日常生活中需要注意休息，避免劳累。特别是骨病患者应特别注意日常活动强度，避免引发病理性骨折。加强营养，进食低盐低脂、高维生素、易消化的食物，如果有水肿应注意限制盐和水的摄入，戒烟戒酒。周围神经病感觉异常的患者应注意避免皮肤烫伤等。注意配合医生的治疗，并定期进行随访监测。

6. 这个病会影响患者的家人吗?

POEMS 综合征并非遗传性疾病或传染性疾病，不会影响患者的家人。

7. 这个病对患者今后生活有什么影响?

由于 POEMS 综合征累及神经、骨骼等多个系统，患者整体的生存质量较差，严重影响患者的日常活动，严重的周围神经病可以导致患者瘫痪。没有治疗的患者两年内有很高的死亡率。在积极治疗的情况下，患者 5 年和 10 年的生存率分别是 84%和 77%。

8. 为什么会得这个病?

目前 POEMS 综合征的发病机制并不清楚，已有的研究证据表明，该综合征可能与体内浆细胞异常增生、VEGF 增高、炎症细胞因子水平升高、特殊病毒感染等因素有关。

9. 得了这个病应该到医院找哪个科室的医生诊治?

POEMS 综合征的首诊科室不一，根据首发症状或主要症状的不同，患者可能就诊于神经内科、内分泌科、消化内科、皮肤科、肾脏内科等。但一旦确诊，建议就诊血液内科。对患者出现的多系统受累，血液科医生需要请神经内科、心脏内科、呼吸内科等相关科室会诊以共同解决患者的问题。

（王朝霞　金苏芹　北京大学第一医院神经内科）

92 卟啉病

1. 什么是卟啉病？

卟啉病（porphyria）是由于血红素（铁+卟啉＝血红素）生物合成途径中的酶缺乏，引起卟啉或其前体［如δ－氨基－γ－酮戊酸（delta－aminolevulinic acid，δ－ALA）和胆色素原（porphobinogen，PBG）］浓度异常升高，并在组织中蓄积，造成细胞损伤而引起的一类疾病。1874 年首次报道，卟啉病不是一个单一的病，至今已发现 9 种类型卟啉病：急性间歇性卟啉病（acute intermittent porphyria，AIP）、遗传性粪卟啉病（hereditary coproporphyria，HCP）、变异性卟啉病（variegate porphyria，VP）、δ－氨基－γ－酮戊酸脱水酶缺乏性卟啉病（delta－aminolevelunic acid dehyratase deficiency porphyria，ADP）、迟发皮肤性卟啉病（porphyria cutanea tarda，PCT）、肝红细胞生成性卟啉病（hepatoerythropoetic porphyria，HEP）、先天性红细胞生成性卟啉病（congenital erythropoetic porphyria，CEP）、红细胞原卟啉病（erythropoetic protoporphyria，EPP）和 X 连锁原卟啉病（X－linked protoporphyria，XLP）。卟啉病的卟啉或卟啉前体类型、主要生成组织、排泄途径和遗传类型彼此不同，因此临床表现多样。

2. 这个病最常或最早会出现哪些异常？这个病最常出现什么症状和体征？

卟啉病分为遗传性和获得性两类，其中多数为遗传性。常见的临床表现如下所述。

（1）皮肤症状群：可表现为湿疹、荨麻疹、夏令痒疹或多形性红斑等多种类型。口腔黏膜可有红色斑点，牙呈棕红色；同时可并发眼损害如结膜炎、角膜炎及虹膜炎等。严重者可有鼻、耳、手指皮肤结痂变形。可有特殊紫色面容。多数有光敏性，光照后皮肤暴露部位出现红斑、疱疹甚至溃烂。红细胞生成性和迟发性皮肤型卟啉病，可有多毛症。

（2）神经精神症状群：表现为下肢疼痛、感觉异常；亦可为脊髓神经病变，出现截瘫或四肢瘫痪；也可表现为大脑病变，产生神经、精神、自主神经症状，如腹痛、高血压等。

（3）腹部症状群：特征为急性腹痛，伴恶心、呕吐。

（4）混合型：部分卟啉病除皮肤症状外，可同时或在病程进展中伴有腹部或神经精神症状。

3. 有确诊的方法吗？怎样确诊？

卟啉病每种类型各自有相应的诊断标准，根据不同类型特征性的临床表现，结合家族史、实验室检查（可有贫血，黄疸或铁蛋白升高等）、血液/尿液/粪便中相应的卟啉物质增加，以及基因分析结果，可以明确诊断。

4. 这个病能治疗吗？怎样治疗？

不同的卟啉病治疗方案有所不同。总体来讲，皮肤型卟啉病以保护皮肤为主，应避免光照，可服用β-胡萝卜素，同时避免可能诱发或加重病情的因素，如酒精、铁剂、雌激素等。合并铁过载者可以放血或去铁治疗，合并肝损害者可以对症治疗，严重者可以行人工肝或肝移植。有溶血者行脾切除术可减轻症状。神经症状型卟啉病在发作期主要以支持治疗为主，维持体液平衡和纠正电解质紊乱，特别是低镁血症和低钠血症，缓解腹痛，改善精神症状及神经症状，补充葡萄糖以抑制ALA合成酶，输注血红素也有一定疗效。混合型卟啉病治疗需要兼顾各系统症状，综合有腹痛和神经系统表现的急性间歇性卟啉病以及有皮肤光敏性症状和肝损伤表现的原卟啉病，以及其他亚型卟啉病的治疗方法。获得性卟啉病要去除引起卟啉堆积的因素，并对症治疗。

5. 得病后患者需要注意什么？

避免诱发或加重卟啉病急性发作的因素，维持均衡饮食，避免长时间禁食或节食，准备进行手术的患者需要告知医生其所患疾病，充分评估手术风险。定期随访，行肾脏、肝脏、神经、骨代谢、心理等多系统评估。频繁发作的女性患者妊娠期需要接受监测。

6. 这个病会影响患者的家人吗？

大部分卟啉病为遗传性疾病，其遗传方式包括常染色体显性遗传、常染色体隐性遗传和 X 连锁隐性遗传，导致发病的基因多遗传于其父亲或母亲，也可以是自己的基因自发突变导致。如为常染色体显性遗传，患者所生的子女中，有 50%的概率仍然罹患此病；对于常染色体隐性遗传和 X 连锁隐性遗传疾病，所生子女患有此病的概率取决于配偶是携带者还是正常人。

7. 这个病对患者今后的生活有什么影响？

部分卟啉病患者可出现神经系统受累，导致瘫痪，影响正常的生活、工作。反复发作和慢性疼痛可以对生理和情绪产生重要影响，其生活质量由于急性发作、慢性疼痛、疲劳、焦虑和抑郁而严重下降。根据类型有所不同，大多数患者经过对症治疗可缓解，部分引起脏器功能衰竭者预后较差。

8. 为什么会得这个病？

与人类血红素合成有关的卟啉色素包括尿卟啉、粪卟啉和原卟啉。原卟啉与铁结合便形成血红素。合成血红素所需的酶主要存在于幼稚红细胞和肝细胞，其他组织中含量很少。正常时甘氨酸与琥珀酰辅酶A在氨基酮戊酸合成酶作用下合成δ-ALA，经一系列改变最后形成卟胆原。除极少数卟胆原可自行转变为尿卟啉原外，多数卟胆原在卟胆原脱氨酶和尿卟啉原辅合成酶作用下合成尿卟啉原，再转化为粪卟啉原、原卟啉原Ⅸ，最后形成原卟啉Ⅸ，后者在血红素合成酶催化下与二价铁结合成血红素。在一系列酶促反应中，不同酶的缺陷可引起不同的卟啉病。

当血红素生物合成途径的酶缺乏时，其底物和血红素前体可积聚在骨髓或肝脏。血液中这些血红素前体增多，并被转运至其他组织，随尿和粪排出体外。某些卟啉病，尤其是早期卟啉前体ALA、PBG升高的卟啉病，可损害神经，出现多种症状，如腹痛、肌无力，后者可发展为肌麻痹。推测神经症状的发病机制有过多血红素中间产物在神经系统作用，或神经系统缺乏血红素合成。但ALA和其他血红素代谢产物未证明有神经毒性，患者神经组织未发现有血红素缺乏。确切发病机制还不清楚。

9. 得了这个病应该到医院找哪个科室的医生诊治?

对于怀疑卟啉病患者，应首先到血液科或皮肤科专家就诊，有神经系统症状的患者需神经科医生会诊，慢性疼痛患者需疼痛学专家指导治疗。

（邱正庆　王伟　中国医学科学院北京协和医院儿科）

93 Prader–Willi 综合征

1. 什么是 Prader–Willi 综合征？

Prader–Willi 综合征（Prader–Willi syndrome，PWS）曾称为隐睾–侏儒–肥胖–智力低下综合征、肌张力减退–智力减退–性腺功能减退–肥胖综合征、普拉德–威利综合征，俗称小胖威利或机器猫病。患者早期以肌张力减低和喂养困难为主要临床特征；幼儿期后以肥胖、性发育不良、智力发育迟缓为主要临床特征。国外报道该综合征的发病率为 1/15000～1/35000。

2. 这个病最常或最早会出现哪些异常？这个病最常出现什么症状和体征？

Prader–Willi 综合征患者出生后最常见表现有肌无力（肌张力低下），由于肌无力继而出现哭声弱、吮吸及喂养困难；同时可以发现智力发育迟缓（智商平均约 70 分，正常＞75 分），特殊面容（双额径窄、面颊丰满、杏仁眼、外眼角上斜、上唇薄、嘴角向下、颌小畸形），皮肤比较白，头发比较黄，唾液黏稠，嘴角可结痂，隐睾（睾丸在腹腔或腹股沟等地，未降落到阴囊）或阴唇发育不良。孕期有母亲诉胎动少，臀位较多，剖宫产率高。

患者 1～2 岁开始食欲暴增，开始出现肥胖，并成为突出问题，可为致命性，在青春期或青春期前即出现肥胖相关的代谢综合征，如糖尿病、高血脂、高血压、冠心病、脑卒中等。身材矮小呈矮胖外观，小手脚。部分性发育不良（隐睾、性发育落后或不发育）；还常伴睡眠紊乱、睡眠呼吸暂停、气道梗阻（打呼噜）。1/4～1/3 患者会出现脊柱侧弯。轻/中度神经发育延迟或学习障碍，以及行为问题，如易怒、强迫行为、好争辩、对抗、程序化行为、语言重复、偷窃和撒谎；有自损皮肤现象。

3. 有确诊的方法吗？怎么确诊？

Prader–Willi 综合征可以临床诊断，并有遗传方法进行确诊。患者采血进行 15q11.2－q13 区带甲基化检测（甲基化特异性聚合酶链式反应，MS－PCR）即可确诊；如果结合染色体芯片（CMA）、荧光原位杂交（FISH）或甲基化特异性的多重连接依赖的探针扩增法（MS－MLPA）、基因测序等方法还可以进一步分型。

4. 这个病能治疗吗？怎样治疗？

至今没有治愈 Prader–Willi 综合征的方法。由于 Prader–Willi 综合征患者存在有多方面的问题，需要根据患者情况而进行个体化治疗，需要家长和社会多方参与。总的原则包括正确喂养和饮食、矫正发育行为、提高运动技巧、提高生存质量。

药物方面，国内外建议早期使用重组人生长激素（rhGH）治疗以增加身高、控制肥胖。性发育不良或不发育可予以性激素替代治疗。国外也有一些控制食欲、改善心理行为的药物研究，部分已在临床试验阶段。男孩隐睾需要手术矫正。脊柱侧弯可以支架等矫正，严重者可能需要手术治疗。

5. 得病后患者需要注意什么？

由于不同年龄段患者临床表现有所差异，故关注重点也不同。新生儿和婴儿期（1 岁内）主要解决喂养困难问题，早期可采用大孔眼、少量多次的奶瓶喂养以解决营养摄入不足，必要时采用短期鼻饲。1 岁后发育延迟成为主要问题，包括运动、语言发育落后，可早期适当锻炼、康复治疗，以改善认知、发育落后及语言问题。2～3 岁后注意解决肥胖（摄食）相关的行为问题、睡眠紊乱问题。严格控制饮食和加强运动，将体重控制在正常范围。同时注意一些良好习惯的培养，矫正行为异常。

6. 这个病会影响患者的家人吗?

Prader–Willi 综合征患者多为精子、卵子或受精卵形成时发生异常，因此 Prader–Willi 综合征患者父母再生育，其子女再发 Prader–Willi 综合征风险比较低，很少有家庭聚集性。Prader–Willi 综合征再发风险与还与其类型有关，印迹基因缺失和母源单亲二倍体导致的 Prader–Willi 综合征再发风险很低，一般低于 1%。而印迹中心突变和印迹基因点突变导致的 Prader–Willi 综合征再发风险很高，达 50%。极少数父母有染色体易位、生殖细胞嵌合体，后代再发风险也比较高。因此，对 Prader–Willi 综合征患者家长有再生育子女愿望的，可进一步通过高分辨染色体和荧光原位杂交等检查，排除上述情况。

Prader–Willi 综合征患者部分有生育功能，但由于本身有智力、情感、行为等问题，一般不建议生育。女性 Prader–Willi 综合征患者，与正常人结婚生育，后代约 50%是天使综合征（angelman syndrome）患者；男性 Prader–Willi 综合征患者，与正常人结婚生育，后代约 50%还是 Prader–Willi 综合征患者。

7. 这个病对患者今后生活有什么影响?

Prader–Willi 综合征严重影响患者的生活质量，智力平均约 70 分（正常＞75 分），影响其接受学校教育机会，社会参与能力不足，也是导致其较多心理行为问题的原因之一。

目前还少有平均寿命的报道。婴幼儿期喂养困难和肺换气不足是危害生命的高危因素，呼吸道感染往往较普通人严重且不易控制；5～6 岁后（包括成人期），肥胖及其并发症是主要死亡原因。近些年，随着人们及临床医师对 Prader–Willi 综合征的认识加深，早期诊断和合理治疗已经大大减轻喂养困难，且大大降低了肥胖导致的死亡概率，提升了生存治疗，延长了寿命。

8. 为什么会得这个病?

Prader–Willi 综合征表型的机制尚不明了，可能与下丘脑功能紊乱或新陈代谢障碍有关。该区段存在仅父源表达的 *SNRPN*、*NDN*、*MAGEL2*、*MKRN3* 和 *C15orf2* 等印迹基因。SNRPN 位于印迹中心区域，可编码 5 种 snoRNAs，被认为与 Prader–Willi 综合征表型有密切关系，也是最可靠的诊断位点，可检出绝大多数 Prader–Willi 综合征，并可用于产前诊断。这是一种父亲来源 15 号染色体长臂 11.2－13（15q11.2－q13）区带基因缺失所致的罕见遗传病。正常人 15q11.2－q13 区带大部分基因仅仅父亲来源表达，母亲来源不表达（沉默或失活）。患者由于父亲来源 15q11.2－q13 区带缺失，仅留有不表达的母源，相关基因就不能表达发挥作用，从而引起一系列表现。

Prader–Willi 综合征按照遗传变异不同大致可分为 3 型。

（1）缺失型：父源 15q11－q13 缺失，仅留 1 份母源 15q11－q13，约占 70%。依据近端断裂点不同，可分为Ⅰ型缺失（del Ⅰ）、Ⅱ型缺失（del Ⅱ）等；

（2）母源单亲二倍体（uniparental disomy，UPD）：指患者含有两条母源 15 号染色体，而不含父源 15 号染色体，约占 25%；

（3）印迹中心突变：调控 15q11.2－q13 区带基因失活的印迹中心缺失

或突变等，患者比例<5%。

9. 得了这个病应该到医院找哪个科室的医生诊治?

对疑似 Prader–Willi 综合征患者，如果还没有满月，一般由新生儿科医生接诊，此后建议首先到内分泌（遗传）科就诊。当然，由于本病累及喂养、生长发育、智力发育、肥胖、隐睾、睡眠呼吸障碍、脊柱侧弯等多方面问题，或需要康复治疗，需要请相关科室医生会诊，共同解决问题。

（邹朝春　浙江大学医学院附属儿童医院内分泌科）

94　原发性联合免疫缺陷

1. 什么是原发性联合免疫缺陷?

原发性联合免疫缺陷通常称为联合免疫缺陷（combined immunodeficiency，CID），是一组 T 细胞功能缺陷伴或不伴有 B 细胞功能缺陷的遗传性疾病，同时影响患者的体液免疫和细胞免疫系统。

联合免疫缺陷是原发性免疫缺陷病分类中的第一大类，又分为重症联合免疫缺陷（severe combined immunodeficiency，SCID）和比重症联合免疫缺陷临床症状更轻的联合免疫缺陷。重症联合免疫缺陷有 T－B+型及 T－B－型两类。国外联合免疫缺陷总患病率为 1/58000～1/100000 活产婴。由于多数责任基因为常染色体隐性遗传模式，中东地区近亲结婚现象高发，因此发病率较高，约为 1/10000 活产婴。目前尚缺乏亚洲人群及国内的大样本流行病学数据。

2. 这个病最常或最早会出现哪些异常？这个病最常出现什么症状和体征?

联合免疫缺陷患儿通常为婴儿期（<6 月龄）起病，主要的临床表现为反复感染，病原体涉及细菌、病毒、真菌甚至寄生虫等，如接种活疫苗后播散性感染、反复肠道感染、鹅口疮、肺炎、皮肤化脓等。大多数患儿还有体格发育落后，部分可出现自身免疫性疾病、过敏性疾病、特殊面容或畸形、肿瘤等。

3. 有确诊的方法吗？怎样确诊?

联合免疫缺陷的诊断依靠临床表现、基因诊断和功能试验。目前已发现 49 个不同基因导致的 46 种联合免疫缺陷。不同病种的临床表现不同，确诊需要检测其相应的基因，二代测序技术的应用可以同时检测多个相关基因进行诊断。对 T 细胞受体重排剪切环（TREC）的定量检测可用于联合免疫缺陷的新生儿筛查。流式细胞术等也可用于检测 T、B、NK 细胞的功能及免疫分型而协助诊断。

4. 这个病能治疗吗？怎样治疗？

联合免疫缺陷病情凶险，需要在专门的儿科病房隔离治疗。①造血干细胞移植或脐血移植：是目前最主要的根治性治疗方式，应在条件允许时尽早进行。目前造血干细胞移植成功率高达于 90%。②基因治疗：有研究对部分类型如 γc 缺陷及腺苷脱氨酶缺陷的患者尝试了基因治疗方案，可维持免疫功能稳定，并延长生存时间。基因治疗未来有可能应用于更多的病种。③酶替代治疗：对于腺苷脱氨酶缺陷患儿可应用腺苷脱氨酶进行酶替代治疗，但免疫功能的纠正不完全，且治疗效果差异较大。④对症支持治疗：抗生素应用、输注丙种球蛋白、营养支持等。

5. 得病后患者需要注意什么？

确诊患儿要特别护理，注意个人及环境卫生，避免交叉感染；避免活疫苗的接种；尽量保证营养充足，确保患儿的营养状态良好，为造血干细胞移植做准备。

6. 这个病会影响患者的家人吗？

多数联合免疫缺陷为常染色体隐性遗传（AR），少数为常染色体显性遗传（AD）及 X 连锁隐性遗传（XR）。对于常染色体隐性遗传模式的疾病，患者的兄弟姐妹有可能发病；应避免近亲婚配；非近亲结婚的患者的后代一般仅为携带者，不发病。对于常染色体显性遗传模式的疾病，后代有 50%

的概率发病。对于 X 连锁隐性遗传模式的疾病，通常患儿母亲为携带者，不发病；携带者的男性后代有 50%的概率患病，女性后代 50%的概率为携带者。对有家族史的人群，生育后代前应进行遗传咨询，必要时进行产前诊断。

7. 这个病对患者今后生活有什么影响？

重症联合免疫缺陷病情凶险，预后不佳，未有效治疗的患儿往往 1 岁内死亡。经造血干细胞移植的患者预后与移植时的感染状态密切相关，未感染的患者可达到超过十年的生存期，但存在感染的患者十年生存率仅有 50%左右。脐血移植的患者 5 年生存率与造血干细胞移植类似或略低。

8. 为什么会得这个病？

联合免疫缺陷是由于基因突变所导致。截至 2017 年 2 月，国际免疫联盟协会收录联合免疫缺陷有 46 种，涉及基因 49 种，不同的基因突变会导致不同种类的联合免疫缺陷。

9. 得了这个病应该到医院找哪个科室的医生诊治？

绝大多数联合免疫缺陷患者在婴幼儿期即起病，应首先到具有儿童风湿免疫专科的儿童医院或综合性医院的儿科就诊，由儿童风湿免疫专科进行确诊及治疗，进一步可到儿童血液专科进行造血干细胞移植或到遗传专科进行遗传咨询及产前诊断。

（宋红梅　王薇　中国医学科学院北京协和医院儿科）

95　原发性遗传性肌张力不全

1. 什么是原发性遗传性肌张力不全?

肌张力不全（dystonia）是指患者维持的姿势处于极度活动状态，伴随收缩肌和拮抗肌的同时收缩，静态体检肌肉张力正常。见于不同疾病，其中原发性遗传性肌张力不全是一组基因突变导致的运动异常性疾病。临床表现变异度很大，可从严重的儿童表型到成人轻症的基因携带者，不同类型症状重叠。

2. 这个病最常或最早会出现哪些异常? 这个病最常出现什么症状和体征?

原发性遗传性肌张力不全最常见的症状是肢体出现持续性或发作性的姿势异常。根据症状分布可以把肌张力不全区分为：①局灶型：最为常见，是身体单一部位肌张力不全，如眼睑痉挛表现为快速眨眼或不自主的眼睑痉挛，伴眼部干涩，在光照、紧张和与人交流时加重。可表现为眼睑痉挛合并口舌肌张力障碍。口–下颌肌张力不全表现为言语含混、流涎、吞咽和咀嚼困难、疼痛，伴随颈部肌张力不全。喉部肌张力不全呈内收型痉挛性发声障碍，表现为声带紧张或声调变低。痉挛性斜颈表现为头部扭转向一侧，前屈或后仰，有时造成疼痛和眼睑痉挛。手指肌张力不全表现为书写时出现手指的痉挛；②节段型：两个或两个以上相邻部位肌群受累的肌张力不全，可以是出现两个或者更多的颅颈部肌群受累，或者是颈部和躯干肌受累，或者上肢和躯干肌受累，或者下肢和躯干肌肉累及。③多节段型：两个或多个非相连的躯体节段受累，有的患者出现偏侧上肢下肢受累，这种偏身型肌张力不全是多节段型的一个特殊表现。④全身性肌张力不全：下肢和其他节段的合并受累。

许多原发性遗传性肌张力不全多起自下肢开始出现症状，随病情发展自一侧肢体扩布到其他肢体或中轴肌肉，进展为全身性肌张力不全，咽喉和头颅的肌肉不受累。也有些类型自头颈部肌肉起病，随后进展至躯干和四肢肌肉。肌张力不全可以由运动诱发，症状也可以出现波动性。

3. 有确诊的方法吗？怎样确诊？

原发性遗传性肌张力不全主要通过临床表现和基因检查确诊。首先是病史和体检诊断患者存在肌张力不全；而后通过血、尿毒素筛查，头颅 MRI 或 CT 除外继发性肌张力不全，对怀疑为家族性或遗传性肌张力不全的患者，采用二代测序基因检查，明确其遗传学类型。

4. 这个病能治疗吗？怎样治疗？

局灶性肌张力不全可以采取肉毒杆菌毒素肌内注射方法，可以减少肌肉的过度收缩，改善异常姿势，平均 3～4 月一次。口服药物包括帕金森类药物、氯硝西泮、钠通道阻滞剂都可以使用，其中多巴反应性肌张力不全需要采取增加多巴胺的药物，而运动诱发性肌张力不全可以给予钠通道阻滞剂。但全身性肌张力不全一般比较严重，药物反应差。可选择经颅磁刺激，或最终采取脑深部电刺激治疗。此外物理治疗、语言治疗和按摩、体疗等有助于患者改善运动和缓解疼痛。心理支持、静坐、深呼吸、生物电反馈治疗和瑜伽等可不同程度地缓解精神紧张。

5. 得病后患者需要注意什么？

口－下颌活动障碍导致咀嚼吞咽困难、进食量减少和误吸。肌张力不全在紧张疲劳和焦虑时可诱发或加重。合并抑郁、焦虑情绪可影响患者社交生活，因此在生活方式上可以通过触摸肢体暂时缓解肌肉痉挛。

6. 这个病会影响患者的家人吗?

部分类型的肌张力不全具有常染色体显性遗传，后代有 50%的概率遗传到缺陷基因，且男女概率均等，但少数携带基因的患者也不一定发病。少数常染色体隐性遗传者具有隔代遗传规律，后代有 25%的机会发病，且男女概率均等。

7. 这个病对患者今后生活有什么影响?

肌张力不全由于出现姿势异常，给日常生活带来影响，眼睑痉挛可干扰视物，书写痉挛导致书写困难，下肢肌张力不全导致行走障碍。日常生活和行为能力受限。早期发病和下肢起病者提示预后不良。

8. 为什么会得这个病?

全身性肌张力不全以及少数局灶和节段性患者需要除外继发性因素。少数类型的原发性遗传性肌张力不全的遗传缺陷并不明确。多数患者和基因突变有关系，发现的基因被命名为肌张力不全基因，并进行排序，为 1、2、3 等，也有的基因被命名为不同蛋白的编码基因。目前认为肌张力不全发病与基底节功能障碍有关，部分患者可见到纹状体多巴胺摄取下降和豆状核代谢旺盛。

9. 得了这个病应该到医院找哪个科室的医生诊治?

肌张力不全的诊断主要由神经内科医生和遗传专业医生进行，确诊后的治疗中还需要物理治疗师和精神科专业医生的参与。建议基因变异明确的患者同胞及其他家庭成员进行携带者检测。患者父母或本人再次生育前，应到有条件的机构进行遗传咨询。女性再次妊娠时，可在孕早期到有产前诊断资质的医院产科就诊，进行产前诊断。

（张巍　北京大学第一医院神经内科）

96 原发性轻链型淀粉样变

1. 什么是原发性轻链型淀粉样变?

原发性轻链型淀粉样变（primary light chain amyloidosis）属于淀粉样变。淀粉样变是一个通用术语，指的是细胞外组织有由特殊蛋白前体形成的难以降解的淀粉样沉积物。

人类至少有 30 种淀粉样纤维的蛋白质前体可导致淀粉样变。其分类和命名主要根据致病的前体蛋白，分为：①轻链型（AL 型），构成蛋白为单克隆免疫球蛋白轻链（light chain）。病因不明者为原发性，继发性主要见于多发性骨髓瘤等浆细胞病。②AA 型，构成蛋白为血清淀粉样蛋白 A，继发于慢性炎症，如结核、慢性化脓性疾病、类风湿关节炎和地中海热。③其他，如遗传性淀粉样变性、透析相关性淀粉样变性、年龄相关性（老年性）系统性淀粉样变性、器官特异性淀粉样变性（如阿尔茨海默病）等。

在包括我国在内的多数国家，AL 型是系统性淀粉样变性中最常见的类型；而在少数国家（如土耳其），AA 型淀粉样变性则更常见。

2. 这个病最常或最早会出现哪些异常？这个病最常出现什么症状和体征?

原发性轻链型淀粉样变是一种系统性疾病，通常见于老年人，早期临床表现缺乏特异性。根据累及的器官，可表现出多种症状或体征，包括蜡样皮肤和易发瘀斑、肌肉增大（如舌和三角肌）、低血压、心律失常和心力衰竭、肝肿大、大量蛋白尿、神经系统异常、凝血功能受损等。

肾脏受累最常表现为无症状性蛋白尿和肾病综合征，晚期可出现肾衰竭。40岁以上肾病综合征患者，血尿不突出，若有以下任一条表现即应高度怀疑原发性轻链型淀粉样变：体重下降或严重肾病综合征时体重不变；低血压或收缩压/舒张压较发病前下降≥20mmHg；肝、脾肿大，舌体肥大或心肌肥厚；血、尿免疫固定电泳发现单克隆轻链。

3. 有确诊的方法吗？怎样确诊？

原发性轻链型淀粉样变是由来源于免疫球蛋白轻链片段的蛋白质发生沉积导致。95%以上的患者可通过免疫固定电泳和血清游离轻链（free light chains，FLC）测定检测出尿液和/或血清中存在单克隆蛋白。骨髓活检可以发现单克隆浆细胞，但仅发现单克隆轻链蛋白还不足以做出轻链型淀粉样变性的诊断。

尽管病史、临床表现、实验室检查及影像学可能会提示淀粉样变的存在，但只有通过组织活检才能确诊淀粉样变。对于非单一器官受累患者可采用脂肪活检；对于受累器官数量有限的患者，建议对特定受累部位（肾脏、肝脏和腕管）进行活检。

淀粉样沉积物在光学显微镜下表现为无定形的透明物质（棉花糖样），刚果红染色在偏振光下产生绿色双折射是最特异的诊断方法。在电子显微镜下，沉积的纤维直径为8～10nm，笔直且无分支。某些情况下，免疫组织学可用于鉴定构成蛋白的类型。对活检标本进行氨基酸序列测定或质谱法来直接识别淀粉样沉积物中的蛋白质，是揭示淀粉样蛋白类型最直接的方法，此类技术正在进入临床。

4. 这个病能治疗吗？怎样治疗？

原发性轻链型淀粉样变的治疗目的是控制浆细胞病（单克隆轻链产生），包括化疗（如马法兰联合激素、沙利度胺或硼替佐米）、自体干细胞移植及对症治疗。

目前对于原发性轻链型淀粉样变最佳治疗方案的选择尚无定论，治疗应综合考虑患者的具体病情和医疗单位的技术条件予以决定。

5. 得病后患者需要注意什么？

原发性轻链型淀粉样变患者宜及时病理活检、明确诊断后开始治疗。

对于活检证实淀粉样变且满足定义明确的浆细胞病（如多发性骨髓瘤或者 Waldenström 巨球蛋白血症）标准的患者，不需要进行进一步的诊断性试验。不确定是否具有浆细胞病的患者应进一步进行检测以确定血清和/或尿液中是否存在单克隆蛋白，可将血清游离轻链含量作为治疗的基线。应同时完善检查评估多系统损害、并发症。

血液科化疗基础上多学科合作必不可少。同时，应避免感染、限盐、营养支持、消肿、治疗合并症等。若不能有效控制原发病，器官移植常无益。

6. 这个病会影响患者的家人吗？

原发性轻链型淀粉样变一般没有遗传性，不影响家人。但在非 AL 型中，存在家族遗传性淀粉样变。

7. 这个病对患者今后生活有什么影响？

原发性轻链型淀粉样变患者的自然预后差，中位生存时间约为 18 个月；而且治疗困难，常不理想，干细胞移植患者的 5 年生存率约为 80%。患者死亡的主要原因是心血管合并症、原有疾病进展及感染。

8. 为什么会得这个病？

原发性轻链型淀粉样变由浆细胞病引起，是由来源于免疫球蛋白轻链片段的蛋白质发生沉积所致。前体是免疫球蛋白轻链，可为 κ 和 λ 轻链，可溶性前体蛋白构象改变（主要产生反平行 β-折叠结构），形成不溶性多聚体，即淀粉样纤维。浆细胞病导致淀粉样前体蛋白产生增加，而基因突变导致蛋白结构改变、分子伴侣和裂解途径失效导致蛋白质折叠异常也可能参与其中。

9. 得了这个病应该到医院找哪个科室的医生诊治？

由于原发性轻链型淀粉样变可累及全身多个系统和器官，患者可能就诊于几乎所有科室，如表现为舌体肥大（巨舌）、言语不清就诊于口腔科，皮肤结节和瘀斑（如浣熊眼）就诊于皮肤科，视力和听力损失就诊于眼科和耳鼻喉科，心律失常、心绞痛、心力衰竭、低血压就诊于心内科，持续性胸腔积液、声音嘶哑、气道梗阻就诊于呼吸科，便秘、腹泻、消化道出血就诊于消化科，蛋白尿、水肿、肾功能不全就诊于肾内科，贫血、肝脾大就诊于血液科，周围神经痛、阳痿、排汗障碍就诊于神经内科、内分泌科、泌尿外科，关节肿痛、腕管综合征就诊于骨科或风湿免疫科等。

一旦怀疑该病，应积极完善病理活检明确诊断，并推荐至血液科专家进一步诊治。

确诊患者后，应多科协作，以提高患者的生存时间和生存质量。

（刘刚　周绪杰　北京大学第一医院肾内科）

97 进行性家族肝内胆汁淤积症

1. 什么是进行性家族肝内胆汁淤积症？

进行性家族肝内胆汁淤积症（rogressive familial intrahepatic cholestasis，PFIC）是一种常染色体隐性遗传性肝细胞性胆汁淤积症，发病率为1/50000～1/100000。进行性家族肝内胆汁淤积症根据突变的编码肝细胞膜转运蛋白的基因不同分为三型：1 型是 *ATP8B1* 基因突变所致；2 型是 *ABCB11* 基因突变所致；3 型是 *ABCB4* 基因突变所致。但是，有不超过 10%的患者只发现有 1 个变异的等位基因，甚至没有发现基因突变，这可能与基因的调控序列突变，或者某个与基因转录/蛋白质运输有关的基因突变，或者有尚未发现的其他胆汁形成基因突变有关。

2. 这个病最常或最早会出现哪些异常？这个病最常出现什么症状和体征？

由胆汁淤积所致的黄疸和皮肤瘙痒是进行性家族肝内胆汁淤积症最为常见和典型的症状，其黄疸和皮肤瘙痒等症状有间歇性反复发作的特点。瘙痒程度不一定与黄疸程度一致，而是取决于胆盐在体内蓄积的程度，并且药物治疗效果欠佳。

进行性家族肝内胆汁淤积症多在新生儿时期或者 1 岁内发病，其中 1 型多在婴儿期发病，主要表现为进行性加重的黄疸，瘙痒是其突出和特征性表现，大便呈白陶土色；2 型可在新生儿至婴儿早期发病，发病初期病情即较重，进展快，生后数月即出现持续性黄疸，肝脏损伤，这一型较易出现胆结石，并常常在生后 1 年内迅速发生肝衰竭甚至肝癌。3 型的发病年龄个体差异较大，可在新生儿后期乃至成年早期发病，主要表现为进行性胆汁淤积，但发展相对缓慢。

继发于胆汁淤积的症状还有严重的脂肪吸收不良与腹泻，由于脂肪吸收不良而导致的脂溶性维生素吸收障碍进一步导致佝偻病、身材矮小、青春期发育落后等发育迟缓表现，多数病例有杵状指，几乎所有患儿有肝、脾增大表现。因肝功能不良，部分患儿可有凝血因子缺乏导致的出血倾向。

3. 有确诊的方法吗？怎样确诊？

确诊进行性家族肝内胆汁淤积症首先要有家族史和典型的临床表现，即间歇性黄疸、瘙痒、杵状指、佝偻病、肝脾大等；第二有相关的血生化、凝血功能、影像学、肝组织穿刺活检，最终进行基因分析确诊。

4. 这个病能治疗吗？怎样治疗？

进行性家族肝内胆汁淤积症主要有药物治疗、部分胆道外分流术和肝移植这三大类治疗方法。

首选药物治疗，可以选用熊去氧胆酸，促进胆汁排出，减少体内的胆汁含量，缓解胆汁蓄积对肝细胞的损伤；胆色胺，能减轻瘙痒，并促使肠道中脂肪的乳化、吸收；中链三酰甘油可减少肠道排出脂肪。同时需要大剂量补充脂溶性维生素，对改善高胆红素症、脂溶性维生素吸收不良、佝偻病等有明显效果。

手术可以采取部分胆道外分流术或回肠旁路术，帮助体内蓄积的胆汁排出，目前认为这两种方法一定程度上可以延迟甚至取代肝移植。

肝移植是治疗进行性家族肝内胆汁淤积症最有效的方法。但部分 1 型患儿肝移植后可以复发；其肝外表现，如腹泻、肝脂肪变性和身材矮小等表现在成功胆汁分流术后或肝移植后非但不改善反而恶化。

5. 得病后患者需要注意什么？

进行性家族肝内胆汁淤积症确诊的患者应定期到医院检查，一方面监测其生长发育状况，另一方面监测干预和治疗的效果，尤其是血胆红素的水平和肝功能情况，以跟踪是否出现肝脏甚至多系统的损害，以确定进一步的治疗方案。

加强生活护理和饮食管理非常重要：如保持皮肤的滋润，有助于缓解皮肤瘙痒的症状；摄入充足的热量，总热量应为每日推荐量的125%左右。膳食脂肪供给应以中链三酰甘油为主，因中链三酰甘油的吸收不依靠胆盐，有助于改善患儿的营养状态。积极补充脂溶性维生素：口服维生素 A 5000～25000 IU/天；维生素 D 400～800 IU/天；维生素 E 50～100 IU/天；维生素 K 2.5～5 mg/天，或每 3～4 周静脉注射维生素 K 2～5 mg。保证充足的阳光照射和膳食钙（800～2000 mg/d）的摄入。注意低脂饮食。定期评估患儿的血清维生素水平非常重要，以明确各种维生素缺乏的情况，并据此相应地调整补充维生素的剂量。

6. 这个病会影响患者的家人吗？

进行性家族肝内胆汁淤积症属常染色体隐性遗传病，父亲和母亲均是致病基因的携带者，患者生育的子女有 1/4 的概率仍然罹患此病，在他们表型正常（即未患病）的子女中，无论男孩或女孩，均有 2/3 的概率是携带者。也有可能仅有 1 个变异的等位基因，甚至没有基因突变，因此这部分患者如果能够存活至成年并生育，不会影响后代。

7. 这个病对患者今后生活有什么影响？

进行性家族肝内胆汁淤积症的最终结局取决于其亚型及基因缺陷的严重程度。如果在发展成肝硬化之前给予早期治疗，患儿对熊去氧胆酸和部分胆汁分流术治疗有效率为 30%和 70%～80%。瘙痒等症状可影响患者生活质量。

进行性家族肝内胆汁淤积症 3 型患者易发生胆道结石。如果女性患者在没有进行肝移植的情况下存活至成年，在妊娠过程中不要停止应用熊去氧胆酸，因其可降低孕妇发生严重妊娠期肝内胆汁淤积症的风险。由于进行性家族肝内胆汁淤积症 2 型的患者有在 1 岁内发生肝癌高风险，因此需要密切监测，至少每 6 个月检测一次甲胎蛋白，每年进行一次肝脏超声检查。

门静脉高压症、肝硬化、肝衰竭、肝细胞癌是导致死亡的主要原因，多数患儿于学龄前死亡。

8. 为什么会得这个病？

进行性家族肝内胆汁淤积症是一种常染色体隐性遗传病，患者父母均携带了编码肝细胞毛细胆管面的肝细胞膜转运蛋白相关的致病基因，并遗传给患者，导致患者胆汁从肝细胞分泌至毛细胆管的过程出现缺陷。也可以仅有 1 个变异的等位基因，甚至没有基因突变。

位于 18 号染色体编码家族肝内胆汁淤积相关蛋白 1（FICl）的 *ATP8B1* 基因突变导致 1 型进行性家族肝内胆汁淤积症；进行性家族肝内胆汁淤积症 2 型是位于 2 号染色体编码胆盐排泄泵（BSEP）的 *ABCB11* 基因突变所致。胆盐排泄泵是位于肝细胞毛细胆管膜上的胆盐转运蛋白，其缺陷可导致胆盐分泌减少、胆流降低，肝细胞内胆盐聚集，最终造成肝细胞损伤；进行性家族肝内胆汁淤积症 3 型是位于 7 号染色体编码多耐药糖蛋白 3（MDR3）的 *ABCB4* 基因突变所致，该蛋白主要在肝细胞毛细胆管膜表达，是磷脂转运器。

9. 得了这个病应该到医院找哪个科室的医生诊治？

疑似进行性家族肝内胆汁淤积症的患者，首先就诊的科室大多是小儿内科，进一步确诊和精准治疗应该根据患者的年龄，到小儿内科或成人消化内科就诊和定期随诊。当考虑是否需要外科手术时，应该尽早请小儿外科或成人肝胆外科以及肝移植科大夫会诊，共同商讨，决定进一步治疗方案。

（崔红　首都医科大学附属北京友谊医院儿科）

98 进行性肌营养不良

1. 什么是进行性肌营养不良?

肌营养不良（muscular dystrophy）是一组引起进行性肌无力和肌萎缩的遗传病，有一些主要是男孩发病，另一些男女都可以发病。大部分于儿童期起病，但也有一些到成年才出现症状。因为这组疾病的病情都是在缓慢加重的，因此又称为进行性肌营养不良。根据发病年龄、遗传方式、受累的肌肉和症状的不同，又分为很多亚型，常见的有Duchenne型和Becker型假肥大型肌营养不良、Emery－Dreifuss肌营养不良、强直性肌营养不良、肢带型肌营养不良、面肩肱肌营养不良，还有儿童发病的先天性肌营养不良以及老年发病的眼咽型肌营养不良等。假肥大型肌营养不良是最常见的肌营养不良，也是最常见的遗传性神经肌肉病。

2. 这个病最常或最早会出现哪些异常? 这个病最常出现什么症状和体征?

绝大部分类型肌营养不良最初的症状是出现进行性发展的四肢肌无力。不同类型的肌营养不良发病表现存在很大差异，新生儿和儿童发病的患者主要表现为运动发育延迟，有时候称为“松软儿”，在儿童和青少年发病的患者表现为上楼和蹲起费力，走路摇摆。青少年和成年发病的强直性肌营养不良主要表现为手发僵，肢带型肌营养不良以四肢近端无力为主，面肩肱肌营养不良主要表现为上肢上举费力伴随肩胛骨翘起，眼咽型肌营养不良主要表现为眼睑下垂和吞咽困难，Emery－Dreifuss肌营养不良伴随有踝关节、膝关节或肘关节不同程度的挛缩。

3. 有确诊的方法吗？怎样确诊？

肌营养不良的确诊方法主要依靠特征性表现和突变基因检测。当肌纤维破坏了，就会有很多蛋白释放出来，比如血清肌酸激酶会增高，通常会抽血查肌酶谱来帮助诊断，肌活检是取一小块肌肉组织切片染色后在显微镜下观察，能帮助我们确认是否存在肌营养不良样病理改变。确诊肌营养不良的金标准是抽血进行基因检测。

4. 这个病能治疗吗？怎样治疗？

肌营养不良目前没有特效根治的办法，但通过康复和适当的药物治疗可以使部分类型的肌营养不良获得改善。比如假肥大型肌营养不良可以应用小剂量糖皮质激素口服以延缓疾病的发展；物理治疗和适量运动对很多患者有益；另外，支具、轮椅及其他辅助设施能够帮助患者。应进行多器官系统评估，包括骨骼肌功能、心肺功能、脊柱与关节改变、消化道功能、生长发育状态、认知精神心理状态，明确患者所处的病情阶段及其他器官系统损害的程度，制定相应的个体化综合管理干预措施并随访评估与治疗，预防各种并发症，保证良好的营养状况。

5. 得病后患者需要注意什么？

肌营养不良患者应避免与患明显呼吸道或其他传染性疾病的人群接触。应接种流感病毒疫苗和其他常规疫苗。注意预防关节挛缩和骨折。一些肌营养不良可以引起心脏、肺部和其他器官功能改变，需要定期复查。坚持康复训练，加强营养，监测心肺功能，及时调整治疗方案。

6. 这个病会影响患者的家人吗?

因为这组疾病均为遗传病，致病基因由父母一方或双方以特定的遗传方式遗传给子女，因此应该了解具体亚型的遗传方式。X 染色体基因突变的肌营养不良可以遗传给儿子，所生男孩 50%的概率为该病患儿，这叫 X 连锁隐性遗传方式。所生女孩 50%的概率为该病的携带者，通常不发病。常染色体显性遗传的强直性肌营养不良、面肩肱肌营养不良、眼咽型肌营养不良、部分 EDMD 和一些肢带型肌营养不良，由于父母双方任何一方也携带此致病突变并自身患病，而且遗传给 50%的孩子，不分男女，部分常染色体隐性遗传的先天性肌营养不良、肢带型肌营养不良 2 型，由于父母双方都把突变的基因遗传给他们的孩子而自身不患病。有一些肌营养不良，仅患者检测到致病性变异，父母双方外周血 DNA 没有发现该基因突变，这是由于受精卵发生新发变异或父母生殖细胞嵌合型变异所致。

7. 这个病对患者今后生活有什么影响?

很多肌营养不良患者可以生存很长时间，但是体能常常受到限制，另一些肌营养不良患者的寿命会受影响，逐渐出现全身肌肉萎缩、脊柱侧弯、关节挛缩，进行性加重，生活不能自理，呼吸困难，二氧化碳潴留，常因肺部感染诱发呼吸衰竭和心力衰竭而死亡。

8. 为什么会得这个病?

肌营养不良是由于基因突变，导致肌纤维的不同蛋白发生功能异常，肌纤维不能维持正常的功能而出现变性和死亡，伴随结缔组织增生，已有 40 余种致病基因被发现。

9. 得了这个病应该到医院找哪个科室的医生诊治？

建议首先到神经科和儿科找神经肌肉病专家就诊，确定诊断后应登记注册，建立疾病档案，随后转诊，依据不同的临床表现找相关科室的医生会诊，定期复查，及时调整治疗方案。以心脏病、呼吸功能障碍、关节挛缩起病的患者，在相关科室就诊发现骨骼肌问题，应当转诊到神经科或儿科找肌肉病专家会诊。在患者及其父母突变基因诊断明确的前提下，女性患者或患者母亲再次妊娠时可在孕早期到有产前诊断资质的医院产科就诊，通过胎盘绒毛或羊水细胞基因分析做出胎儿诊断。

（熊晖　北京大学第一医院儿科）

99　丙酸血症

1. 什么是丙酸血症?

丙酸血症（propionic acidemia）又称丙酸尿症，是由于丙酰辅酶 A羟化酶的α（PCCA）和ß（PCCB）亚单位的基因变异导致的有机酸代谢病，在东亚人群的发病率为数万分之一。丙酸血症患者的临床表现多样，可以在新生儿至成年发病。患者体内丙酸及其毒性代谢产物蓄积，损害大脑及其他脏器，导致残障或死亡。

2. 这个病最常或最早会出现哪些异常? 这个病最常出现什么症状和体征?

早发型在婴儿时期起病，是最常见的类型，一些患儿在出生后几小时到几天发病，最常见的异常是吃奶无力、拒食、呕吐、嗜睡、抽搐，严重患儿昏迷、死亡。

晚发型患者在一岁后发病，最早被家长注意到的异常是喂养困难、厌食高蛋白食物、无力、智力和运动发育迟缓，常常在高蛋白饮食、饥饿、感染、药物、手术等诱因下急性发病，出现呕吐、抽搐、昏迷。

3. 有确诊的方法吗? 怎样确诊?

丙酸血症可以采用血液、尿液代谢物分析及基因分析确诊。患者血液丙酰肉碱明显增高，游离肉碱降低，尿液3-羟基丙酸、丙酰甘氨酸、甲基枸橼酸明显增高。通过基因分析可以检测到丙酰辅酶 A羟化酶的a和ß亚单位的基因致病突变，做到基因诊断。

通过新生儿足跟血氨基酸及酯酰肉碱谱检测，可以进行丙酸血症的筛查，争取在无症状时期或疾病早期诊断。

4. 这个病能治疗吗？怎样治疗？

丙酸血症能通过调整饮食、口服药物及肝移植治疗。多数患者可以获得良好的控制。急性发作时以生命支持、保护脏器为目的，静脉补充葡萄糖、左卡尼汀、碳酸氢钠等药物，纠正酸中毒、高氨血症等代谢异常。对严重代谢紊乱的患者需要血液透析，以清除代谢毒物。对症治疗患者的惊厥、感染等合并症。长期治疗以左卡尼汀及低蛋白高热量饮食为主，给予不含异亮氨酸、苏氨酸、蛋氨酸和缬氨酸的特殊配方奶粉，根据患者的营养代谢状况给予其他营养素。对于饮食及药物控制不良，反复发生酸中毒和高氨血症的患者，建议尽早进行肝移植。

5. 得病后患者需要注意什么？

丙酸血症患者需要长期的特殊低蛋白饮食、左卡尼汀等支持治疗，保证营养充足，保护大脑、肝肾等脏器功能，需监测疾病进展及营养发育状况，检测血常规、肝肾功能、血氨、血液氨基酸及酯酰肉碱谱、尿液有机酸动态。日常生活中应避免感染性疾病诱发的代谢紊乱。对于运动障碍的患者可给予肢体按摩及物理康复训练，注意避免疲劳及饥饿，以免自身蛋白分解加重病情。癫痫患者避免使用丙戊酸钠，以免加重肝损害。合并感染时应回避红霉素、阿司匹林、对乙酰氨基酚及其他可能损害肝肾的药物，以免诱发瑞氏综合征等严重合并症。

一些丙酸血症患者合并心肌病和 Q–T 间期延长，需监测心电图和超声心动图，避免使用延长 Q–T 间期的药物。避免使用异丙嗪等安定类止吐药，以防掩盖脑病的症状。不建议使用乳酸钠林格注射液。病情稳定期可遵循免疫接种计划完成免疫接种。

6. 这个病会影响患者的家人吗?

丙酸血症属于常染色体隐性遗传病，致病基因突变来自父亲和母亲。在患者及其父母基因诊断明确的前提下，母亲再次妊娠时可以进行产前诊断，通过胎盘绒毛或羊水细胞基因分析对胎儿作出诊断。兄弟姐妹有 1/4 的概率患病，1/2 的概率为与父母相同的健康携带者，1/4 的概率不遗传来自父母的致病基因突变，与性别无关。

7. 这个病对患者今后生活有什么影响?

丙酸血症患者容易在感染、高蛋白饮食、疲劳或其他应激状态下发生急性代谢危象，严重酸中毒、高氨血症、脑病、心肌病、骨髓抑制等合并症危及生命，致死率及致残率很高。如果疾病控制不良或营养不良，患者智力和运动发育落后，体格生长缓慢，部分患者合并癫痫及精神行为异常。如能早期诊断、正确治疗，患者可以长期存活，神经功能和生长发育也都会正常。患者的预后取决于疾病导致的脑损害严重性、发现早晚、开始治疗时间、依从性与治疗效果等多种因素。

8. 为什么会得这个病?

丙酰辅酶 A 羧化酶位于线粒体内，参与某些支链氨基酸、奇数链脂肪酸和胆固醇的代谢，负责将丙酰辅酶 A 转化为甲基丙二酰辅酶 A。丙酰辅酶 A 羧化酶存在α和 ß 亚单位，分别由不同的基因编码，基因发生致病变异，导致丙酰辅酶 A 羧化酶活性缺乏，丙酰辅酶 A 转化为甲基丙二酰辅酶 A 的过程受阻，丙酰肉碱、丙酸、甲基枸橼酸和丙酰甘氨酸等毒性代谢产物在体内异常堆积，造成脏器损害。

9. 得了这个病应该到医院找哪个科室的医生诊治?

对于疑似丙酸血症的急性代谢危象患者，需急诊入院治疗，严重者需要血液透析。对于新生儿筛查及临床发现的丙酸血症患者，如果病情稳定，建议到儿科或神经内科找遗传代谢专家就诊。出现脑、心脏、眼、听力等合并症应到相关科室就诊。饮食及药物控制不良的患者，可以到肝移植中心咨询，争取肝移植治疗。建议患者的同胞及其他家庭成员进行携带者检测。患者父母再次生育前，应到有条件的机构进行遗传咨询。母亲再次妊娠时，可在孕早期到有产前诊断资质的医院产科就诊，争取胎儿诊断。

（杨艳玲　刘怡　北京大学第一医院儿科）

100 肺泡蛋白沉积症

1. 什么是肺泡蛋白沉积症?

肺泡蛋白沉积症（pulmonary alveolar proteinosis），又称肺泡蛋白沉着症，是一种以肺泡内表面活性物质异常沉积为特征的弥漫性肺疾病。根据病因不同分为三大类，大部分患者（约 85%）为抗粒细胞巨噬细胞－集落刺激因子（granulocyte macrophage-colony stimulating factor，GM－CSF）自身抗体导致的自身免疫性肺泡蛋白沉积症；约 10%是有遗传因素的遗传性肺泡蛋白沉积症；以及继发于其他疾病的继发性肺泡蛋白沉积症（约 5%）。原因不明的归入无法分类的肺泡蛋白沉积症。

2. 这个病最常或最早会出现哪些异常？这个病最常出现什么症状和体征?

肺泡蛋白沉积症起病隐匿，早期可无症状或有轻微活动后气短，随着病程进展，可出现明显的呼吸困难症状。另外可以有咳嗽和咳痰症状。有些患者是因为各种原因检查肺部 CT 时偶然发现的。

3. 有确诊的方法吗？怎样确诊?

肺泡蛋白沉积症的诊断方法包括：①胸部高分辨 CT，可以出现地图状分布的铺路石样的特征性改变。②通过气管镜做肺泡灌洗检查，典型的肺泡灌洗液呈浑浊状，放置后有沉淀物。通过气管镜还可以做肺活检检查。对肺泡灌洗液和肺活检标本做病理检查可以看到均匀的嗜伊红染色，抗碘酸雪夫氏(D－PAS)染色阳性。③粒细胞－巨噬细胞集落刺激因子(GM－CSF)

自身抗体增高可以诊断自身免疫性肺泡蛋白沉积症。

4. 这个病能治疗吗？怎样治疗？

肺泡蛋白沉积症的主要治疗方法就是通过全麻下全肺灌洗的方法清除肺泡内异常沉积的表面活性物质。治疗后患者症状可以明显改善，但经过一段时间，可能还需要重复灌洗治疗。对于自身免疫性肺泡蛋白沉积症，也可以考虑吸入外源性的粒细胞 – 巨噬细胞集落刺激因子来治疗。

5. 得病后患者需要注意什么？

环境因素可能在肺泡蛋白沉积症发病过程中起到一定作用，因此，需要尽量避免各种吸入性的气道伤害，如吸烟和吸入暴露的工作环境中的有害物质。

6. 这个病会影响患者的家人吗？

肺泡蛋白沉积症属于常染色体隐性遗传，根据配偶的突变基因携带情况，有不同概率的遗传和发病可能。建议通过全外显子测定或特定基因芯片检查患者及家庭成员有无致病突变基因。如有生育计划，需要进行遗传咨询。自身免疫性和继发性的肺泡蛋白沉积症没有遗传性。

7. 这个病对患者今后生活有什么影响？

肺泡蛋白沉积症患者约 8%可自发缓解，大部分自身免疫性肺泡蛋白沉积症患者经过有效治疗后预后良好。部分患者病情较重或因肺部感染等各种并发症治疗效果欠佳。继发性肺泡蛋白沉积症的患者预后较差。遗传性肺泡蛋白沉积症的患者预后不良，部分患者需要肺移植手术。

8. 为什么会得这个病?

肺泡蛋白沉积症的主要发病机制是肺泡巨噬细胞表面的粒细胞-巨噬细胞集落刺激因子受体功能异常，或表面活性物质数量或质量改变，或肺泡巨噬细胞的数目和功能异常。主要与粒细胞-巨噬细胞集落刺激因子自身抗体、粒细胞-巨噬细胞集落刺激因子受体基因突变，或肺泡表面活性物质代谢异常有关，也可继发于其他疾病。

9. 得了这个病应该到医院找哪个科室的医生诊治?

肺泡蛋白沉积症主要在呼吸科就诊。发生在儿童的肺泡蛋白沉积症在儿科就诊。

（徐凯峰　中国医学科学院北京协和医院呼吸与危重症医学科）

101 肺囊性纤维化

1. 什么是肺囊性纤维化?

肺囊性纤维化（cysticfibrosis）是由于囊性纤维化跨膜传导调节蛋白（*CFTR*）基因突变导致的一种以肺部支气管扩张为主要表现的多系统遗传性疾病。多见于高加索人。临床上表现为支气管扩张、反复肺部感染、皮肤盐霜、胰腺分泌功能下降、男性不育等多种临床表现。

2. 这个病最常或最早会出现哪些异常？这个病最常出现什么症状和体征？

肺囊性纤维化常在婴幼儿和青少年阶段起病。由于离子通道异常导致气道内出现大量黏稠的分泌物阻塞呼吸道并使细菌存留，因此最早的临床表现常常是反复呼吸道感染。患者咳痰困难。黏稠的液体同样会阻塞胰腺导管，导致消化酶分泌受阻，胰腺功能的下降可以出现脂肪泻或是便秘。另外，可以出现先天性双侧输精管缺失；同时还常常出现生长发育迟滞。一些小儿由于汗液氯离子排出过多，身体调节功能不完善，还会出现低钠血症，被误诊为 Batter 综合征。

3. 有确诊的方法吗？怎样确诊？

肺囊性纤维化通过三种方法确立诊断：①皮肤发汗试验，收集皮肤汗液测定氯离子浓度，囊性纤维化患者超过 60mmol/L；②基因检查，可以发现致病性 *CFTR* 双等位基因突变；③鼻电位差异常。

4. 这个病能治疗吗？怎样治疗？

肺囊性纤维化的治疗包括三个方面：①对症治疗，主要是气道清洁、促进排痰吸入药物（如 DNA 酶、抗生素吸入）的使用以及胰酶的补充都对患者有非常大的帮助；及时有效的抗感染治疗也是非常重要的；②缓解患者的呼吸困难症状；③针对 *CFTR* 基因异常，研发出靶向治疗，如依伐卡托和鲁玛卡托，但是需要确定是否具有针对性的基因异常才适合使用。

对于疾病严重、呼吸衰竭的患者，可考虑肺移植治疗。

5. 得病后患者需要注意什么？

肺囊性纤维化患者有效排痰、预防和控制肺部感染很重要，需要与医生、呼吸治疗师和康复师共同合作，以达到长期有效控制的目标。建议患者注射流感病毒疫苗和多价肺炎球菌疫苗。此外营养也严重影响预后。由于气道清除技术需要日常操作，有时需要家人协助，因此患者对疾病知识的了解将有助于患者提高自我管理能力，以达到长期有效控制的目标。

6. 这个病会影响患者的家人吗？

肺囊性纤维化属于常染色体隐性遗传病，因此患者的父母（也就是携带者，并不发病）各自提供一条异常的 *CFTR* 基因，导致患者的发病。携带者父母再次怀孕出现健康儿童的概率是 25%，25%的概率为肺囊性纤维化，还有 50%的概率会生出携带者。

7. 这个病对患者今后生活有什么影响？

肺囊性纤维化的预后差异很大，但是对多数患者的生活会产生不同程度的影响。随着气道清洁技术的推广，抗生素的使用，囊性纤维化的预后已经显著改善，目前预期寿命超过 40 年。

8. 为什么会得这个病?

肺囊性纤维化是遗传病，患者从父母双方分别获得了一个发生突变的 *CFTR* 基因而发病。CFTR 蛋白发生改变后，其所在的上皮细胞分泌氯离子和水分减少，导致细胞内高渗环境及分泌物黏稠，从而造成管腔阻塞而致病。

9. 得了这个病应该到医院找哪个科室的医生诊治?

肺囊性纤维化在呼吸科和儿科就诊。根据出现的症状，还可能在消化科和泌尿科就诊。

（徐凯峰　中国医学科学院北京协和医院呼吸与危重症医学科）

102 视网膜色素变性症

1. 什么是视网膜色素变性症?

视网膜色素变性症（retinitis pigmentosa，RP）又称作视网膜色素变性。视网膜色素变性是一组以进行性光感受器细胞及视网膜色素上皮细胞功能丧失为共同表现的遗传性、营养不良性、退行性疾病。全球范围内视网膜色素变性的发病率约为 1/4000，有超过 150 万患者，是重要的致盲性眼病之一。

2. 这个病最常或最早会出现哪些异常？这个病最常出现什么症状和体征?

视网膜色素变性起病于儿童或青少年，大多数在 30 岁以前发病。早期表现为夜盲，以及视野的逐渐缩小，随着年龄的增长而逐渐加重。患者的中心视力早期一般正常，随着病情的发展，患者的视力逐渐减退，视野逐渐缩窄，甚至呈现“管状视野”的状态。

视网膜色素变性的早期，眼底检查可完全正常，随着病情进展而出现典型的眼底改变。视网膜周边部出现色素沉着，初起时呈有分支的小黑点，逐渐增多变大，聚集成骨细胞样，多沿视网膜血管分布，色素沉着逐渐由视网膜周边向中心发展，最后布满整个眼底，视网膜色泽灰暗。视网膜色素上皮脱失，脉络膜血管暴露使眼底呈豹纹状改变。视网膜血管狭窄变细，并逐渐加重，晚期动脉呈细线状。早期视盘颜色正常，随病情进展颜色逐渐变浅，晚期呈蜡黄色。

3. 有确诊的方法吗？怎样确诊？

根据患者进行性夜盲、视野缺损的症状，眼底骨细胞样色素沉着、视网膜血管狭窄、视盘蜡黄色的表现，并结合视网膜电流图表现为视杆细胞反应显著下降可对视网膜色素变性进行确诊。

4. 这个病能治疗吗？怎样治疗？

对于视网膜色素变性，目前尚无确切有效的治疗方法，但近年来对于视网膜色素变性治疗方法的研究，取得了很多积极的进展。

（1）药物治疗：补充维生素 A 和营养因子可以减缓视网膜色素变性的发展，一些神经营养因子、抗凋亡药物、钙离子阻滞剂、抗氧化剂等可以改善视网膜光感受器细胞的营养供给，抑制视网膜细胞的氧化损伤，但这些药物的应用仍在研究中，尚不能完全治愈视网膜色素变性。

（2）基因治疗：将载有相关基因的载体注射到视网膜下，使正常基因插入到基因组以替代不能存活或不健全的基因，目前国际上已有相关基因治疗的药物上市，但其长期疗效和安全性仍有待进一步研究。

（3）干细胞疗法：将特殊类型的干细胞移植到视网膜色素变性患者的视网膜下，使干细胞分化为光感受器细胞，挽救患者的视功能，但这种治疗方法目前仍处于临床试验阶段，而干细胞的存活时间、免疫反应及生物安全性问题也限制了这一疗法的应用。

（4）人工视网膜芯片：在视网膜表面或视网膜下植入微芯片，替代退化的光感受器细胞感受光线的刺激，也是具有良好前景的治疗方法之一。

5. 得病后患者需要注意什么？

对于可疑视网膜色素变性或者非典型视网膜色素变性的患者，详细完善的眼底检查和视网膜电图检查有助于明确诊断，避免误诊而进行不必要或错误的治疗。确诊的患者应定期到医院检查眼部病变的进展情况，包括视功能、视野、眼底、视觉电生理检查等。此外，还需关注是否出现眼部并发症，如出现白内障、黄斑囊样水肿等疾病，可进行相应治疗，并矫正患者的屈光不正，尽可能提高患者的有用视力。

6. 这个病会影响患者的家人吗？

视网膜色素变性是一种遗传性疾病，具有多种遗传方式，50%～60%的患者为常染色体隐性遗传，30%～40%的患者为常染色体显性遗传，5%～15%的患者为 X 染色体连锁遗传，偶有散发病例。本病的突变基因多样，据报道至少有 120 个基因可能与视网膜色素变性相关。因此，患者的遗传咨询应根据患者的家系及突变类型进行具体分析。

7. 这个病对患者今后生活有什么影响？

患者由于视野逐渐缩窄，晚期呈管状视野，因而活动受到严重限制，仅能看见正对眼前的事物，行动不便。患者的视力逐渐减退，最终可能完全失明。

8. 为什么会得这个病？

基因的异常表达导致相关蛋白功能出现异常，这些异常可表现为光传导异常、视网膜新陈代谢异常、RNA 拼接异常、组织生产和维持异常、细胞结构异常。光感受器细胞的死亡是视网膜色素变性的主要病理学特征，最终将导致患者失明。对不同基因个体突变的分析表明，从基因突变到光感受器丢失的过程中可能涉及到不同的因素，如未折叠蛋白反应和内质网应激、相关蛋白的异常定位或转运、异常的吞噬作用、Bax 的激活和氧化应激等。这些通路的激活，使视网膜光感受器细胞凋亡，RPE 细胞对光感受器外节脱落膜盘的吞噬功能下降，破坏了原有的视网膜结构，从而引发视网膜色素变性。也有研究认为视网膜色素变性与免疫炎症因素相关，活性氧是感光细胞凋亡的启动因素，细胞脂质的过氧化反应对视网膜造成损伤。

9. 得了这个病应该到医院找哪个科室的医生诊治？

对于疑似视网膜色素变性的患者，建议到眼科找眼底病专家就诊。其他科室的医生在初次接诊后应当把患者推荐给眼底病专家，以进一步明确诊断。

（杨柳　朱瑞琳　北京大学第一医院眼科）

103 视网膜母细胞瘤

1. 什么是视网膜母细胞瘤?

视网膜母细胞瘤（retinoblastoma，Rb）是婴幼儿最常见的原发性眼内恶性肿瘤，发生率约为 1/15000，没有明显的性别和种族倾向。中国每年新增视网膜母细胞瘤病例约 1100 例，占全世界每年新增病例的 20%。

2. 这个病最常或最早会出现哪些异常？这个病最常出现什么症状和体征?

视网膜母细胞瘤诊断的平均年龄为 18 个月，少数病例中也有一出生就发生、10 岁左右大龄儿童发生甚至成年人发生的。视网膜母细胞瘤最常见的早期表现是白瞳症，即瞳孔区黄白色反光，类似“猫眼”表现。此外，患者也会出现视力下降、斜视、眼红、前房积脓、青光眼等表现。

视网膜母细胞瘤早期表现为小而透明的视网膜病变，不易被发现，随着肿瘤进一步长大，肿瘤向视网膜下生长可导致继发性视网膜脱离，肿瘤向玻璃体腔内生长可在玻璃体腔内见到黄白色肿瘤团。视网膜母细胞瘤细胞松散，易脱落到玻璃体内，形成假性眼内炎症。虹膜发生新生血管可引起继发性青光眼，表现为眼部胀痛、眼压升高。肿瘤穿破眼球壁生长至眼眶内，可致眼球突出。肿瘤可经视神经、淋巴管或血管向全身转移。

3. 有确诊的方法吗？怎样确诊?

根据患者的病史、眼部表现及辅助检查结果可确诊。眼部 B 超检查显示肿瘤呈半球状或不规则状回声，内有强回声。眼部 CT 检查可显示肿瘤呈半球状稍高密度影，有钙斑者可显示高密度影。

4. 这个病能治疗吗？怎样治疗？

早发现、早治疗及遗传咨询是控制视网膜母细胞瘤的关键。近年来，治疗的目标由最初的确保生命转变为保留眼球甚至视力。临床上根据肿瘤分期、患儿情况等制定相应方案。

（1）化学治疗：全身化疗最常用的方案是长春新碱、卡铂、依托泊苷联合使用，即 VEC 方案，该疗法目前主要是用于减小瘤体体积、降低肿瘤转移风险。通过眼动脉、眼周、玻璃体腔局部给药进行局部化疗，可提高药物有效浓度、减少全身副作用。

（2）放射治疗：通过质子放射治疗、巩膜敷贴治疗、立体定向放射治疗可对相对精准的区域进行照射，减少对周围组织的影响。

（3）手术治疗：对于单眼患儿，病情严重、高度怀疑肿瘤可能发生转移者，可考虑眼球摘除手术，术后予以义眼台植入以减少手术对眶骨发育的影响。如果就诊时已出现眼球突出、眼眶疼痛、眼睑水肿等症状，病灶突出眼球并累及眼眶者，必要时行眶内容物剜除术。

5. 得病后患者需要注意什么？

家长如果发现小儿出现瞳孔黄白色反光，需及时就诊，进行详细的眼部检查，以尽早确诊和治疗视网膜母细胞瘤。全身化疗可能出现骨髓抑制、听力丧失、耐药等并发症，在治疗过程中需加强监测。手术后患儿仍需接受化疗或放疗以减少肿瘤复发率。肿瘤有复发和全身转移的风险，在治疗过程中应密切观察。

6. 这个病会影响患者的家人吗？

约有 40%的视网膜母细胞瘤具有遗传性，遗传性视网膜母细胞瘤可导致患者单眼或双眼发病，遗传给下一代的概率为 50%。

7. 这个病对患者今后生活有什么影响?

视网膜母细胞瘤严重威胁患儿视力，肿瘤向眼外生长影响患儿外观。肿瘤恶性程度高，易发生颅内转移和全身转移而致死。视网膜母细胞瘤可同时伴有继发性恶性肿瘤，如骨肉瘤、纤维肉瘤、恶性网状细胞瘤等，严重危害患儿的生命。

8. 为什么会得这个病?

视网膜母细胞瘤是由 *RB1* 基因突变导致。*RB1* 是人类发现的第一个抑癌基因，定位于 13 号染色体长臂 1 区 4 带（13q14）。*RB1* 基因的两个等位基因同时突变或者失活导致细胞不断增生，从而导致恶性肿瘤——视网膜母细胞瘤的发生。

9. 得了这个病应该到医院找哪个科室的医生诊治?

发现视网膜母细胞瘤的患儿建议及时到眼科找眼底病专家就诊，以进行详细眼部检查，并鉴别是否为其他疾病引起的视网膜母细胞瘤。需要进行化疗的患儿，需眼科与儿科联合制定化疗方案。

（杨柳　朱瑞琳　北京大学第一医院眼科）

104 重症先天性粒细胞缺乏症

1. 什么是重症先天性粒细胞缺乏症?

重症先天性粒细胞缺乏症（severe congenital neutropenia，SCN）由瑞典儿科医师 Kostman 于 1956 年首次报道，又名 Kostman 综合征，发病率约为 1/200000。该病是一类罕见的血液系统生成障碍性的异质性遗传性综合征，以骨髓和外周血中成熟中性粒细胞缺乏为特征。其外周血中性粒细胞绝对值（ANC）常低于 $0.5\times10^9/L$。

2. 这个病最常或最早会出现哪些异常？这个病最常出现什么症状和体征?

重症先天性粒细胞缺乏症患者骨髓中的早/中幼粒细胞成熟障碍，感染风险较高，细菌感染发生较早。通常，在婴幼儿时期就易反复发生侵袭性细菌感染，如脐炎、中耳炎、皮肤感染、肺炎、败血症等，但不易形成化脓病灶。长期中性粒细胞缺乏后还易罹患侵袭性真菌感染。除感染外，重症先天性粒细胞缺乏症还可并发骨质疏松、神经系统损害、心脏及泌尿生殖系统畸形，部分患者还可同时伴有单核细胞升高、淋巴细胞减少等。有些病例容易演变为急性髓细胞白血病（AML）和骨髓增生异常综合征（MDS）。

3. 有确诊的方法吗? 怎样确诊?

重症先天性粒细胞缺乏症患者多于生后 2 个月至 1 岁起病，甚至从新生儿期起即反复发生皮肤黏膜、呼吸道、泌尿道等处的化脓性感染，外周血中性粒细胞绝对值明显减少，骨髓检查发现中性粒细胞成熟障碍为其显著的临床特征。*ELANE*、*Gfi-1*、*WAS*、*HAX1*、*G6PC3*、*VPS45*、*JAGN1*、*CSF3R* 等多种基因突变均可引起重症先天性粒细胞缺乏症，其中 *ELANE* 基因突变最常见，占 60%左右。

通过以上典型的临床症状及多次血常规及骨髓检测通常可以诊断，进一步可行以上相关基因检测。

4. 这个病能治疗吗？怎样治疗？

重症先天性粒细胞缺乏症患者被诊断后，应尽快识别其疾病严重及危险程度，以便采取相应的治疗策略。粒细胞集落刺激因子（G-CSF）的应用，已极大程度改善了重症先天性粒细胞缺乏症的预后，几乎所有的重症先天性粒细胞缺乏症患者确诊后均会使用粒细胞集落刺激因子。粒细胞集落刺激因子不是 100%有效，但可以使大部分患儿不至早期死于严重感染。

但最终彻底治愈该病的唯一方法仍然是异基因造血干细胞移植。

5. 得病后患者需要注意什么？

重症先天性粒细胞缺乏症容易发生严重感染，感染的发生率与粒细胞减少程度呈正相关，同时还与患者的免疫状态有关。要避免接触感染源，不去人群密集的地方，日常接触患儿前要洗手，注意患儿个人卫生，尤其注意口腔、消化道、呼吸道卫生，尽量避免感染的发生。

因为随着时间推移，重症先天性粒细胞缺乏症患者发生严重感染及恶变的概率增高，而且反复感染可引起脏器功能损害而影响移植效果，因此建议具备移植条件者尽快移植治疗。

由于重症先天性粒细胞缺乏症患者可发生克隆性转化，每年还需进行细胞遗传学及 CSF 受体基因检测。

6. 这个病会影响患者的家人吗?

目前已知至少 24 种基因突变可导致先天性中性粒细胞减少症（CN）的发生，仍有部分重症先天性粒细胞缺乏症患者的遗传学缺陷尚未明确。临床研究发现其遗传方式多样，呈常染色体显性遗传、常染色体隐性遗传或散发性。有很多报道同一家多人患病。

7. 这个病对患者今后生活有什么影响?

使用粒细胞集落刺激因子虽然能提高 ANC 数量，但部分患者仍会有感染症状，如口腔炎、牙龈炎等，需要联合抗生素治疗，并坚持日常口腔护理。粒细胞集落刺激因子在提高外周血中性粒细胞数量的同时也带来了一定的风险。使用粒细胞集落刺激因子会增加平均每年 2.3%的 AML 转化风险。对粒细胞集落刺激因子无反应的患者和转化为 MDS/AML 的患者，造血干细胞移植（HSCT）是目前唯一的治疗途径。

8. 为什么会得这个病?

正常情况下骨髓中造血干细胞（HSC）要一步步地经过多能祖细胞（MPP）、共同髓系祖细胞（CMP）、粒细胞/巨噬细胞祖细胞（GMP）、原始粒细胞（myeloblast）、早幼粒细胞、中幼粒细胞、晚幼粒细胞等阶段最终发育为成熟的杆状核粒细胞及分叶核粒细胞从而发挥非特异性抗感染功能。但因为 CN 患者的造血调控出现了问题：粒细胞集落刺激因子受体通路下游受损或异常活化，部分因子表达和功能降低，经过一系列复杂的内部调控机制，最终引起共同髓系祖细胞（CMP）向单核细胞系分化增多而向粒细胞系分化减少。

9. 得了这个病应该到医院找哪个科室的医生诊治?

重症先天性粒细胞缺乏症多发生于婴幼儿期，甚至新生儿期起病。

儿科医生应认识并重视重症先天性粒细胞缺乏症。对于多次发生严重感染或者中性粒细胞减少者应尽快联系血液内科进行进一步规范诊治。

（段彦龙　首都医科大学附属北京儿童医院血液科）

105　婴儿严重肌阵挛性癫痫（Dravet 综合征）

1. 什么是婴儿严重肌阵挛性癫痫？

婴儿严重肌阵挛性癫痫（severe myoclonic epilepsy of infancy，SMEI），目前一般称为 Dravet 综合征，是一种在婴儿期出现症状的发育性及癫痫性脑病。有研究报道这个病的患病率为 1/40000～1/20000，占 3 岁以内婴幼儿癫痫的 8%，现在我国还没有患病率数据。80%的 Dravet 综合征患儿是由于编码电压门控钠离子通道 α1 亚单位的 *SCN1A* 基因突变所致。

2. 这个病最常或最早会出现哪些异常？这个病最常出现什么症状和体征？

Dravet 综合征患儿均于 1 岁以内起病，起病高峰年龄为生后 6 个月内。最常见的首发症状为发热诱发的较长时间惊厥发作（30 分钟以上），表现为单侧肢体阵挛或双侧强直阵挛发作，部分患儿首次发作前有接种疫苗诱因。1 岁后逐渐出现无热惊厥，但仍有热敏感特点（遇到发热性疾病或环境温度过热即可出现癫痫发作），癫痫发作可以表现为多种形式，包括局灶性发作、全面强直阵挛发作、肌阵挛发作、不典型失神发作等，易出现癫痫持续状态。患儿起病前发育多正常，发病后常逐渐出现精神、运动发育迟缓，特别是语言发育迟缓，60%患儿有共济失调表现。

3. 有确诊的方法吗？怎样确诊？

临床诊断标准包括：①有热性惊厥和癫痫家族史倾向；②发病前智力运动发育正常；③1 岁以内起病，首次发作为一侧性或全面性阵挛或强直阵挛，常为发热所诱发，起病后出现肌阵挛、不典型失神、部分性发作等各种方式；④病初脑电图正常，随后表现为广泛的、局灶或多灶性棘慢波及多棘慢波，光敏感性可早期出现；⑤精神、智力、运动患病前正常，第二年出现停滞或倒退，并可出现神经系统体征（如共济失调、锥体束征）；⑥抗癫痫药物治疗不理想。具备上述 6 条特点者可临床诊断为婴儿严重肌阵挛性癫痫。

但确诊 Dravet 综合征需要进行基因检测。80%的 Dravet 综合征患儿可以检测到 *SCN1A* 基因的突变，可以通过 Sanger 测序和 MLPA 方法检测点突变、小缺失/插入以及大片段缺失/重复。*SCN1A* 基因检测阴性患者，可以进行癫痫基因 panel 或全外显子组测序。目前还有少数患者发现 *PCDHl9*、*GABRG2*、*GABRA1*，以及 *SCN2A* 等基因突变。

4. 这个病能治疗吗？怎样治疗？

Dravet 综合征目前没有治愈的方法，主要是以减轻癫痫发作，尽量减少癫痫持续状态为目的。Dravet 综合征通常对于抗癫痫药物的治疗反应是不佳的。治疗手段主要包括：①口服抗癫痫药物：多用丙戊酸、左乙拉西坦、托吡酯、苯二氮䓬类药物、司替戊醇等，避免应用卡马西平、奥卡西平以及拉莫三嗪；②部分患者可以生酮饮食治疗；③迷走神经刺激术也可考虑。及时终止癫痫持续状态，避免惊厥性脑损伤。

5. 得病后患者需要注意什么？

Dravet 综合征的癫痫发作有热敏感特点，遇到发热常出现癫痫持续状态。平素应该尽可能避免交叉感染，减少感染导致发热的机会；另外，还应避免环境温度过高，例如热水浴、强烈日光暴晒等。如果出现惊厥性癫痫发作超过 5 分钟还没有终止，应该及时就医。

6. 这个病会影响患者的家人吗?

Dravet 综合征最常见的致病基因 *SCN1A* 突变为常染色体显性遗传方式，90%为新发突变，也就是患儿父母的外周血通常检测不到与患儿相同的 *SCN1A* 基因突变。如果该患儿成年后生育下一代，其子代携带与先证者相同 *SCN1A* 基因突变的概率为 50%，男女均可发病。

7. 这个病对患者今后生活有什么影响?

Dravet 综合征预后不佳。多数患者存在不同程度的认知发育落后；癫痫发作随年龄增长虽然可以有一定好转，但仍然控制不佳，Dravet 综合征患者发生癫痫猝死的风险也较高（10%），部分患儿癫痫持续状态后可出现多脏器功能衰竭。

8. 为什么会得这个病?

Dravet 综合征最常见的致病基因 *SCN1A* 突变为常染色体显性遗传方式，约 90%为新发突变。该基因编码电压门控钠离子通道 α1 亚单位，突变以后会导致大脑神经元细胞的功能障碍，从而影响脑功能的正常发育，并导致癫痫。

9. 得了这个病应该到医院找哪个科室的医生诊治?

Dravet 综合征主要累及中枢神经系统，应该去小儿神经内科就诊。

（吴晔　北京大学第一医院儿科）

106 镰刀型细胞贫血病

1. 什么是镰刀型细胞贫血病?

镰刀型细胞贫血病（sickle cell disease）又称 HbSS 病，是镰状细胞病的重型，患者的大部分红细胞呈镰刀状。

镰刀型细胞贫血病是红细胞由正常的圆盘状细胞变异成镰刀状细胞的一种遗传性疾病。患者会因为红细胞功能异常及坏损而导致血液循环不良及剧烈疼痛。镰状细胞病的流行病学呈现明显的地域和种族差异。多见于非洲、美洲的黑色人种和混血儿，以及我国南方部分地区居民。

2. 这个病最常或最早会出现哪些异常？这个病最常出现什么症状和体征?

红细胞变成镰刀状后其顺应性降低，难以通过毛细血管并在血管内凝集，阻塞血流，造成各器官功能障碍，从而出现一系列临床表现。

临床多表现为慢性溶血性贫血（表现为面色苍白、肝脾大以及黄疸）、突发的血管阻塞、红细胞镰形改变、易反复感染和再发性疼痛危象以及慢性局部缺血导致的器官组织损害。

贫血是镰状细胞病的首发症状，多发生在出生 6 个月以后。血管内栓塞是镰刀型细胞贫血病常见的并发症，瘫痪率占 10%，其中尤以 46 岁以上患者多见，16～30 岁患者脑血管意外的发生率最低。年龄大的患者更易出现脑血管及其他血管并发症。急性胸部综合征是镰状细胞病的主要死亡原因之一。肾脏也是其最常累及器官之一，研究发现近 70%成人镰状细胞病患者病程中出现过微量白蛋白尿。

3. 有确诊的方法吗？怎样确诊？

有下列情况即可确定诊断：①高发地区；②家族遗传史；③临床表现有黄疸、肝脾肿大、骨关节及胸腹疼痛，伴有贫血者；④在观察到镰变的红细胞基础上，Hb 镰变试验阳性；⑤Hb 电泳分析 HbS 为主要成分。

4. 这个病能治疗吗？怎样治疗？

一般采用综合对症治疗，关键是纠正贫血，缓解疼痛及防止并发症。溶血危象和再生障碍危象发作、Hb＜60g/L 者应输血以纠正 RBC 生成危象。对疼痛危象患儿的处理应根据病情的轻重，合理使用镇痛药物。对重度贫血患儿经过给予输血及减轻疼痛对症治疗，大多数患儿疼痛症状可以得到缓解，还可以同时应用糖皮质激素发挥抗炎、抗内毒素、抑制免疫、抗休克和增强应激反应等药理作用。

5. 得病后患者需要注意什么？

镰刀型细胞贫血病患者需对症纠正贫血，止痛，预防和监测各个器官的并发症；预防疼痛危象，避免合并感染诱发急性胸部综合征，监测肾脏病变和警惕脑卒中。

6. 这个病会影响患者的家人吗？

镰刀型细胞贫血病是常染色体显性遗传性疾病，非洲、美洲黑人常患此疾病，其次是印度、土耳其、希腊等国的有色人种或有上述民族血统的混血儿，患病率以热带非洲黑人最高，尤其是儿童，其种族性和家族性特征较明显。鉴于镰刀型细胞贫血病只出现于夫妇俩人皆为镰刀形细胞特征带原者的家庭，因此，建议所有的带原者均应接受遗传咨询。已怀孕者建议对胎儿进行镰刀型细胞贫血病的产前诊断。

7. 这个病对患者今后生活有什么影响?

镰刀型细胞贫血病预后不佳，严重影响患者寿命。国外新近一项随访了27年的队列研究发现患者总病死率为61%，平均死亡年龄36岁，多因素回归分析提示白细胞计数升高是死亡的独立影响因素。

8. 为什么会得这个病?

镰刀型细胞贫血病是由于基因突变产生的血红蛋白分子结构改变造成的一种分子病，是纯合子状态。患者的红细胞（RBC）缺氧而变成镰刀形（正常的是圆盘形）后，其携带氧的功能只有正常红细胞的一半，因此失去输氧的功能。许多红细胞会因此而破裂造成严重贫血。

HbS的溶解度比正常的HbA低5倍，在缺氧情况下使RBC发生镰变，镰状细胞较为僵硬，难以通过毛细血管并在血管内凝集，阻塞血流，且易被人体内的网状内皮细胞瓦解而发生慢性血管内溶血，造成各器官功能障碍，从而出现一系列临床表现。

9. 得了这个病应该到医院找哪个科室的医生诊治?

镰刀型细胞贫血病呈明显的特征性地域和种族特点，遇到拟诊患者需推荐至血液内科进一步进行血红蛋白电泳等检查。

（段彦龙　首都医科大学附属北京儿童医院血液科）

107 Silver-Russell 综合征

1. 什么是 Silver-Russell 综合征？

Silver-Russell 综合征（SRS），又称不对称身材-矮小-性发育异常综合征，是一组遗传异质性疾病，最早是在 1953 年及 1954 年分别由 Russell 和 Silver 报告的。Silver-Russell 综合征主要临床表现为胎儿严重宫内及出生后生长发育迟缓、喂养困难、特殊面容、不对称身材等。由于 Silver-Russell 综合征临床表现的非特异性及严重程度不同，Silver-Russell 综合征临床诊断困难，发病率难以估计。有报道称在西方国家的发病率为 1/100000～1/3000，而在国内目前尚无相关的流行病学报道。

2. 这个病最常或最早会出现哪些异常？这个病最常出现什么症状和体征？

Silver-Russell 综合征患者主要特征为宫内及出生后的生长发育迟缓，身材矮小（＜-2SD）。患儿几乎均为小于胎龄儿（small for gestational age，SGA），但与小于胎龄儿患儿的主要区别是头围相对较大（大于相同体重或身长婴儿头围平均水平 1.5SDS）。另一典型特征为躯干及四肢的不对称，其中以四肢最明显。患者有异常的脸部特征，脸小呈三角形，使前额显得突出，或因小脸显得上半部的头比较大，下巴偏小，但头围均在正常范围内，并可表现先天性小指侧弯。Silver-Russell 综合征患儿智力多正常，少数患儿有运动、认知发育落后及学习障碍。因其临床表现多样而导致诊断相对比较困难，易漏诊或误诊。

3. 有确诊的方法吗？怎样确诊？

由于 Silver－Russell 综合征临床表现多样，迄今为止总共提出过 4 套（1994、1999、2007 和 2009 年）临床诊断标准，均是在总结文献的基础上不断修正的诊断标准，但目前仍没有金标准。2007 年 Netchine 等提出的诊断标准如下所述。

（1）主要标准：出生时体重身长比同胎龄平均值低 2 个标准差及以上。

（2）次要标准：①出生后生长迟缓，诊断时身高、体重比平均值低 2 个标准差及以上；②三角型脸、头围正常，相对巨脑；③在学龄前期前额突出；④四肢躯干有不对称；⑤其他：手指侧弯、并指、咖啡牛奶斑、喂养困难等。诊断需满足主要标准及任意 3 个次要标准。

Silver－Russell 综合征已明确被纳入为基因组印迹病，目前诊断需结合临床表现及分子生物学诊断，包括甲基化特异性的多重连接依赖的探针扩增技术（methylation－specific multiplex ligationdependentprobe amplification，MS－MLPA）、全基因组甲基化芯片检测、焦磷酸盐测序及数字 PCR 定量等方法联合应用，有助于提高 Silver－Russell 综合征低甲基化的阳性检测。

4. 这个病能治疗吗？怎样治疗？

Silver－Russell 综合征并无特殊治疗方法，只能给予对症治疗。2 岁前主要治疗目的是营养支持，预防低血糖及能量相关性生长障碍。若患儿在 2 岁以后仍无追赶生长，可考虑生长激素治疗。生长激素治疗不仅可以改善身高，还可以改善体型、运动和发育、食欲等，并可减少低血糖和体重增加的风险，但无法改善肢体长短不均的现象。研究资料显示：未经生长激素治疗的 SRS 患者，成人平均最终身高男性为（151.2±7.8）cm（－3.7 标准差），女性为（139.9±9.0）cm（－4.2 标准差）。长期使用生长激素治疗能明显改善 Silver－Russell 综合征患者的最终身高。开始治疗时身高越小，效果越明显，但总体疗效比其他小于胎龄儿要差。同时应定期评估脊柱侧弯、下肢长度以及不对称情况，有显著不对称者可以考虑矫形手术。

5. 得病后患者需要注意什么？

Silver－Russell 综合征患儿在六个月至三岁间易发生空腹低血糖，应在此期间让患儿摄取足够的葡萄糖以防止低血糖的发生。Silver－Russell 综合征患儿通常比较瘦弱、皮下脂肪较少，因此长时间的治疗如手术等会有较高的产生急性低血糖的风险。同时应定期评估脊柱侧弯、下肢长度以及不对称情况，有显著不对称者可以考虑矫形手术。如合并有颅骨颜面异常，可在儿童时期由小儿牙医来治疗，或在成人时期行牙齿矫正。胃肠部分的异常需积极进行治疗，可通过消化道造影、内视镜及酸碱度（pH）测定等方式来评估食管炎情况。建议以防止胃食管反流（gastroesophageal reflux）的姿势喂食或喂以较浓稠的食物。避免高油脂食物如巧克力、咖啡、可乐等。如传统保守疗法不见成效时，则需应用制酸剂，通常会使用氢离子泵抑制剂，例如奥美拉唑（omeprazole）或帕托拉唑（patoprazole）），以减少胃酸的分泌。比较严重的病例则须行手术例如胃底折叠术（fundoplication）来改善症状。

6. 这个病会影响患者的家人吗？

Silver－Russell 综合征是一组遗传异质性疾病，已知的病因包括：38%～62%患者存在染色体 11p15 IGF2－H19 基因簇印迹控制区 1（ICR1）低甲基化，7%～10%患者有第 7 号染色体母源单亲二倍体（UDP7（mat））。另有约 40%病因尚不明确，如 Silver－Russell 综合征是因第 7 对染色体母源单亲二倍体所导致，可判断患儿父母未患此病。此类患者下一代患病的风险很低。

7. 这个病对患者今后生活有什么影响?

Silver－Russell 综合征患者儿童期虽存在瘦弱、体重不足、肌肉无力，发育迟缓、学习障碍等表现，至青春期后，上述症状将会逐渐改善；但成人身高会比一般人矮小。本病患儿智力正常。

8. 为什么会得这个病?

Silver－Russell 综合征是一组临床及基因异质性疾病，近年在临床诊断的 Silver－Russell 综合征患儿中约有一半可发现分子水平的基因异常。广为接受的看法是将 Silver－Russell 综合征归类为印迹障碍性疾病。目前，较明确的两个分子机制包括 7 号染色体母源单亲二倍体（mUDP7）及 11p15 ICR1 低甲基化。第一个被阐明的分子机制是 mUDP7，据文献报道的 Silver－Russell 综合征患儿中，约有 5%～10%的患儿可发现 mUDP7 低甲基化；具体机制可能为位于 7 号染色体的母本生长抑制基因过度表达以及父本生长促基因低表达或失表达；但 Silver－Russell 综合征具体的印迹基因目前尚未明确。最近 Silver－Russell 综合征的分子机制研究热点主要集中于 11p15 ICR1。11p15 ICR 控制胎儿的生长，其中 ICR1 控制 H19 及 IGF2 的表达，ICR1 低甲基化可致 IGF2 低表达，从而可致宫内生长发育迟缓。Silver－Russell 综合征患儿中发现 11p15 ICR1 低甲基化者可达 60%。尽管有文献报道 ICR1 低甲基化可致 IGF2 的低表达，但 ICR1 低甲基化患儿的 IGF2 可表现为血清水平正常而仅在组织中浓度低下，其具体机制仍不明确。其他关于 Silver－Russell 综合征发病原因的观点还包括常染色体显性遗传、常染色体隐性遗传及受精卵发育过程中的不对称卵裂等，但均缺乏明确证据支持。

9. 得了这个病应该到医院找哪个科室的医生诊治?

对疑似 Silver-Russell 综合征患者，建议首先到儿童专科医院的内分泌遗传代谢中心或综合医院的内分泌科就诊。其他科室医生在初次接诊后应当把患者推荐给内分泌科专家，以期进一步明确诊断。确诊的患者无论何时出现营养、消化道、颅面部异常及心理等方面问题，内分泌科医生都需要请相关科室医生会诊，共同解决问题。

（桑艳梅　徐海冬　首都医科大学附属北京儿童医院内分泌科）

108　谷固醇血症

1. 什么是谷固醇血症?

谷固醇血症（sitosterolemia）是一种因 *ABCG5* 或 *ABCG8* 基因突变导致机体大量吸收植物固醇（如谷固醇、菜油甾醇、豆甾醇等），血液中植物固醇水平显著升高，进一步蓄积在皮肤、血管、血细胞等组织细胞中而出现黄色瘤、动脉粥样硬化、溶血性贫血、巨血小板减少症、异常出血、关节痛等一系列表现。

谷固醇血症易被误诊为家族性高胆固醇血症，诊断率低，目前确切的发病率尚不明确。至今报道大约有 100 例，多来自东亚国家（中国、韩国和日本居多）。

2. 这个病最常或最早会出现哪些异常？这个病最常出现什么症状和体征?

谷固醇血症患者最早出现的异常是皮肤、皮下组织出现的肌腱黄色瘤，黄色瘤主要出现在脚跟、膝盖、手肘和臀部等部位。文献报道黄色瘤的发生年龄多在 10 岁以内，甚至可在 1～2 岁。也有以溶血性贫血、异常出血、关节痛等为首发症状。早发动脉粥样硬化可严重威胁患者健康。谷固醇血症患者的血胆固醇水平可正常也可升高，植物固醇水平常常显著升高。

3. 有确诊的方法吗？怎么确诊?

常规的实验室检测血脂水平不能将植物固醇与胆固醇区分开，可以通过血浆脂质气液色谱质谱法证实植物固醇升高而确诊谷固醇血症。目前已

经可以采血检测 *ABCG5* 和 *ABCG8* 基因突变而进行分子基因确诊。

4. 这个病能治疗吗？怎样治疗？

至今没有治愈谷固醇血症的方法，但是早期明确诊断，通过限制饮食及药物治疗能够明显改善预后。饮食调整主要包括少吃或者不吃动物性胆固醇含量高的食物（如肥肉）、动物油多的食品（如油炸类）外，还要不吃或者少吃植物固醇含量较高的食物，如橄榄油、坚果、瓜子、牛油果、起酥油、人造奶油、巧克力、小麦胚芽、贝壳类（牡蛎、扇贝、蛤蚌等）、海藻（海带、紫菜等），以上这些食物的植物固醇含量很高也很容易被人体吸收。

药物方面，国外建议对于通过饮食及生活方式干预 6 个月以上但低密度脂蛋白水平仍显著升高的 10 岁以上患者可考虑给予药物治疗。依泽替米贝有通过抑制肠道对固醇类的吸收以达到降低血脂的作用，被认为是最有效的口服药物。其他治疗药物包括胆汁酸螯合剂、他汀类药物，但治疗效果欠佳，严重者可行回肠旁路手术。

5. 得病后患者需要注意什么？

由于谷固醇血症患者的临床症状主要表现为黄色瘤、早发型动脉粥样硬化、溶血性贫血、异常出血等，皆因大量植物固醇沉积在皮肤、血管、血细胞等相应部位导致。因此，改善相应症状的首要方法是降低血脂水平，主要通过调整饮食和适当运动，常常可以达到良好的效果，症状严重者可口服依泽替米贝治疗，定期监测血脂水平、完善心脏彩超、明确冠状动脉硬化情况。

6. 这个病会影响患者的家人吗？

谷固醇血症的发病特点遵从常染色体隐性遗传规律，具有家庭聚集性，导致患者发病的基因多遗传于其父母，发病的患者多为致病基因纯合突变或复合杂合突变。父母再生子女，1/4 为患病，1/4 完全正常，1/2 为杂合子（携带一个突变的等位基因）。患者和基因型正常的人结婚生出的孩子都将是表型正常的杂合子；患者和杂合子结婚生出的孩子平均 1/2 将患病，1/2 是杂合子；两个患者结婚生出的孩子都将患病。男女患病的机会均等。

7. 这个病对患者今后生活有什么影响?

谷固醇血症患者的首发症状不尽相同，常以黄色瘤、溶血性贫血、巨血小板减少症、心肌梗死等为首发症状，待相应对症治疗、明确诊断之后通过积极调整饮食达到控制血脂水平正常者，其日常生活一般不受影响，血脂控制良好的谷固醇血症患者平均寿命和正常人无明显差异。有文献报道 *ABCG5* 基因纯合突变的雄性小鼠伴有精子生成缺陷而导致不育症，但在人类尚未见相关报道。

8. 为什么会得这个病?

谷固醇血症属于基因病，由位于 2 号染色体上的 *ABCG5* 或 *ABCG8* 基因变异导致，这两个基因编码的蛋白形成复合物定位在肠细胞和肝细胞膜上。正常情况下，该复合物作为运输泵能够减少肠道对植物固醇的吸收、促进肝脏中植物固醇在胆汁中的排泄，当 *ABCG5* 或 *ABCG8* 基因突变时，该蛋白复合物功能异常，导致肠道中植物固醇的吸收增加，胆汁中植物固醇的排泄减少，引起血液中植物固醇含量显著增加，进一步沉积在组织细胞中而出现一系列表现。正常人对植物固醇的吸收低于 1%～5%，而谷固醇血症患者对植物固醇的吸收高达 15%～20%。

9. 得了这个病应该到医院找哪个科室的医生诊治?

对疑似谷固醇血症患者，建议首先到内分泌（遗传）科就诊。确诊的患者，针对冠心病、主动脉瓣疾病等心血管并发症，或行肝移植等手术，需要请心血管科、外科、眼科等相关科室医生会诊，共同解决问题。

（邹朝春　周清　浙江大学医学院附属儿童医院内分泌科）

109　脊髓延髓肌萎缩症（肯尼迪病）

1. 什么是脊髓延髓肌萎缩症（肯尼迪病）？

脊髓延髓肌萎缩症（spinal and bulbar muscular atrophy），又称肯尼迪病（Kennedy’s disease），是一种罕见的性连锁隐性遗传性慢性进行性下运动神经元病。该病仅男性发病，女性多为无症状的基因携带者。年发病率大约为 1/40 万，人群患病率约为（1～2）/10 万。患者多在 30～50 岁因出现肢体无力而就诊。

2. 这个病最常或最早会出现哪些异常？这个病最常出现什么症状和体征？

肯尼迪病最常表现为肢体的近端无力、萎缩和震颤。四肢近端肢体无力表现为抬肩举物、上楼等动作费力，查体发现肢体肌无力和萎缩以四肢近端为主，双侧对称，下肢重于上肢。伴随说话含糊不清、舌肌萎缩和抖动，在疾病进展过程中会出现吞咽困难和饮水呛咳等症状。其他症状包括下颌或肢体抖动、痉挛、男性乳腺发育、小睾丸、小阴茎、性功能障碍、少精症和不育症等。部分患者存在肌肉疼痛等，这些症状可以在儿童早期就开始出现。

此外，患者的糖尿病发病率较普通人群明显增高，高胆固醇血症、高三酰甘油血症、肝功能异常、腹部肥胖等也不少见。

3. 有确诊的方法吗？怎样确诊？

肯尼迪病可以通过基因检查确诊。肯尼迪病的致病基因是位于 X 染色体长臂上的雄激素受体基因。发现雄激素受体基因的 1 号外显子的胞嘧啶（C）、腺嘌呤（A）和鸟嘌呤（G）三个核苷酸重复数超过正常范围（>38）即可确诊。

4. 这个病能治疗吗？怎样治疗？

至今还没有治愈肯尼迪病的办法，目前临床上主要是对症治疗。患者需要保证营养均衡，注意糖类、蛋白质和脂肪的配比，增加维生素的摄入。避免重体力活动。可通过抑制患者体内雄激素，控制或者延缓病情进展；适当给予保护患者的线粒体功能药物等。

对伴有焦虑抑郁状态的患者，应进行心理辅导，服用抗焦虑抑郁药物，并到精神专科辅以心理治疗。

5. 得病后患者需要注意什么？

肯尼迪病患者通常没有特殊的饮食禁忌，但不应该饮酒，因为乙醇对神经系统具有一定的损害。患者应避免重体力活动及大运动量训练，过度运动可能会加重运动神经元和肌肉的原发损伤。

需要注意苯二氮䓬类药物如地西泮、劳拉西泮等，可能会加重患者无力症状，应避免使用；同时也应避免服用含雄激素的中药饮片。

6. 这个病会影响患者的家人吗？

肯尼迪病患者具有 X 性染色体连锁隐性遗传的规律。所有患者均是男性，其异常雄激素受体基因来自母亲。患者的儿子正常，但女儿也将会成为基因致病突变携带者。该致病基因突变将会遗传给孙辈的男性使其成为肯尼迪病患者。

7. 这个病对患者今后生活有什么影响？

肯尼迪病患者由于四肢肌无力而无法上楼、上举重物，对日常生活带来麻烦，在疾病进展后期会影响到双手的精细活动，导致持筷、写字困难。

大约在肌无力出现10年后出现饮水呛咳、吞咽困难；一般肌无力出现15年后，需要拄拐行走，并逐渐发展至需要坐轮椅或卧床。由于内分泌异常，患者大多出现生育能力下降，伴发糖尿病、高脂血症等。通常不会影响到患者的最终寿命。

8. 为什么会得这个病?

肯尼迪病属于三核苷酸重复病，又称为多聚谷氨酰胺病。位于X染色体长臂的雄激素受体基因第一外显子中的一段胞嘧啶、腺嘌呤和鸟嘌呤三个核苷酸重复序列异常扩增，导致多聚谷氨酰胺链的异常延长。雄激素受体中胞嘧啶、腺嘌呤和鸟嘌呤的正常重复次数为9～36次，而患者超过38次。和其他多聚谷氨酰胺病类似，均有遗传早现现象，即子代的发病年龄早于父辈的发病年龄。

肯尼迪病的特征性病理改变是雄激素受体异常扩增蛋白形成的核内包涵体和弥漫性核内聚集体，不仅出现在运动神经元内，还可出现在神经系统的其他细胞以及非神经组织细胞（如肝脏细胞、皮肤细胞、肾小管细胞、睾丸细胞、前列腺细胞）等。

9. 得了这个病应该到医院找哪个科室的医生诊治?

对于疑似肯尼迪病患者，建议首先到神经内科找神经肌肉病专家就诊。患者因内分泌异常可能到内分泌科或男科就诊，其他科室的医生在初次接诊后应该把患者推荐给神经内科相关专家，以进一步明确诊断。患者生育前，应到有条件的机构进行遗传咨询。携带致病基因的女性再次妊娠时，可在孕早期或中期到有产前诊断资质的医院产科就诊，确定男性胎儿是否存在致病突变。

（樊东升　唐璐　北京大学第三医院神经内科）

110 脊髓性肌萎缩症

1. 什么是脊髓性肌萎缩症?

脊髓性肌萎缩症（spinal muscular atrophy）是由于运动神经元存活基因1致病性变异致使基因编码蛋白功能缺陷所致的遗传性神经肌肉病，以脊髓前角运动神经元变性和丢失导致的肌无力和肌萎缩为特征。国外报道发病率为（4～10）/100000。起病年龄可从出生后至成年，按照患者的发病年龄和获得的最大运动功能分为1～4四个亚型。

2. 这个病最常或最早会出现哪些异常？这个病最常出现什么症状和体征?

脊髓性肌萎缩症Ⅰ型最常见，生后6个月内发病，主要表现为全身肌肉松软无力，大多数患儿吸吮和吞咽困难，可以见到舌肌萎缩和震颤。胸式自主呼吸困难，几乎完全为腹式呼吸，吸气时腹部膨隆而胸部内陷，呈钟型外观。下肢无力较上肢重，近端较远端严重。表现在双上肢不能上举，平躺时不能将双手放至眼前玩，双下肢不能抬离床面，呈髋外展、膝屈曲的蛙腿体位，但手、足能做抓握动作。严重的躯体中轴部位的肌无力使患儿不能抬头或翻身，也没有独坐能力。外观肌肉萎缩多不明显。面部表情正常，四肢感觉正常，腱反射消失。

脊髓性肌萎缩症Ⅱ型生后6个月内发育正常，患儿可以获得从卧位到独坐的能力，在生后12个月左右出现四肢近端无力，上肢上举费力，始终不能独立行走，四肢感觉正常，腱反射消失。

脊髓性肌萎缩症Ⅲ型生后1年内的运动发育正常，可以获得独立行走的能力，一般在18个月后出现四肢近端无力，感觉正常，腱反射消失。随病情发展将逐渐丧失能力。

脊髓性肌萎缩症Ⅳ型又称成人型脊髓性肌萎缩症，多在30~60岁发病，表现为显著的四肢近端肌无力，伴随肌肉萎缩。部分患者出现小腿肌肉相对肥大，酷似肢带型肌营养不良，四肢感觉正常，腱反射消失。

3. 有确诊的方法吗？怎样确诊？

确诊脊髓性肌萎缩症的金标准是抽血进行运动神经元存活基因1检测，95%～98%的脊髓性肌萎缩症患者存在该基因的外显子7的纯合缺失，2%～5%的患者为复合杂合突变。运动神经元存活基因2的拷贝数与病情的轻重程度相关。血清肌酸激酶在脊髓性肌萎缩症Ⅰ型多数正常，脊髓性肌萎缩症Ⅱ型和Ⅲ型可以轻度升高。肌电图显示神经源性损害。

4. 这个病能治疗吗？怎样治疗？

脊髓性肌萎缩症治疗的目标是增加具有完整功能的运动神经元存活蛋白的含量，目前已经应用于临床和正在进行临床试验的有替代运动神经元存活基因1和通过调节基因表达，促进运动神经元存活基因2外显子7转录。对脊髓性肌萎缩症患儿建议采取积极的营养支持，明显的生长障碍可通过放置鼻胃管、胃造瘘等方法解决。患者确诊后应尽快进行呼吸系统评估，进行肺部长期管理，早期使用咳痰机和家用无创呼吸机等辅助设备，积极预防肺部感染的发生以及改善潜在慢性缺氧状态，起到延缓脊髓性肌萎缩症疾病进展的治疗作用。康复治疗及矫形很重要，可以通过手术治疗严重脊柱侧弯。

5. 得病后患者需要注意什么？

患者应该接种流感病毒疫苗和其他常规疫苗，预防肺部感染。需要定期复查，坚持康复训练，加强营养，定期评估肌肉、骨骼和呼吸功能，鼓励适量运动和日常活动。

6. 这个病会影响患者的家人吗?

脊髓性肌萎缩症为常染色体隐性遗传。先证者经基因检测确诊后，家庭成员应在孕前进行遗传咨询和风险评估，风险亲属可进行携带者筛查，高危妊娠者可进行产前诊断。大约 98%的患儿的父母为无症状的运动神经元存活基因 1 致病性变异携带者。约 2%的父母不是 *SMN1* 基因致病性变异携带者（外周血细胞），其受累患儿是新发变异所致。轻型脊髓性肌萎缩症患者可以生育，其伴侣应进行携带者检查。如果正常，其子代可以是无症状的携带者。

7. 这个病对患者今后生活有什么影响?

脊髓性肌萎缩症 I 型患儿的肌无力进行性加重，最终失去任何自主运动能力，需要鼻饲喂养，反复发生呼吸道感染而致呼吸衰竭，80%的患儿在 1 岁内去世，很少活过 2 岁。脊髓性肌萎缩症Ⅱ型随存活时间的延长，早期出现脊柱侧弯，可以快速发展并严重影响呼吸功能，70%可存活至 25 岁。脊髓性肌萎缩症Ⅲ型患儿随疾病进展逐渐失去独立行走能力，出现脊柱侧弯与变形，严重者影响呼吸功能，在疾病的晚期需要辅助呼吸支持。脊髓性肌萎缩症Ⅳ型病程进展缓慢，也影响到日常生活。Ⅲ型和Ⅳ型患者寿命接近正常。

8. 为什么会得这个病?

这个病的致病基因定位于 5q12.2－q13.3，端粒侧的运动神经元存活基因 1 和着丝粒侧的运动神经元存活基因 2 为相邻基因，相差 8 个碱基，这种差别对它们编码的氨基酸没有改变。运动神经元存活基因 1 编码全长存活运动神经元蛋白，在运动神经元中高水平表达，参与信使核糖核酸代谢，装配每个细胞核内小的核糖体蛋白供剪接装置及内含子微小剪接途径的需要，功能异常会导致神经元凋亡和变性，对运动神经元的存活尤为重要。而运动神经元存活基因 2 基因中外显子 7 上 1 个碱基的改变影响到剪切，编码的 90%的蛋白为不稳定和没有功能的截短蛋白，只影响患者临床表现的轻重。

9. 得了这个病应该到医院找哪个科室的医生诊治?

对于疑似脊髓性肌萎缩症患者，建议首先到神经内科或儿科找神经肌肉病专家或遗传学专家就诊。登记注册后转诊至多学科联合门诊，定期复查，及时调整治疗方案。患者父母再次生育前，应到有资质的机构进行遗传咨询。母亲再次妊娠时，可在孕早期或中期到有产前诊断资质的医院产科就诊，争取胎儿诊断。

（熊晖　北京大学第一医院儿科）

111 脊髓小脑性共济失调

1. 什么是脊髓小脑性共济失调?

脊髓小脑性共济失调（spinocerebellar ataxia）是一组以脊髓和小脑损害为主要特点的遗传性神经变性疾病。曾用名 Marie 共济失调、遗传性橄榄桥小脑萎缩、小脑橄榄萎缩或脊髓小脑变性等，其病理改变特点是小脑变性。脊髓小脑性共济失调是显性遗传性共济失调的主要类型。本病由一系列基因突变所致，目前已有超过 35 个类型，发现了 29 种基因突变。许多脊髓小脑性共济失调亚型的基因缺陷尚不明确。通常在成年期发病。其中脊髓小脑性共济失调 2 型是第二大常见类型，而 3 型是最常见类型。

2. 这个病最常或最早会出现哪些异常? 这个病最常出现什么症状和体征?

不同类型脊髓小脑性共济失调的首发症状和病程不相同，病情严重和致残程度也不相同。主要症状是进行性行走、言语和手部精细动作困难，多数患者的首发症状是行走困难。其他症状还包括讲话不清楚、头晕和吞咽困难，导致误吸和吸入性肺炎。

脊髓小脑性共济失调 1 型患者多在 30 多岁发病，如发病延迟，很可能病情较轻和进展较慢。核心症状是小脑损害导致的走路不稳和拿物不准，合并不同程度的眼外肌瘫痪、四肢无力和肢体发僵、肌肉萎缩。

脊髓小脑性共济失调 2 型发病年龄为 40～50 岁，出现走路不稳、拿物不准、眼球运动缓慢，出现四肢感觉障碍和腱反射消失等，有些患者合并痴呆和帕金森综合征的症状。

脊髓小脑性共济失调3型又称为Machado－Joseph病，成年发病，临床表现除前面提到的走路不稳、拿物不准症状外，还有眼球突出、复视、肌张力不全和帕金森症状。睡眠障碍常见。

其他常见类型的脊髓小脑性共济失调也具有类似的临床表现，但突变的基因不同。

3. 有确诊的方法吗？怎样确诊？

不同类型脊髓小脑性共济失调症状重叠，基因检查是唯一确诊和分类途径，但是仅60%可明确致病基因。脊髓小脑性共济失调为多谷氨酰胺重复序列病，在正常人的脊髓小脑性共济失调1型基因出现胞嘧啶、腺嘌呤和鸟嘌呤重复次数小于36次，大于45次会发病，如果在36～44次之间需要结合其他检查协助诊断。正常人的脊髓小脑性共济失调2型基因出现胞嘧啶、腺嘌呤和鸟嘌呤重复次数小于31次或大于32次将会发病，重复次数为32或者33次一般发病较晚，重复次数超过100次可以在婴儿期发病。正常人脊髓小脑性共济失调3型的基因出现胞嘧啶、腺嘌呤和鸟嘌呤重复次数小于44不会发病，位于45～51次可能发病，大于52次则确定发病。

4. 这个病能治疗吗？怎样治疗？

脊髓小脑性共济失调没有治愈方法，治疗主要是缓解症状而不是对抗疾病本身。药物治疗的对象包括震颤、强直、抑郁、痉挛和睡眠障碍等。

康复治疗可帮助患者最大程度地自我照顾，推迟和减轻致残的程度和时间。作业治疗主要是帮助脊髓小脑性共济失调患者使用一系列的用具，包括拐杖、轮椅等，以及辅助书写、进食和自我照料的用具。言语治疗师的训练和言语辅助仪器可以帮助患者更好地沟通。

5. 得病后患者需要注意什么？

脊髓小脑性共济失调的平均生存期为19～25年，如果进行恰当的医疗看护和药物治疗，特别是减少窒息和食物反流，生存期有望延长。确诊本病需要每3～6个月进行神经系统情况评估和调整治疗干预方案，在生活上患者需要戒酒，避免应用神经毒性药物，避免操作机器如驾驶和登高等行为。

6. 这个病会影响患者的家人吗？

常染色体显性遗传性脊髓小脑性共济失调患者的后代有50%的概率患病，且男女发病概率相等。因此患者家族成员妊娠前一定要进行遗传咨询和产前诊断。

7. 为什么会得这个病？

脊髓小脑性共济失调大多数为多聚谷氨酰胺重复序列病，以脊髓小脑性共济失调1型为例，病理上的主要特征是橄榄桥小脑萎缩和变性，主要影响小脑浦肯野细胞和齿状核。由于致病基因*ATX1*的胞嘧啶、腺嘌呤和鸟嘌呤的重复序列不断延长，导致富含多聚谷氨酰胺的突变蛋白1进入细胞核造成蛋白错误折叠，导致细胞功能障碍和死亡。脊髓小脑性共济失调多聚谷氨酰胺扩增序列逐代传递而不断延长，经常导致逐代发病提前和表型更为严重，称为遗传早现现象。部分类型的脊髓小脑性共济失调为DNA的胞嘧啶、腺嘌呤和鸟嘌呤重复序列的扩增，而胞嘧啶、腺嘌呤和鸟嘌呤重复的不断延长是DNA复制和修复过程中的滑链错配所致。

8. 得了这个病应该到医院找哪个科室的医生诊治？

对于怀疑患有脊髓小脑性共济失调的患者，建议找神经内科或遗传科医生，确诊后的治疗中还需要康复治疗师的参与。患者及与其有血缘关系人员生育前，应到有资质的机构进行遗传咨询。女性再次妊娠时，可在孕早期或中期到有产前诊断资质的医院产科就诊，确定胎儿是否正常。

（张巍　北京大学第一医院神经内科）

112 系统性硬化症

1. 什么是系统性硬化症？

系统性硬化症（systemic scleorosis，SSC）是一种病因不明，临床上以局限性或弥漫性皮肤增厚和纤维化为特征的慢性结缔组织疾病，不仅侵犯皮肤，还可侵犯关节肌肉、肺、肾、心脏、胃肠道等在内的全身各个系统，是硬皮病的一个亚类。尽管罕见，但有较高的致残率和死亡率。系统性硬化症又分为局限性皮肤型系统性硬化症、弥漫性皮肤型系统性硬化症、无皮肤硬化的系统性硬化症、重叠综合征。

2. 这个病最常或最早会出现哪些异常？这个病最常出现什么症状和体征？

雷诺现象是系统性硬化症最常见的早期症状。雷诺现象可在其他症状出现之前几月甚至几年发生。典型的雷诺现象是因寒冷或情绪波动等诱因诱发手指、脚趾甚至如唇、耳等身体部位皮肤出现可恢复的皮肤颜色变化：白→紫→红。系统性硬化症皮肤受累常见，皮肤病变一般要经过三个时期：水肿期、硬化期和萎缩期。皮肤受累一般都从手开始，向近端发展，面颈部皮肤受累晚期可形成面具脸。系统性硬化症也可导致内脏损伤，如反流性食管炎、肺间质纤维化、肺动脉高压等。此外，少数患者可发生硬皮病肾危象，它是风湿性疾病的一个急症，需要早期诊断和积极治疗来保护肾功能。心包、心肌、心脏传导系统均可发生纤维化，是心脏受累的主要原因。系统性硬化症患者的关节症状较多见，早期多为对称性关节痛；晚期发生挛缩使关节固定在畸形位置。

3. 有确诊的方法吗？怎样确诊？

诊断系统性硬化症在临床上常用的是 1980 年美国风湿病学会（ACR）系统性硬化症分类标准及 2013 年美国风湿病协会–欧洲抗风湿病联盟分类标准（ACR–EULAR 标准）。1980 年美国风湿病学会的系统性硬化症分类标准如下。

（1）主要条件：近端皮肤硬化即手指及掌指（跖趾）关节近端皮肤增厚、紧绷、肿胀。这种改变可累及整个肢体、面部、颈部和躯干（胸、腹部）。

（2）次要条件：①指硬化：上述皮肤改变仅限手指；②指尖凹陷性瘢痕或指垫消失：由于缺血导致指尖凹陷性瘢痕或指垫消失；③双肺基底部纤维化：要除外其他疾病所引起的这种改变。

具有主要条件或两个以上次要条件者，可诊为系统性硬化症。2013 年美国风湿病协会–欧洲抗风湿病联盟分类标准见下表，总分由每一项中最高分相加得出。总得分≥9 分的患者诊为系统性硬化症。诊断疾病需要排除其他类硬皮病样疾病（如肾源性系统纤维化、广泛性硬斑病、嗜酸性筋膜炎、硬化性黏液水肿、卟啉症、移植物抗宿主病等）。临床医生根据这些标准结合临床经验并开展相应的检查来确诊疾病。

4. 这个病能治疗吗？怎样治疗？

系统性硬化症目前尚无根治性治疗，需要根据患者的具体病情、疾病的分型、病变的分期及器官受累情况等综合情况来评判，采取个体化的治疗，可以改善和缓解症状，改善患者预后和提高生存率。对患者进行健康教育非常重要。系统性硬化症病变主要以血管改变、炎症和免疫异常、纤维化为主要特征，故治疗的策略包括抗炎药、免疫抑制剂、扩张血管药及抗纤维化药物等。2017 年欧洲抗风湿病联盟提出系统性硬化症治疗的 16 条推荐意见，主要涉及系统性硬化症相关器官并发症如雷诺现象、肢端溃疡、肺动脉高压、皮肤及肺部病变、肾危象及胃肠道受累的治疗，值得临床医生参考。

5. 得病后患者需要注意什么？

保暖是针对雷诺现象的重要措施，还要注意避免患者紧张、激动。吸烟是使雷诺现象恶化并是肺部疾病的主要原因，故戒烟非常重要。手指、腕和肘因皮肤硬化和组织萎缩硬化而发生屈曲性挛缩，晚期可形成皮肤溃疡，故应注意保护。患者胃肠道受累常见，反流性食管炎的患者应少食多餐，进食后勿马上平卧，束腰带不宜过紧。患者需要定期监测血压及肾功能，如果不明原因出现恶性高血压和/或肌酐升高，应马上就诊。定期门诊规律随诊，由有经验的医生评估病情，并根据情况调整治疗。

6. 这个病会影响患者的家人吗？

系统性硬化症不传染，且不是孟德尔式遗传。虽然硬皮病不是直接遗传的，但部分系统性硬化症患者有明显的家族史，且在有风湿病病史的家庭中，硬皮病发病的危险性增加。基因对疾病易感性有重要贡献，遗传因素和环境事件的相互作用可能是发病机制的一部分。

7. 这个病对患者今后生活有什么影响？

系统性硬化症为多器官受累疾病，患者的生活质量受到严重影响。许多症状均会严重影响患者的生活质量，包括疼痛、关节活动受限、胃肠道症状、胸闷、气短、疲劳、睡眠问题等。心、肺及肾脏病变是常见的死亡原因。系统性硬化症以前死亡的最主要原因是硬皮病肾危象，随着人们对硬皮病肾危象的发病机制的认识和综合治疗，肺部受累（肺动脉高压和肺间质纤维化）已经成为死亡的最主要原因。

8. 为什么会得这个病?

系统性硬化症发病机制尚不清楚，可能是在遗传、环境因素、细胞及体液免疫异常等因素作用下，免疫激活，成纤维细胞合成胶原增加、局部胶原分解减少，导致皮肤和内脏纤维化，血管内皮细胞肿胀、增生、管腔变狭和组织缺血。

9. 得了这个病应该到医院找哪个科室的医生诊治?

对疑似系统性硬化症患者，建议首先到风湿免疫科就诊。其他科室医生在初次接诊后应当把患者推荐给风湿免疫科，以进一步明确诊断。目前强调系统性硬化症应早诊断，国外一项名为系统性硬化症极早期诊断研究（VEDOSS），发现患者出现雷诺现象、手指肿胀、特征性的自身免疫性抗体阳性时就应该转诊至风湿免疫科进行进一步评估。系统性硬化症多系统受累，故经常需要心脏科、呼吸科、消化科、皮肤科、理疗科等相关科室医生会诊，共同解决问题。

（张文　侯勇　中国医学科学院北京协和医院风湿免疫科）

113 四氢生物蝶呤缺乏症

1. 什么是四氢生物蝶呤缺乏症？

四氢生物蝶呤缺乏症（tetrehydrobiopterin deficiency）是引起先天性高苯丙氨酸血症的一组罕见遗传代谢病。苯丙氨酸是人体必需氨基酸，需要肝脏苯丙氨酸羟化酶和辅酶四氢生物蝶呤的共同作用，才能把体内苯丙氨酸维持在安全的水平，否则高苯丙氨酸血症会造成脑损害，苯丙氨酸缺乏会引起营养不良、皮疹。四氢生物蝶呤是苯丙氨酸羟化酶、酪氨酸羟化酶、色氨酸羟化酶的辅酶，因此，四氢生物蝶呤缺乏症影响苯丙氨酸羟化酶、酪氨酸羟化酶、色氨酸羟化酶的功能，引起高苯丙氨酸血症，多巴胺、黑色素等多种重要的生理活性物质缺乏，发生智力及运动发育障碍、肌张力异常、癫痫等严重疾病，甚至死亡。

2. 这个病最常或最早会出现哪些异常？这个病最常出现什么症状和体征？

绝大多数四氢生物蝶呤缺乏症患者出生时无异常，患者轻重不同。严重型即中枢型，脑损害严重；轻型即外周型，以周围神经损害为主，病情较轻。新生儿期除了高苯丙氨酸血症外无症状，少数患儿有喂养困难、呕吐、湿疹、易激惹等非特异性症状。婴儿期最早出现的异常是发育落后、松软、嗜睡、喂养困难、惊厥，最常见的体征是毛发变黄、皮肤白、肌张力不全，一些患者尿液及汗液有鼠尿样臭。随着年龄增大，病情逐渐加重，智力、运动发育落后，安静时无力，紧张、哭闹时肢体扭转，抽筋样发作，角弓反张，常伴有吞咽困难、睡眠障碍、抑郁、焦虑。免疫力低下也是四氢生物蝶呤缺乏症患者常见的问题，患者易感染，严重患者在婴幼儿期死于肺炎等感染性疾病。脑萎缩、脑白质异常、基底节钙化是四氢生物蝶呤缺乏症患者较常见的影像异常，如果脑 MRI 或 CT 发现异常，需要高度警惕。

3. 有确诊的方法吗？怎样确诊？

四氢生物蝶呤缺乏症可以通过血液氨基酸分析、尿液蝶呤谱分析和基因分析确诊。血液苯丙氨酸测定是最关键的方法，患者血液苯丙氨酸增高（＞120μmol/L），不同类型的患者会出现不同的尿蝶呤谱，二氢蝶啶还原酶缺乏症患者红细胞二氢蝶啶还原酶活性显著降低，进一步通过基因分析可确定患者的基因型及突变类型。对于一些疑似患者，可采用四氢生物蝶呤负荷试验进行鉴别诊断。二氢蝶啶还原酶缺乏症患者常合并继发性脑叶酸缺乏症，对于严重患者需要检测脑脊液 5－甲基四氢叶酸及叶酸浓度，以指导治疗。

新生儿筛查是在无症状时期发现四氢生物蝶呤缺乏症患儿的重要方法。目前我国高苯丙氨酸血症新生儿筛查覆盖率已经达到 98%，绝大多数患儿可以通过筛查发现，早期确诊，早期治疗。

4. 这个病能治疗吗？怎样治疗？

四氢生物蝶呤缺乏症是能治疗的疾病，一经确诊要及早开始治疗，根据患者的酶缺乏类型和基因型，给予四氢生物蝶呤、左旋多巴、5－羟色氨酸。二氢蝶啶还原酶缺乏症患者需要低苯丙氨酸饮食治疗，补充亚叶酸。

5. 得病后患者需要注意什么？

各型四氢生物蝶呤缺乏症患者均需要终生治疗，如果合并癫痫等合并症，需要对症治疗。为了保证治疗效果，需监测血液苯丙氨酸浓度，将血液苯丙氨酸控制在合理水平，并评估体格及智力、运动发育情况，保证营养。

6. 这个病会影响患者的家人吗?

四氢生物蝶呤缺乏症是一组单基因遗传病，除部分鸟苷三磷酸环化水解酶 I 缺乏症患者是常染色体显性遗传方式外，绝大多数为常染色体隐性遗传病。基因分析对患者同胞兄弟姐妹及其他家族成员的遗传咨询及健康指导十分重要。常染色体隐性遗传病的致病基因突变多来自患者父母，极少数是基因新发突变所致。兄弟姐妹有 1/4 的概率患病，1/2 的概率为与父母相同的健康携带者，1/4 的概率不遗传来自父母的致病基因突变，与性别无关。在患者及其父母基因诊断明确的前提下，母亲再次妊娠时可以进行产前诊断，通过胎盘绒毛或羊水细胞基因分析对胎儿作出诊断。

7. 这个病对患者今后生活有什么影响?

通过新生儿筛查发现的患者可以获得症状前诊断与治疗，如能坚持正确治疗，患者能达到或接近正常同龄人智力运动发育水平。患儿确诊时已经存在不同程度脑损害时，经治疗病情可以得到有效控制，但是多数患者智力、运动发育落后，一些患者合并癫痫、瘫痪、精神行为障碍等后遗症。

8. 为什么会得这个病?

四氢生物蝶呤是人体重要的生理活性物质，已知五种酶（6－丙酮酰四氢蝶呤合成酶、二氢蝶啶还原酶、鸟苷三磷酸环化水解酶 I、墨蝶呤还原酶和蝶呤－4α－二甲醇胺脱水酶）参与四氢生物蝶呤的合成与代谢，因此，五种酶缺陷均可导致四氢生物蝶呤缺乏症。四氢生物蝶呤缺乏影响了肝脏苯丙氨酸羟化酶的功能，导致高苯丙氨酸血症，由于酪氨酸、色氨酸羟化酶活性下降，神经递质前质左旋多巴和 5 羟色氨酸生成减少，影响脑内多巴胺和 5 羟色胺的合成，导致一系列神经精神损害。

9. 得了这个病应该到医院找哪个科室的医生诊治?

如果新生儿筛查发现高苯丙氨酸血症，需尽快到当地新生儿筛查中心或儿科遗传代谢门诊就诊，确定是否为四氢生物蝶呤缺乏症及其病型，及早开始治疗。如果患者发生了癫痫、精神异常、瘫痪、营养不良等合并症，需要到神经科、精神科、营养科就诊，进行综合治疗。严重患者需要住院治疗，尽快控制病情，减缓后遗症。患者父母再次生育前，应到有条件的机构进行遗传咨询。母亲再次妊娠时，可在孕早期或中期到有产前诊断资质的医院产科就诊，可进行产前诊断。

（杨艳玲　顾强　北京大学第一医院儿科）

114　结节性硬化症

1. 什么是结节性硬化症?

结节性硬化症（tuberous sclerosis complex，TSC）是一种常染色体显性遗传病，发病率为 1/6000～1/10000，男女之比大约为 1.44∶1，多见于儿童，主要表现为智力障碍、癫痫、皮肤改变及不同部位（包括脑部）的肿瘤。致病基因分别为 *TSC1* 和 *TSC2*。结节性硬化症临床异质性很大，身体内几乎所有器官都可以受累。通常在皮肤、大脑、肾脏、肺和心脏部位形成良性肿瘤，导致器官功能异常。

2. 这个病最常或最早会出现哪些异常? 这个病最常出现什么症状和体征?

几乎所有患者在胎儿/新生儿期出现心脏横纹肌瘤，大部分可自发消退。90%的患儿在出生时即可发现皮肤色素脱失斑，白色，与周围皮肤界限清楚，呈椭圆形、树叶状或外形不规则，有时为一些成簇的多发的小纸屑状斑点。面部血管纤维瘤为本病所特有的体征，由血管及结缔组织所组成，颜色呈红褐色或与皮肤色泽一致，隆起于皮肤，呈丘疹状或融合成小斑块状，表面光滑无渗出或分泌物，散布在鼻的两旁及鼻唇沟部位面颊部的皮肤，数目多时可延及下颏部位，有时额部也可见到。面部血管纤维瘤出生时见不到，1～5 岁时出现，以后逐渐增多。多发的指（趾）甲纤维瘤对本病有诊断价值。部分患者在躯干两侧或背腰骶皮肤可见到板块状的错构瘤，称为鲨鱼皮样斑，微微隆起于皮肤，边界不规则，表面粗糙，20%～30%青春期以后的患者可见到此病变。有些患者在出生时即可见到前额部皮肤有微微隆起的斑块，对诊断本病有帮助。高达 90%的结节性硬化症患者有肾脏血管平滑肌脂肪瘤；约 50%患者病变累及视网膜，但很少影响视力；约 35%女性患者肺部出现肺部淋巴管肌瘤病（LAM）；神经系统最常见的症状是癫痫、智力低下，有时偶可见到偏瘫或其他局限性神经异常症状。80%～90%病儿有癫痫，婴儿时期常表现为婴儿痉挛症，较大患儿可表现为复杂部分性发作或其他局限性发作，也可为全身强直–阵挛发作或 Lennox 综合征。脑部病变主要包括脑皮质结节、室管膜下巨细胞星形细胞瘤和室管膜下结节等。

3. 有确诊的方法吗？怎样确诊？

根据临床表现有诊断标准，确诊结节性硬化症的金标准是抽血进行基因检测，大部分可检测到 *TSC1* 和 *TSC2* 基因突变。另外有 10%～25%的结节性硬化症患者通过 *TSC1* 和 *TSC2* 基因检测没有发现突变，因此，基因检测正常不能除外结节性硬化症诊断。建议进一步完善 *TSC1* 和 *TSC2* 的多重连接探针扩增（MLPA）检测，必要时可选择二代测序如全外显子检测。

4. 这个病能治疗吗？怎样治疗？

结节性硬化症的治疗往往需要多学科的合作，一旦确诊，要进行持续的监测来记录已知问题和病变的进展以及发现新的病灶。儿童期需要干预的主要是神经系统相关症状。良好的预后与早期发现与治疗有关，所有结节性硬化症患者在 25 岁之前每 1～3 年要进行一次头颅 MRI 检查。氨己烯酸对于结节性硬化症合并婴儿痉挛的治疗效果显著，可以作为一线治疗，如果氨己烯酸治疗失败，促肾上腺皮质激素（ACTH）可以作为二线治疗。西罗莫司（sirolimus，又称雷帕霉素）特异性抑制 mTOR 活性，治疗结节性硬化症相关的多系统肿瘤疗效显著。西罗莫司的类似物依维莫斯（everolimus）可有效治疗结节性硬化症相关的室管膜下巨细胞星形细胞瘤

（SEGA）和肾血管平滑肌脂肪瘤。若结节性硬化症患者的癫痫发作不能得到抗癫痫药物控制，可选择生酮饮食疗法、迷走神经刺激法或癫痫外科手术。对于伴有颅内压升高的症状性室管膜下巨细胞星形细胞瘤，建议手术切除，必要时需要进行脑脊液分流。对于持续增长但是没有症状的室管膜下巨细胞星形细胞瘤，可以手术切除或者给予 mTOR 抑制剂治疗。

5. 得病后患者需要注意什么?

结节性硬化症的病变包括皮肤、眼、脑、心脏、肺、肾、内分泌和消化道等，有些表现在儿童期就会出现但是到了成年后会消失或者不会出现新的问题，如心脏横纹肌瘤或者室管膜下巨细胞星形细胞瘤。相反，肺部淋巴管肌瘤病只有成人才会出现，约 1/3 成年女性患者出现肺部淋巴管肌瘤病。由于血管平滑肌脂肪瘤和肾脏其他病变的累积性，成人出现的肾脏问题相对于儿童来说需要更严密的监测和更积极的干预。结节性硬化症的一些表现可能在患者一生中都会出现，如癫痫和结节性硬化症相关的神经精神障碍（TAND），因此在最初诊断明确后，持续定期的监测对于最佳的护理和预防结节性硬化症相关的并发症是必需的。

6. 这个病会影响患者的家人吗?

结节性硬化症是一种常染色体显性遗传病，很多为显性新发突变，约 2/3 结节性硬化症患者没有家族史，1/3 患者的父母之一也罹患结节性硬化症。如果父母之一诊断为结节性硬化症，子女患病概率是 50%。

7. 这个病对患者今后生活有什么影响?

结节性硬化症患者中脑部病变的发病率和由此导致的死亡率是最高的，因此所有结节性硬化症患者都要进行神经系统病变的筛查和长程管理。如果早期获得正确的干预治疗，对患者的生活与寿命影响较小。如果未获及时和恰当的治疗，常导致残疾，部分患者可死于严重肾脏、肺或脑部病变。

8. 为什么会得这个病?

结节性硬化症肿瘤抑制基因 *TSC1* 和 *TSC2* 的蛋白质复合体抑制雷帕霉素靶蛋白（mTOR），mTOR 是一种丝/苏氨酸蛋白激酶。当 *TSC1* 或 *TSC2* 基因失活后，过度活化的 mTOR 促进细胞新陈代谢、细胞异常增生，导致结节性硬化症。多数患者有肿瘤抑制基因 *TSC2* 失活突变，少数有 *TSC1* 失活突变，通常，*TSC2* 基因突变患者的病情比 *TSC1* 基因突变重，基因突变的临床外显率几乎达到 100%。

9. 得了这个病应该到医院找哪个科室的医生诊治?

对于疑似结节性硬化症患者，建议首先到神经内科就诊。确诊的患者无论何时出现心脏、呼吸、眼、内分泌等方面问题，或需要康复治疗，需要请相关科室大夫会诊，共同解决问题。

（熊晖　北京大学第一医院儿科）

115 原发性酪氨酸血症

1. 什么是原发性酪氨酸血症?

原发性酪氨酸血症（tyrosinemia）是由于酪氨酸分解代谢途径中的酶缺陷导致的一组遗传代谢病，患者血液酪氨酸浓度明显增高。根据酶缺陷的类型分为三型，Ⅰ型又名肝肾型酪氨酸血症，由于延胡索酰乙酰乙酸水解酶缺乏所致，以肝肾及脑损害为主要表现；Ⅱ型又称眼皮肤型酪氨酸血症，由于酪氨酸氨基转移酶缺陷所致；Ⅲ型是由于 4－羟基苯丙酮酸双加氧酶缺陷所致，以神经精神症状为主要表现。

2. 这个病最常或最早会出现哪些异常？这个病最常出现什么症状和体征?

绝大多数酪氨酸血症患者出生时无异常，可在出生后数周至成人发病，轻重不同，个体差异显著。新生儿期发病的酪氨酸血症Ⅰ型患者病情进展迅速，最早出现的异常类似新生儿肝炎，最常见的症状是呕吐、腹泻、黄疸、腹胀、嗜睡、喂养困难、生长迟缓，最常见的体征是黄疸、浮肿、肝脾肿大、贫血、肝功能损害、蛋白尿、高胆红素血症、血小板减少、甲胎蛋白增高和凝血功能障碍是较常见的化验异常。如果不能及时进行饮食干预及药物治疗，患儿常在婴幼儿期内死于肝肾衰竭、脑病及多脏器损害。慢性型患者通常在 1 岁以后发病，常见的症状是体格生长迟缓，智力、运动发育落后，营养不良，常见佝偻病样体征，低磷血症性佝偻病、糖尿、蛋白尿以及氨基酸尿（范可尼综合征）是常见的化验异常，多死于进行性肝硬化和肾衰竭，一些患者死于肝癌。

3. 有确诊的方法吗？怎样确诊？

原发性酪氨酸血症可以通过血液氨基酸、尿液氨基酸和基因分析确诊。血液酪氨酸测定是最关键的方法，患者血液酪氨酸不同程度增高，合并肾小管损害的患者出现糖尿、蛋白尿及氨基酸尿症。酪氨酸血症Ⅰ型患者血液及尿液琥珀酸丙酮增高，常伴血液蛋氨酸、甲胎蛋白增高。进一步通过基因分析可确定患者的基因型及突变类型。

新生儿筛查是在无症状时期发现原发性酪氨酸血症患儿的重要方法，通过液相串联质谱技术可以进行血液酪氨酸及琥珀酰丙酮测定，筛查发现，可以早期确诊，早期治疗。血液及尿液常规化验、肝肾功能评估、血糖、血氨、尿氨基酸测定、腹部B超、脑磁共振等检查有助于评估患者营养状况、肝肾功能及脏器合并症。典型患者尿液有机酸分析显示琥珀酰丙酮、4–羟基苯丙酮酸、4–羟基苯乳酸和4–羟基苯乙酸增高。肝组织活检缺乏特异性，一些患者肝细胞脂肪变性，肝门脉区有淋巴细胞和浆细胞浸润，广泛纤维化。酪氨酸血症Ⅰ型患者肝组织、红细胞或淋巴细胞中延胡索酰乙酰乙酸水解酶活性降低。

4. 这个病能治疗吗？怎样治疗？

酪氨酸血症Ⅰ型可以通过饮食、药物或肝移植治疗。饮食治疗的原则是低酪氨酸低苯丙氨酸，即限制天然蛋白质，控制酪氨酸及苯丙氨酸的摄入量，补充无酪氨酸无苯丙氨酸的特殊配方及维生素等营养素，以降低血液酪氨酸及其代谢产物的浓度，减轻肝肾负担。同时，针对肝肾损害、低磷血症、脑病等合并症对症治疗。2–（2–硝基–4–三氟苯甲酰）–1，3–环己二醇对部分酪氨酸血症Ⅰ型患者有效，可以提高患者的代谢能力，改善症状。对于慢性进行性酪氨酸血症Ⅰ型或并发肝肿瘤患者，可考虑肝移植，国内外获得了成功的经验。

5. 得病后患者需要注意什么？

原发性酪氨酸血症患者需要长期的低蛋白饮食、特殊配方，为了保证治疗效果，需监测血液氨基酸浓度，将血液酪氨酸控制在合理水平，监测脏器功能、疾病进展及营养发育状况，保证营养。避免或减少应用红霉素、阿司匹林及可能导致肝肾损害的药物。如果合并佝偻病、癫痫等合并症，需要对症治疗。

6. 这个病会影响患者的家人吗？

三型原发性酪氨酸血症均为常染色体隐性遗传病，绝大多数患者的致病基因突变来自父亲及母亲，极少数患者因新发突变导致疾病。父母虽然是携带者，但不是酪氨酸血症患者。基因分析对患者同胞兄弟姐妹及其他家族成员的遗传咨询及健康指导十分重要。患者兄弟姐妹有 1/4 的概率患病，1/2 的概率为与父母相同的健康携带者，1/4 的概率不遗传来自父母的致病基因突变，与性别无关。在患者及其父母基因诊断明确的前提下，母亲再次妊娠时可以进行产前诊断，通过胎盘绒毛或羊水细胞基因分析对胎儿作出诊断。

7. 这个病对患者今后生活有什么影响？

通过新生儿筛查发现的患者可以获得症状前诊断与治疗，如能坚持正确的饮食与药物治疗，绝大多数酪氨酸血症患者可以获得正常发育，与同龄人一样就学就业、结婚生育。但是，如果在发病后开始治疗，患者可能遗留不可逆性脑损害、肝损害、肾损害、角膜及皮肤损害。酪氨酸血症Ⅰ型患者合并肝癌、肾小管损害的发生率很高，需要监测。

8. 为什么会得这个病？

原发性酪氨酸血症均为常染色体隐性遗传病，由于基因缺陷导致延胡索酰乙酰乙酸水解酶、酪氨酸氨基转移酶、4-羟基苯丙酮酸双加氧酶缺陷，酪氨酸降解障碍，体内马来酰乙酰乙酸、延胡索酰乙酰乙酸、琥珀酰丙酮等毒性代谢产物蓄积，造成肝、肾、脑等多系统功能损伤。

9. 得了这个病应该到医院找哪个科室的医生诊治?

如果新生儿筛查发现酪氨酸血症，需尽快到当地新生儿筛查中心或儿科遗传代谢门诊就诊，鉴别诊断，确定是否为原发性酪氨酸血症及其病型，及早开始饮食及药物治疗。如果患者发生了肝肾损害、癫痫、营养不良等合并症，需要到肝病、肾脏、营养科就诊，综合治疗。严重患者需要住院治疗，尽快控制病情，减缓后遗症。如果饮食或药物控制不良，可以到肝移植中心咨询，争取肝移植。患者父母再次生育前，应到有条件的机构进行遗传咨询。母亲再次妊娠时，可在孕早期或中期到有产前诊断资质的医院产科就诊，争取胎儿诊断与治疗。

（杨艳玲　张尧　北京大学第一医院儿科）

116 极长链酰基辅酶 A 脱氢酶缺乏症

1. 什么是极长链酰基辅酶 A 脱氢酶缺乏症?

极长链酰基辅酶 A 脱氢酶缺乏症(very long-chain acyl-CoA dehydrogenase deficiency)是极长链酰基辅酶 A 脱氢酶基因突变导致的一种线粒体脂肪酸代谢病，由于极长链酰基辅酶 A 脱氢酶基因变异导致其编码的酶出现功能缺陷，引起极长链脂肪酸代谢障碍、能量生成不足，出现低血糖、心肌病、脂肪肝和骨骼肌脂肪变性等多脏器损害。极长链酰基辅酶 A 脱氢酶缺乏症可以在婴儿期至成人期发病，患者的临床表现差异很大，发病快慢不同，病情轻重不一。依据临床表现划分为新生儿型、婴儿型和晚发型。

2. 这个病最常或最早会出现哪些异常? 这个病最常出现什么症状和体征?

新生儿型常于生后数日发病，主要累及心肌、肝脏和大脑，出现喂养困难、呕吐、无力、精神萎靡、嗜睡、昏迷，死亡率很高。

婴儿型最常见的症状是喂养困难、发育落后、无力，常因肝损害、低酮症性低血糖引起重视。

迟发型在青少年及成人发病，最常见的症状是易疲劳、运动不耐受、肌肉疼痛，常因心肌病、脂肪肝、脂肪累积性肌肉病、运动后横纹肌溶解就诊。

一些患者急性发病，常在疲劳、饥饿、饮酒、发热、药物诱发下发生肝性脑病，出现呕吐、抽搐、昏迷，最常见的体征是肝肿大、肌张力低下、低酮性低血糖、高氨血症、肝损害、肌酶增高、代谢性酸中毒、高尿酸血症是较常见的化验异常。少数患者猝死。

3. 有确诊的方法吗？怎样确诊？

极长链酰基辅酶 A 脱氢酶缺乏症可以通过血液酯酰肉碱谱检测及基因分析确诊。患者血液长链酯酰肉碱肉豆蔻烯酰肉碱（C14：1）浓度显著增高，游离肉碱浓度不同程度降低。一些患者急性期发生低酮症性低血糖、代谢性酸中毒、高氨血症、高脂血症、肝功能损害、肌酶增高、高尿酸血症等代谢紊乱。通过基因分析可以检测患儿及其父母极长链酰基辅酶 A 脱氢酶基因存在致病突变，做到基因诊断。

通过血液氨基酸及酯酰肉碱谱检测，可以进行极长链酰基辅酶 A 脱氢酶缺乏症的新生儿筛查或高危筛查。

4. 这个病能治疗吗？怎样治疗？

极长链酰基辅酶 A 脱氢酶缺乏症能通过药物及饮食治疗，主要原则是避免饥饿及疲劳，维持能量代谢稳定，预防急性代谢危象及脏器损害。日常生活中应注意规律饮食，高碳水化合物低脂饮食，避免饥饿。急性期以生命支持为原则，监测呼吸循环功能，静脉点滴葡萄糖，纠正代谢性酸中毒，严重者需要血液透析采取措施保护大脑、心脏、肝脏，减少猝死及后遗症。血液游离肉碱显著降低的患者可以补充小剂量左卡尼汀，改善线粒体能量代谢。饮食管理原则是高碳水化合物低脂肪饮食，补充中链脂肪酸或生玉米淀粉，避免长时间空腹导致低血糖，婴儿期应频繁喂养。

5. 得病后患者需要注意什么？

患者日常生活中应按时进食高碳水化合物低脂肪饮食，监测营养发育状况，检测血糖、血脂、肝肾及心肌功能、血液氨基酸及酯酰肉碱谱。患者可以正常上学和就业，需要禁酒和避免剧烈运动及饥饿。合并癫痫的患者避免使用丙戊酸。合并感染时回避阿司匹林、对乙酰氨基酚、红霉素及其他可能损害肝脏的药物，以免诱发瑞氏综合征及代谢危象。在病情稳定期，可遵循免疫接种计划完成免疫接种。在腹泻、呕吐、外伤、感染、进食困难或因手术需要禁食时，应告知医生病情，及早静脉点滴葡萄糖。

6. 这个病会影响患者的家人吗?

极长链酰基辅酶 A 脱氢酶缺乏症为常染色体隐性遗传病。在患者及其父母极长链酰基辅酶 A 脱氢酶基因诊断明确的前提下，母亲再次妊娠时可以进行产前诊断，通过胎盘绒毛或羊水细胞基因分析对胎儿做出诊断。极长链酯酰辅酶 A 脱氢酶缺乏症患者家族常有心肌病、心律失常或猝死病史，常见发作诱因为饥饿、疲劳、发热、药物、饮酒及高脂肪食物。

7. 这个病对患者今后生活有什么影响?

极长链酰基辅酶 A 脱氢酶缺乏症患者在日常生活中避免感染、疲劳、腹泻、饮酒、高脂肪饮食、进服某些药物如阿司匹林等，以免发生急性代谢危象，导致低血糖、严重酸中毒、高氨血症、脑病、脂肪肝、心肌病、横纹肌溶解，甚至猝死。要注意对智力、运动发育落后、部分合并癫痫及精神行为异常患者进行照顾和护理。

8. 为什么会得这个病?

极长链酰基辅酶 A 脱氢酶主要存在于心肌、肝脏、骨骼肌及大脑等器官，是线粒体脂肪酸氧化中的关键酶。由于极长链酰基辅酶 A 脱氢酶基因变异导致极长链酰基辅酶 A 脱氢酶功能缺陷，长链脂肪酸代谢障碍，能量生成不足，具有细胞毒性的长链脂肪酸在骨骼肌、心肌、肝脏等组织中蓄积，导致多器官损伤，引起疾病。

9. 得了这个病应该到医院找哪个科室的医生诊治？

对于疑似极长链酰基辅酶 A 脱氢酶缺乏症的急性代谢危象患者，需急诊治疗。对于新生儿筛查及临床发现的病情稳定的患者，建议到儿童遗传代谢科或神经内科就诊。对于合并心肌病的患者，应到心血管科就诊。母亲再次妊娠时，可在孕早期或中期到有产前诊断资质的医院产科就诊，争取胎儿诊断。

（杨艳玲　李溪远　北京大学第一医院儿科）

117 威廉姆斯综合征

1. 什么是威廉姆斯综合征?

威廉姆斯综合征（Williams syndrome，WS）是一种罕见的染色体微缺失遗传病，患者因 7 号染色体部分区域缺失导致智力发育落后、独特面貌、先天性心脏病及新生儿高血钙等表现。患病率为 1/7500～1/20000。

2. 这个病最常或最早会出现哪些异常? 这个病最常出现什么症状和体征?

威廉姆斯综合征患者出生后常因喂养困难导致体重增长缓慢，喂养困难的原因包括胃食管反流、进食和吞咽障碍及呕吐等。有些患者 4 个月后会发生肠绞痛，可能与胃食管反流、慢性便秘和/或特发性高钙血症有关。婴儿期还可能出现斜视，慢性中耳炎，直肠脱垂，脐和/或腹股沟疝，心血管疾病。患者肌张力减低，关节伸展度增大导致运动发育落后，通常 2 岁会走路，精细运动发育始终落后。

威廉姆斯综合征患者具有独特的面部特征，如宽额头，双颞部缩窄，眼眶周围组织丰满，星状或花边状虹膜，斜视，短鼻，鼻尖宽，颧骨扁，人中长，上、下嘴唇厚，宽嘴巴，咬合不正，小下颌，大耳垂等。儿童可见内眦赘皮，面颊饱满，牙小但牙齿缝隙宽；而成年人通常为长脸和长脖子，肩膀倾斜，显得外观憔悴。

75%的患者存在轻度智力障碍，50%的患者有严重的学习困难，50%的患者有轻度到中度的学习困难。大多数患者有相对强的短期语言记忆和语言表达能力，阅读能力相对较强，但视觉空间认知有明显缺陷，写作、计算、绘画能力差。

威廉姆斯综合征患者具有独特的性格特征，包括过度友好，对陌生人过于亲近、无戒备心理，注意力常不集中，情绪调节有困难，有时可能出现特定恐惧症等类似自闭症谱系障碍的症状。

65%的患者有睡眠障碍。75%～80%的患者存在心血管发育异常，婴儿期常见外周肺动脉狭窄，随年龄增长大多会好转；主动脉瓣上狭窄最常见，常在 5 岁内加重导致心肌肥厚和心力衰竭；成人患者可出现二尖瓣脱垂和主动脉瓣不全。冠状动脉狭窄可导致患者猝死。威廉姆斯综合征的猝死率较正常人群高 25～100 倍。此外，13.6%患者存在长 Q－T 间期，40%～50%患者存在高血压。

威廉姆斯综合征患者还可出现五官的异常，包括声音嘶哑低沉、远视（67%）、斜视（50%），慢性中耳炎（50%），对声音的敏感性增强（90%），对某些声音的特定恐惧等。63%的儿童和 92%的成年人存在轻度至中度听力障碍；小牙、牙釉质发育不全和错咬合是常见的口腔问题。

威廉姆斯综合征患儿具有感觉防御能力，包括听觉和触觉，导致婴儿从母乳或配方奶粉过渡到固体食物过程中出现问题。慢性腹痛、便秘和憩室炎是儿童和成人威廉姆斯综合征常见的消化道症状。泌尿系统常见异常包括尿频和遗尿（50%）、肾动脉狭窄（50%）、泌尿道结构异常（10%）、膀胱憩室（50%）等；脊柱侧弯的发生率为 18%。

威廉姆斯综合征患者通常身高偏矮，成人身高常低于同年龄同性别第三百分位；肥胖常见于年长儿和成年患者；18%的儿童存在性早熟。

3. 有确诊的方法吗？怎样确诊？

威廉姆斯综合征的确诊需要遗传学检测，可应用 *FISH*、*MLPA* 基因芯片等方法对患者的染色体或 DNA 进行检测，患儿存在 7q11.23 单拷贝缺失，90%～95%的患者缺失片段长 1.55Mb，5%～10%患者缺失片段长

1.84Mb。

患者还需做完整的心血管评估，包括心脏超声心动图检查，血压测量；血清钙、尿钙测定；甲状腺和甲状旁腺功能检测；泌尿系和肾血管超声；身高体重检测，绘制生长曲线等。

4. 这个病能治疗吗？怎样治疗？

威廉姆斯综合征没有根治的方法。主要是对症治疗，患儿多存在上述多器官的异常，确诊后需进行全面评估，然后针对性治疗（如心血管手术治疗心血管发育异常）及语言、行为、运动能力的训练。

对于新生儿和婴儿高钙血症的治疗：钙摄入量应小于或等于该患者年龄段推荐摄入量的一半；停止摄入含钙的食品添加剂；确保婴儿食物用软水制作；确保补充足够的水分；食用低乳钙牛奶；糖皮质激素口服；监测血压；避免阳光照射；每月复查，连续三个月；如果甲状旁腺素（PTH）水平升高，应减缓钙摄入量并监测血液和尿液钙含量；极少情况下，对难以采用水化和低钙膳食治疗高血钙症患者，可能需要进行二膦酸盐类药物治疗；高血钙症治愈后，还需一到两年继续观察。

5. 得病后患者需要注意什么？

确诊威廉姆斯综合征后，家长应了解此病对患者的全面影响，和医生一起根据威廉姆斯综合征的特点制定患者的治疗、训练、随访方案，定期做必要的医学检查评估。此外，患者具有独特的社交个性，过度友好，容易轻信他人，应注意社交安全，避免走失和意外事件发生。日常着重给予生活自理、注意力集中、情感控制等方面的训练。

6. 这个病会影响患者的家人吗？

威廉姆斯综合征患者的染色体缺失突变通常为新发突变，父母多正常，如父母再次生育，因为有生殖细胞存在嵌合突变的可能性，再生育还有一定风险，建议在妊娠中期取胎儿羊水做遗传学检测，了解胎儿是否患病。

威廉姆斯综合征成年患者结婚生育有50%的概率将缺失突变传递给后代，建议怀孕时取绒毛或羊水做产前诊断，了解胎儿是否患病。

7. 这个病对患者今后生活有什么影响？

威廉姆斯综合征会造成部分患者智力轻度落后，学习困难，还有些社交和行为、情绪的障碍。如果能良好地训练引导，患者可获得相对较好的生活质量和相对正常的生活能力。

对于心血管异常的监测和治疗是预防严重并发症的关键。

8. 为什么会得这个病？

威廉姆斯综合征是由于人的第 7 对染色体的 7q11.23 区域存在单拷贝缺失，这段缺失的染色体上包含 21 个基因，其中有弹性蛋白基因，其缺失在威廉姆斯综合征患者中极其普遍，约占 95%～99%。可导致患儿肌张力减低、关节活动度增大，心血管发育异常及独特的面部特征等。其他一些缺失基因可能导致知觉空间感知障碍（*LIMK1*），智力发育落后（*GTP21*），特殊面容（*GTF2IRDI*），脑结构异常（*CYLN2*），高血钙（*BAZ1B*）和糖尿病（*STX1A*）等。有些基因可能造成直接影响，大多基因可能在不同阶段与其他基因相互影响产生威廉姆斯综合征的临床表型。

9. 得了这个病应该到医院找哪个科室的医生诊治？

患者确诊后，通常在熟悉此病的儿童专科医生处就诊，进行评估，然后推荐到其他相关专科医生处就诊，特别是心血管外科医生。神经康复、行为和语言训练需在相关专科医生或机构进行。新生儿科、消化专科、耳鼻喉科、口腔科、眼科、营养科、内分泌科也会对患儿的不同症状做相应治疗。遗传咨询和产前诊断科室对患者和患者家庭的再发风险评估和避免再发风险起重要作用。

（孟岩　中国人民解放军总医院儿科）

118 湿疹血小板减少伴免疫缺陷综合征

1. 什么是湿疹血小板减少伴免疫缺陷综合征?

湿疹血小板减少伴免疫缺陷综合征也叫Wiskott-Aldrich综合征(WAS),是一种X染色体连锁隐性遗传病,最常见于男性儿童,发病率约为1/2500000。它的典型表现是血小板减少导致的出血、广泛性湿疹及免疫缺陷导致的反复感染、罹患恶性肿瘤的风险增加。

2. 这个病最常或最早会出现哪些异常? 这个病最常出现什么症状和体征?

湿疹血小板减少伴免疫缺陷综合征通常在生后6月内起病,最常见的表现为:①血小板减少:这是该病患者最早出现的临床表现,在出生时即存在,表现为各种出血症状,如脐带残端持续出血、瘀斑、紫癜、鼻出血、口腔出血、便血和颅内出血等;②急性或慢性湿疹:是该病的第二个特征性表现,约见于80%的病例;③感染:大多数患者会反复出现呼吸道、肠道、皮肤等部位的常见病原体感染或机会性感染,可表现为发热、咳嗽、腹痛、腹泻、皮肤红肿等一系列症状;④其他:该病患者发生肿瘤的风险增加;约40%~70%的病例可出现自身免疫性疾病,包括血管炎、自身免疫性溶血性贫血、关节炎和炎症性肠病等。

3. 有确诊的方法吗? 怎样确诊?

目前湿疹血小板减少伴免疫缺陷综合征是有方法确诊的。婴幼儿出现湿疹、血小板减少、反复感染三联征时高度怀疑此病。疑诊患者通过基因测序和 Wiskott–Aldrich 综合征蛋白检测（降低或缺如）可确诊。

4. 这个病能治疗吗？怎样治疗？

目前湿疹血小板减少伴免疫缺陷综合征能治疗。早期进行造血干细胞移植能够治愈多数湿疹血小板减少伴免疫缺陷综合征患者；而基因治疗尚在探索和试验阶段，可能是今后有前景的治疗手段。此外，支持治疗也非常重要，如输注血小板，口服复方磺胺甲噁唑预防卡氏肺囊虫肺炎，免疫球蛋白低下者输注丙种球蛋白，严重的湿疹可局部外用或短期口服糖皮质激素治疗等。患者可酌情注射灭活疫苗。

5. 得病后患者需要注意什么？

因湿疹血小板减少伴免疫缺陷综合征临床表现多种多样，注意事项因人而异。对易反复感染的患者，需注意卫生、避免感染；有出血风险的患者应避免剧烈活动、进软食；有湿疹的患者，应注意皮肤保湿、清洁，避免接触刺激性物质等。另外，疫苗接种时避免接种活疫苗，可酌情选择灭活疫苗。

6. 这个病会影响患者的家人吗？

湿疹血小板减少伴免疫缺陷综合征是 X 染色体连锁隐性遗传病，患者或有家族史的女性在生育后代前需要进行遗传咨询和产前诊断。绝大多数患者致病突变遗传于身为携带者的母亲，女性携带者将致病突变位点传递给其男性后代的概率为 50%；极少数情况患者的突变为自己产生，并非遗传于其母亲。

7. 这个病对患者今后生活有什么影响？

多数严重病例经造血干细胞移植可达到治愈，但当没有供者时，总体预后较差，当合并恶性肿瘤时，预后更差。轻型病例整体生存率稍低于健康男性人群。

8. 为什么会得这个病?

湿疹血小板减少伴免疫缺陷综合征由编码 Wiskott–Aldrich 综合征蛋白（WAS 蛋白）的 Wiskott–Aldrich 综合征基因突变引起。该蛋白仅在造血系统表达，参与肌动蛋白相关的细胞骨架的重组、信号转导和细胞凋亡，从而影响造血细胞的分化、迁移，免疫突触形成及淋巴细胞凋亡等。因为上述提及的各种过程在人类的造血系统、免疫系统中发挥重要作用，故 Wiskott–Aldrich 综合征蛋白的功能降低或缺失将导致多种临床问题的出现。

9. 得了这个病应该到医院找哪个科室的医生诊治?

绝大多数湿疹血小板减少伴免疫缺陷综合征患者儿童期即起病，涉及遗传咨询及产前诊断，故应至儿童专科医院或综合医院的儿科就诊，就诊科室可为儿童免疫科、血液科、皮肤科、感染科等。由于该病临床表现多样，诊治过程需要多科、多个专业的协作。

（宋红梅　于仲勋　中国医学科学院北京协和医院儿科）

119 X连锁无丙种球蛋白血症

1. 什么是X连锁无丙种球蛋白血症？

X连锁无丙种球蛋白血症（X–linked agammaglobulinemia，XLA）是由于人类Bruton's酪氨酸激酶（BTK）基因突变，使B细胞发育障碍，从而导致免疫球蛋白水平降低或缺失及增加感染易感性的一种原发性体液免疫缺陷病，为原发性B细胞缺陷的典型代表，多见于男性儿童。

2. 这个病最常或最早会出现哪些异常？这个病最常出现什么症状和体征？

X连锁无丙种球蛋白血症患者多于出生后6～12个月起病，最突出的临床表现是反复出现严重的细菌感染，可累及呼吸道、关节、神经系统、肠道等多个部位，因此患儿可能因为肺炎、中耳炎、化脓性关节炎、脑炎等多次住院治疗。另外，X连锁无丙种球蛋白血症患儿还可发生肿瘤、自身免疫性疾病和过敏性疾病等。

3. 有确诊的方法吗？怎样确诊？

X连锁无丙种球蛋白血症有确诊的方法。当患者出现反复的严重细菌感染，实验室检查发现免疫球蛋白减低、B细胞减少或缺如时，高度疑诊此病。基因测序可确诊该病。

4. 这个病能治疗吗？怎样治疗？

X连锁无丙种球蛋白血症能治疗。每3～4周输注一次丙种球蛋白可有效预防感染，改善生活质量和预后。目前，异基因造血干细胞移植仍在研究中。

5. 得病后患者需要注意什么？

确诊 X 连锁无丙种球蛋白血症的患者应定期到医院输注丙种球蛋白，根据治疗反应调整用药剂量和间隔。此外，需要注意卫生，预防感染。

6. 这个病会影响患者的家人吗？

患者或有家族史的女性，在生育后代前需要进行遗传咨询和产前诊断。绝大多数患者致病突变遗传于身为携带者的母亲，因该病是一种 X 染色体连锁隐性遗传病，女性携带者将致病突变位点传递给其男性后代的概率为 50%；极少数情况下患者的突变为自己产生，并非遗传于其母亲。

7. 这个病对患者今后生活有什么影响？

早期诊断和常规使用丙种球蛋白替代治疗使本病的预后大为改观，均能健康存活。凡未接受正规治疗者，大约 50%以上伴发肺部慢性感染，且常有阻塞性肺部疾病或肺源性心脏病。约 2%的病例因伴发淋巴网状组织恶性肿瘤而死亡。

8. 为什么会得这个病？

B 细胞胞浆中所特有的 Bruton 酪氨酸蛋白激酶（Bruton's tyrosine kinase，BtK）被磷酸化，与 G 蛋白、Src 家族成员结合，参与细胞内活化信号的传递。*BtK* 基因定位于 Xq22 染色体上。*BtK* 基因发生突变将影响前 B 细胞的分化成熟，使原始 B 淋巴细胞向前 B 淋巴细胞的分化过程受阻，使成熟 B 淋巴细胞寿命缩短，继而导致免疫球蛋白合成不足，使机体发生免疫缺陷。在 X 连锁无丙种球蛋白血症患者中发现的 *BtK* 基因突变种类超过 118 种。该病属 X 连锁隐性遗传，多发生于男性。

9. 得了这个病应该到医院找哪个科室的医生诊治?

绝大多数 X 连锁无丙种球蛋白血症患者在儿童期即起病，涉及遗传咨询及产前诊断，故应至儿童专科医院或综合医院的儿科就诊，就诊科室可为免疫科、感染科等。当出现并发症时，可至呼吸科、耳鼻喉科等就诊。

（宋红梅　魏骐骄　中国医学科学院北京协和医院儿科）

120　X连锁肾上腺脑白质营养不良

1. 什么是X连锁肾上腺脑白质营养不良?

X连锁肾上腺脑白质营养不良（X-linked adrenoleukodystrophy，X-ALD）是一种X连锁隐性遗传的进行性加重的脑白质病。本病患病率为1∶20000～1∶50000。X连锁肾上腺脑白质营养不良是由位于Xq28的*ABCD1*基因突变所致。

2. 这个病最常或最早会出现哪些异常？这个病最常出现什么症状和体征?

X连锁肾上腺脑白质营养不良通常为男性发病。男性患者常见的临床表型分为以下几种：①儿童脑型：约占X连锁肾上腺脑白质营养不良男性患者的35%。常见发病年龄为4～8岁，高峰起病年龄为7岁。最早出现的异常包括注意力不集中，记忆及学习能力下降导致学习退步，逐渐出现视力、听力下降，走路不稳等。大部分患儿病情进展迅速，逐渐出现肢体痉挛性瘫痪、共济失调，2～4年内发展至完全瘫痪，呈植物人状态或死亡。大部分患者同时伴有肾上腺皮质功能不全的症状。②肾上腺脊髓神经病型：占X连锁肾上腺脑白质营养不良男性患者的40%～45%。起病年龄多为20岁以后，根据是否同时合并脑白质受累，进一步分为单纯肾上腺脊髓神经病型和脑型肾上腺脊髓神经病型。前者表现为进行性双下肢痉挛性瘫、括约肌功能障碍、深感觉障碍，可伴有周围神经受累，部分患者有肾上腺皮质功能受损，缓慢进展。肾上腺脊髓神经病型中30%～40%可同时或逐渐累及大脑白质。

③单纯 Addison 病：起病为 2 岁至成年，多于 7.5 岁前，仅表现为肾上腺皮质功能不全，无明显神经系统受累。但大多数患者最终逐渐发展为肾上腺脊髓神经病型。

本病的女性携带者 20%以上会在中年以后出现轻至中度痉挛型截瘫表现，肾上腺皮质功能通常正常。

3. 有确诊的方法吗？怎样确诊？

诊断 X 连锁肾上腺脑白质营养不良主要通过典型的临床表现，典型头颅 MRI（侧脑室后角周围白质 T1WI 低信号、T2WI 高信号，累及胼胝体压部及脑干皮质脊髓束）和脊髓 MRI 表现，血浆极长链脂肪酸升高，肾上腺皮质功能测定，最终确诊需要进行 *ABCD1* 基因检测。

4. 这个病能治疗吗？怎样治疗？

对于男性儿童或青少年脑型 X 连锁肾上腺脑白质营养不良患者，已出现头颅 MRI 异常但处于疾病早期，神经症状较轻（操作 IQ＞80），可以考虑造血干细胞移植，目前也有体外基因治疗的报道；对于神经症状已较明显（操作 IQ＜80）的脑型患者不推荐进行造血干细胞移植治疗。目前对于多数患者，以支持及对症治疗为主，包括：①肾上腺皮质继续替代；②抗癫痫治疗；③康复、营养支持等。Lorenzo 油目前尚不确定可以影响疾病的进展。

5. 得病后患者需要注意什么？

可以适当康复训练，加强营养支持。注意监测肾上腺皮质功能，避免发生肾上腺皮质功能不全，尤其在感染等应激状态下。

6. 这个病会影响患者的家人吗?

X连锁肾上腺脑白质营养不良致病基因为*ABCD1*,为X连锁隐性遗传。通常为患者母亲携带该基因的突变，遗传给先证者。患者（先证者）的兄弟姐妹有患病风险（如已确定患者母亲为突变携带者）。患者兄弟有50%的概率也有该突变，但临床表型不一定与患者（先证者）一致，在同一家庭中的男性患者中，有的可表现为儿童脑型，有的表现为肾上腺脊髓神经病型；患者姐妹携带该突变的概率为 50%。儿童脑型男性患者通常少年期夭折，无法生育下一代；肾上腺脊髓神经病型男性患者的下一代中男性均不发病，女性均为携带者。

7. 这个病对患者今后生活有什么影响?

X 连锁肾上腺脑白质营养不良儿童脑型患儿预后很差，通常发病后神经功能快速倒退，2～4 年内发展至完全瘫痪，呈植物人状态或死亡。肾上腺脊髓神经病型患者通常进展缓慢，主要表现为双下肢痉挛性瘫、括约肌功能障碍、深感觉障碍等，但 10%～20%患者大脑白质病变快速进展导致死亡或严重神经功能障碍。

8. 为什么会得这个病?

X 连锁肾上腺脑白质营养不良的致病基因为 *ABCD1*，其编码蛋白ALDP。该蛋白是一种过氧化物酶体膜蛋白，负责转运极长链脂肪酰辅酶 A 进入过氧化物酶体进行 β 氧化，其缺陷导致极长链脂肪酸的 β 氧化障碍，从而聚集于各组织及血浆中，包括脑组织、肾上腺皮质等，改变其细胞膜脂质成分的组成，从而影响胞膜结构和功能，并可诱发脑内免疫炎症反应，导致发病。

9. 得了这个病应该到医院找哪个科室的医生诊治?

X 连锁肾上腺脑白质营养不良主要以神经系统症状为主，应该去神经内科就诊，肾上腺皮质功能监测及治疗需要内分泌科协助，如有造血干细胞移植的适应证应转至移植专科，还需要康复科协助患者进行康复训练。

（吴晔　北京大学第一医院儿科）

121 X 连锁淋巴增生症

1. 什么是 X 连锁淋巴增生症？

X 连锁淋巴增生症（X-linked lymphoproliferative disease，XLP），又称 X 连锁淋巴组织增生综合征，包括两个亚型。1 型 X 连锁淋巴增生症是由 *SH2D1A* 基因突变所导致的一种 X 连锁隐性遗传病，以 EBV 感染后的暴发性传染性单核细胞增多症、异常免疫球蛋白血症及 B 细胞淋巴瘤为主要临床特点。2 型 X 连锁淋巴增生症即 X 连锁凋亡抑制因子（X-linked inhibitor of apoptosis，XIAP）缺陷，其主要临床表现为噬血细胞综合征，部分患者可出现肠道炎症如克罗恩病或者结肠炎等，但很少发展为淋巴瘤，现多将其称为 X 连锁家族性噬血细胞综合征。

2. 这个病最常或最早会出现哪些异常？这个病最常出现什么症状和体征？

1 型 X 连锁淋巴增生症平均起病年龄约 2.5 岁，多因 EB 病毒感染诱发，最常见的临床表现是暴发性传染性单核细胞增多症、异常免疫球蛋白血症及 B 细胞淋巴瘤。暴发性传染性单核细胞增多症患者可出现暴发性肝炎和噬血细胞综合征。异常免疫球蛋白血症通常表现为 IgA 及 IgM 水平升高，而 IgG1 和 IgG3 减少。淋巴瘤以非霍奇金 B 淋巴细胞瘤为主。其他临床表现包括淋巴细胞性脉管炎、再生障碍性贫血和淋巴瘤样肉芽肿病等。2 型 X 连锁淋巴增生症主要临床表现为噬血细胞综合征，以脾肿大多见，且不一定需要 EBV 感染诱发。部分患者可出现肠道炎症如克罗恩病或结肠炎，但很少发展为淋巴瘤。

3. 有确诊的方法吗？怎样确诊？

1 型和 2 型 X 连锁淋巴增生症的确诊分别依赖于 *SH2D1A* 和 *XIAP*（即 *BIRC4*）基因测序。在突变位点致病性不明或测序时间过长时，可利用流式细胞术测定 SAP 蛋白或 XIAP 蛋白，较正常对照减少或缺如时支持诊断。

4. 这个病能治疗吗？怎样治疗？

造血干细胞移植是 X 连锁淋巴增生症首选的治疗方法。EB 病毒感染活动期，应给予抗病毒治疗。IgG 低下的患者，应间隔 3～4 周输注一次免疫球蛋白。发生炎症性肠病的患者应接受相应的免疫抑制治疗。已发生噬血细胞综合征、淋巴瘤的患者，应在造血干细胞移植前实施规范的化疗方案，以达到临床缓解。抗 CD20 单克隆抗体可抑制 B 淋巴细胞的过度增生及反应。在免疫球蛋白替代及抗 CD20 单克隆抗体抑制 B 淋巴细胞增殖的前提下，接受造血干细胞移植的患者长期生存率达 70%以上。基因治疗目前尚处于实验阶段，可能是治愈 X 连锁淋巴增生症的极有前景的治疗方法。

5. 得病后患者需要注意什么？

IgG 低下的 X 连锁淋巴增生症患者，应每 3～4 周至医院输注一次丙种球蛋白。平时应加强护理，预防感染。

6. 这个病会影响患者的家人吗？

X 连锁淋巴增生症属于遗传性疾病，因此患者或有家族史的女性在生育后代前需要进行遗传咨询和产前诊断。

7. 这个病对患者今后生活有什么影响？

在免疫球蛋白替代治疗及利妥昔单抗抑制 B 淋巴细胞增殖的前提下，

接受造血干细胞移植的患者长期生存率达70%。

8. 为什么会得这个病?

SH2D1A 基因或 *XIAP*（又称 *BIRC4*）基因半合子（男性）或纯合突变（女性），使SAP蛋白或XIAP蛋白表达减少甚至缺如，相应的免疫细胞功能缺陷而导致X连锁淋巴增生症。

9. 得了这个病应该到医院找哪个科室的医生诊治?

绝大多数X连锁淋巴增生症患者儿童期即起病，涉及遗传咨询及产前诊断，故应至儿童专科医院或综合医院的儿科就诊，就诊科室为儿童免疫专科。

（宋红梅　钟林庆　中国医学科学院北京协和医院儿科）